Mémo-fiches DEASS - Diplôme d'État d'assistant de service social

Chez le même éditeur

Je réussis le DEAES – Diplôme d'État accompagnant éducatif et social – 2021-2022, 3e édition, de G. Demont, K. Mrozik-Demont, V. Chaudet, et J. Gassier, 2020, 528 pages.

Je réussis le DEASS – Diplôme d'État d'assistant de service social, 2e édition, de C. Rose, C. Valette, J. Gassier et V. Chaudet, 2019, 520 pages.

Je réussis le DEEJE – Diplôme d'État d'éducateur de jeunes enfants, 3e édition, de C. Rose, C. Valette, J. Gassier et V. Chaudet, 2019, 648 pages.

Je réussis le DEES – Diplôme d'État d'éducateur spécialisé, 2e édition, de V. Chaudet, G. Demont, K. Mrozik-Demont, J. Gassier, C. Rose et C. Valette, 2019, 512 pages.

Je réussis le DEME – Diplôme d'État de moniteur-éducateur, 2e édition, de C. Rose, C. Valette et J. Gassier, 2019, 304 pages.

Dans la même collection

Mémo-fiches DEAES – Diplôme d'État d'Accompagnant Éducatif et Social, 2e édition, de G. Demont, K. Mrozik-Demont et V. Chaudet, 2020, 376 pages.

Mémo-fiches DEEJE – Diplôme d'État d'éducateur de jeunes enfants, 2e édition, de C. Rose, C. Valette et J. Gassier, 2020, 448 pages.

Mémo-fiches DEES – Diplôme d'État d'éducateur spécialisé, de G. Demont, K. Mrozik-Demont et V. Chaudet, 2021, 520 pages.

Mémo-fiches DEME – Moniteur-éducateur, 2e édition, de C. Rose, C. Valette et J. Gassier, 2020, 272 pages.

Mémo-fiches DEASS - Diplôme d'État d'assistant de service social

Guillaume Demont
Maître de conférences en sciences de l'éducation, chargé de formation à l'Arche à Paris

Karolina Mrozik-Demont
Éducatrice spécialisée, chef de service en CHRS et SIAO à Chartres

Vincent Chaudet
Docteur en sciences de l'éducation et de la formation, éducateur spécialisé, chargé de mission, service recherche de l'ARIFTS des Pays de la Loire

Céline Rose
Anciennement éducatrice de jeunes enfants, elle est aujourd'hui responsable du département Enfance & Famille à l'IESTS de Nice

Christophe Valette
Responsable du département intervention sociale à l'IESTS de Nice

Elsevier Masson

ELSEVIER

Elsevier Masson SAS, 65, rue Camille-Desmoulins, 92442 Issy-les-Moulineaux cedex, France

Mémo-Fiches DEASS - Diplôme d'État d'assistant de service social, 1e édition, de Guillaume Demont, Karolina Mrozik-Demont, Vincent Chaudet, Céline Rose et Christophe Valette.

ISBN: 978-2-294-76837-8
e-ISBN: 978-2-294-76977-1

Table des matières

La famille

Domaine de formation 2

La question sociale

Les problématiques spécifiques des publics concernés

Territoire

Domaine de formation 3

La communication professionnelle

Réseaux, partenariats et territoire

Unité transversale d'initiation à la démarche et méthodologie de recherche en travail social – socle commun ES, ASS, EJE

Comprendre la démarche de recherche en formation initiale en travail social : son importance, son rôle, le contexte historique et ses définitions

La recherche dans les nouveaux référentiels de formation ASS

Méthodologies de recherche et pratiques socio-éducatives

Introduction

Assistant de service social : un travailleur social

Le terme « social » est très employé dans les médias depuis de nombreuses années, il dénote aujourd'hui les tensions qui fracturent notre société : les réseaux sociaux deviennent les vecteurs privilégiés des discours de haine, l'ascenseur social serait en panne, les conflits sociaux se multiplient, l'isolement social des personnes âgées a été mis cruellement à jour pendant le confinement lié à l'épidémie de COVID... Cela n'est pas récent, en 1995, le candidat Jacques Chirac a fait sa campagne sur le thème de la fracture sociale qui divise le pays.

Quand le social est souffrant, les personnes les plus fragiles en sont les premières atteintes : de nombreuses personnes handicapées, tout en participant de plus en plus à la vie de la société (droit de vote généralisé à toute personne sous tutelle, effort sans précédent mis sur l'inclusion scolaire et le travail en milieu ordinaire), se sentent de plus en plus isolées ; des personnes souffrant de troubles psychiques font des allers-retours permanents entre hôpital et vie à la rue ; le manque de confiance en l'avenir fait que de nombreux Français rejettent les populations migrantes ; des jeunes privés de débouchés tombent dans la violence...

De ce fait, le travailleur social est en première ligne pour prendre soin du social : pour permettre de bâtir un projet commun entre les personnes différentes, pour accompagner le plus fragile à trouver sa place dans cette société complexe, pour participer à lutter contre l'isolement... Et parmi les travailleurs sociaux, l'assistant de service social (ASS) a un rôle particulier à tenir.

En effet, l'assistant de service social est un métier au cœur des tensions du social :

- il est un professionnel de l'intervention social, recevant des publics en difficulté et trouvant avec eux des réponses à leurs difficultés ;
- il est aussi un professionnel du long terme, explorant les questions sociales cachées derrière les difficultés nommées. Son travail peut alors dépasser l'individuel pour se faire au niveau d'un territoire ;
- il est à la fois le professionnel de la relation personnelle, avec qui la confiance peut émerger, et le professionnel d'une équipe et d'une

institution qui permet d'ancrer la relation dans le tissu social, au-delà du face-à-face ;

- il est à la fois celui qui permet à la personne de ne pas être enfermée dans sa situation présente et, à la fois, de prendre appui sur cette situation, sur le réseau personnel et sur le territoire pour ouvrir des possibles.

Ces quatre lignes de tensions du métier vont définir les quatre domaines d'activité, de compétences (DC), de formation (DF) et de certification du diplôme d'État d'assistant de service social (DEASS) :

1. Intervention professionnelle en travail social
2. Analyse des questions sociales de l'intervention professionnelle en travail social
3. Travail en équipe pluriprofessionnelle et communication professionnelle
4. Dynamiques interinstitutionnelles, partenariats et réseaux

La réforme du DEASS en 2018

Depuis une décennie, on parle de la « réarchitecture des diplômes du travail social ». Cette nouvelle architecture a démarré en 2015, avec la fusion des diplômes d'aide-médico-psychologique et d'auxiliaire de vie sociale en un nouveau diplôme d'État, celui d'accompagnant éducatif et social (AES).

Elle se poursuit trois ans plus tard avec les diplômes d'assistant de service social, d'éducateur spécialisé, d'éducateur technique spécialisé, de conseiller en économie sociale et familiale (CESF) et d'éducateur de jeunes enfants.

- Ces diplômes passent à un niveau équivalent à une licence dans le système universitaire (niveau 6 dans la nouvelle nomenclature des diplômes de 2019). Ce changement impose aux écoles de formation au travail social de nouer des partenariats avec des universités pour pouvoir délivrer ces nouveaux diplômes. De la même façon, des cours nouveaux vont apparaître : méthodologie de la recherche (qui prendra sa place dans une « unité transversale », à côté des quatre domaines de formation) et apprentissage d'une langue étrangère (qui prendra une place dans le DF3).
- Un tronc commun à ces cinq diplômes est défini et permet de mettre en avant la transversalité qui existe entre ces métiers qui se reconnaissent sous le même qualificatif de « travailleurs sociaux ». Le DF3 (« Communication professionnelle en travail social ») et le DF4 (« Dynamiques

interinstitutionnelles, partenariats et réseaux ») sont les mêmes pour ces cinq formations. La spécificité de chaque métier sera développée dans les deux premiers domaines de formation.

- Les référentiels intègrent des questions contemporaines qui ne se posaient pas dans l'ancienne version du diplôme (qui datait de 2004) comme les usages du numérique.

Le DEASS peut s'obtenir par deux voies : la validation des acquis de l'expérience (VAE) et la validation de la formation en passant des épreuves de certification.

La VAE du DEASS

La procédure de validation des acquis

La VAE s'adresse à des personnes qui exercent effectivement la profession d'assistant social depuis plus d'un an[1] et qui, au vu des compétences acquises sur le terrain, estiment avoir une maîtrise des compétences du référentiel professionnel équivalentes à ce qu'on attend d'un assistant social diplômé.

Professionnellement parlant, il existe deux motivations pour passer un diplôme :

- obtenir une mise en adéquation entre le poste que l'on occupe et sa qualification (ce qui améliore la mobilité professionnelle en facilitant la possibilité de retrouver un poste similaire auprès de n'importe quel employeur) ;
- évoluer professionnellement (obtenir une promotion, évoluer sur un nouveau poste, se convertir professionnellement...).

Par essence, la VAE ne peut répondre qu'au premier objectif. Quand on entame une démarche de VAE, c'est parce qu'on occupe un poste correspondant à la qualification visée, que l'on estime l'occuper avec suffisamment d'expérience pour avoir acquis l'ensemble des compétences attendues à ce poste et dans tous les postes similaires que l'on pourrait occuper.

1 Un an d'ancienneté pour pouvoir entamer une démarche de VAE, c'est le cadre légal pour tout diplôme, mais en ce qui concerne le DEASS, le jury aura du mal à valider qu'un temps d'exercice professionnel inférieur à la durée de formation initiale permette au candidat d'attester des mêmes compétences que celui qui valide son diplôme au terme des trois ans de formation.

Les préoccupations matérielles de type coûts ou durée de la formation ne peuvent pas être les seules raisons du choix de la VAE. Si l'expérience professionnelle acquise n'est pas réellement une expérience d'assistant de service social, la VAE sera une perte de temps et d'énergie, il ne sera absolument pas possible de convaincre un jury que l'on possède toutes les compétences attendues.

Pour avoir son diplôme par le biais de la VAE, il y a une procédure à suivre :

- en premier lieu, il faut faire la demande de VAE en remplissant un premier livret dit « de recevabilité ». Si la demande est jugée recevable, le candidat est invité à poursuivre la démarche ;
- dans un deuxième temps, le candidat remplit un second livret dit « de validation ». Il détaille l'ensemble des activités qu'il a exercé en tant qu'assistant social et montre pour chaque domaine de formation, à travers le récit de situations professionnelles, qu'il maîtrise l'ensemble des compétences attendues dans le domaine en question ;
- suite à la réalisation de ce dossier de validation, le candidat est convoqué par un jury à un entretien. Ce jury sera composé pour une partie de professionnels et une partie de formateurs. Ils seront là pour vérifier l'authenticité et l'exactitude des expériences présentées, ainsi que pour demander des précisions qui permettront de mieux mettre au jour les compétences du candidat.

Le jury peut rendre sa décision de différentes manières. Il peut attribuer la totalité du diplôme ou en attribuer une partie ou encore ne rien attribuer.

Mémo-fiches et VAE

Si vous avez fait le choix de vous présenter au DEASS par la voie de la VAE, ce recueil de mémo-fiches sera une aide tout au long de la rédaction de votre livret de validation.

Chaque domaine de formation présenté est introduit par la liste des compétences attendues dans ce domaine. Vous devez puiser dans votre expérience des situations où vous avez dû mettre en œuvre chacune de ces compétences.

Pour trouver des idées, parcourez les fiches du domaine en lisant la troisième partie de chaque fiche « Rôle de l'ASS » et les encarts « Situation ». Vous trouverez des situations qui vont vous faire penser à votre propre expérience et percevoir comment les relier aux compétences attendues au travers de la description exhaustive et détaillée du rôle de l'ASS.

Quand vous rédigerez vos situations, vous allez aborder des notions clés du travail social. Il est important de ne pas faire de contresens et d'utiliser la terminologie la plus exacte. De même, ces notions sont chargées d'histoire. Par exemple, quand vous parlez de « participation », c'est un mot qui se comprend aisément, mais qui renvoie à des textes juridiques, à des dispositifs mis en place pour favoriser la participation, à des expériences... Pour chacune de ces notions, prenez le temps de consulter l'index des notions et définitions et d'aller voir dans les fiches les définitions et présentations de chacune de ces notions. Votre écrit en deviendra plus précis et mieux ancré dans la culture du travail social.

Les épreuves de certification

Si vous avez choisi de passer le diplôme par la voie de la formation (initiale, continue ou par apprentissage), vous allez devoir valider chaque domaine de compétence indépendamment les uns des autres. Si vous obtenez la moyenne à chaque domaine, vous deviendrez assistant de service social diplômé d'État.
Le diplôme est découpé en quatre domaines de compétence, mais chacun de ces domaines est également découpé en « blocs de compétences ». Ainsi, le candidat au diplôme peut aussi suivre la formation à un autre rythme, correspondant mieux à sa vie personnelle et en étalant davantage les coûts puisque chaque bloc peut être passé indépendamment des autres.
Chaque domaine de formation est validé par deux épreuves, chacune de ces épreuves est notée, puis la moyenne des notes permet d'obtenir la note finale du domaine de formation.

Les épreuves du DC1 : Intervention professionnelle en travail social

Les deux dossiers de présentation d'une intervention sociale individuelle ou collective issue de la formation pratique de deuxième année.

Ces preuves servent à évaluer trois compétences que doit maîtriser le candidat :

- mettre en œuvre les méthodologies d'intervention ;
- mobiliser les connaissances théoriques en lien avec l'intervention sociale ;
- analyser son intervention professionnelle.

Au travers d'un dossier de 10 à 12 pages, soutenu à l'oral devant un jury, le candidat va présenter une intervention (individuelle ou collective), issue de son stage en deuxième année.

Le jury est composé d'un formateur[2] et d'un professionnel de terrain confirmé ; l'épreuve dure 30 minutes. Dix minutes sont laissées au candidat pour faire l'exposé de son analyse, les 20 autres minutes sont consacrées au dialogue avec le jury.
Pour cette épreuve, l'écrit et l'oral seront notés.
Pour la deuxième partie de ce domaine de compétence, le candidat devra présenter un nouveau dossier de 10 à 12 pages, sur une intervention de son stage de troisième année. Ce dossier portera sur une intervention collective si le premier portait sur une intervention individuelle, et réciproquement.
Ce dossier est soutenu et noté dans les mêmes conditions que le premier.

Utiliser les mémo-fiches pour les épreuves du DC1

Pour rédiger vos dossiers, il est important de maîtriser les notions que vous manierez. Dans cet objectif, chaque fiche est construite avec des définitions en première partie et une explication des principales notions en lien avec le thème de la fiche en deuxième partie.
En consultant l'index des notions et définitions à la fin de l'ouvrage, vous pourrez retrouver les termes en lien avec votre dossier et rendre votre utilisation de ces termes plus précise. En outre, vous percevrez mieux les enjeux liés à ces notions.
Par ailleurs, la troisième partie des fiches « Rôle de l'ASS » va vous aider à faire le lien entre ces données théoriques et la pratique de terrain.

Les épreuves du DC2 : Analyse des questions sociales de l'intervention professionnelle en travail social

La présentation d'un diagnostic social territorialisé

Cette première épreuve de validation du DC2 sert à évaluer trois compétences attendues d'un assistant social pour prendre sa place dans les différentes questions sociales :

- comprendre une question sociale sur un territoire donné ;
- mettre en œuvre la méthodologie de diagnostic partagé social et territorial ;
- analyser son intervention dans la mise en œuvre.

[2] Chaque fois qu'un jury est composé d'un formateur, il s'agit soit d'un formateur du centre de l'école d'assistants sociaux, soit d'un enseignant de l'université.

La présentation d'un diagnostic social territorialisé est un dossier de 10 à 12 pages, élaboré seul ou en groupe. Elle se fait en deux temps :

- repérer une problématique sociale territoriale ;
- coconstruire un diagnostic (partager ses observations et ses analyses et ouvrir des perspectives).

Le mémoire de pratique professionnelle

L'assistant social est un professionnel de l'intervention sociale, capable de prendre du recul en mobilisant une méthodologie de recherche et des connaissances en sciences sociales. Ce mémoire de 40 à 45 pages va mesurer ces deux attendus en évaluant les capacités de recherche et les compétences professionnelles du candidat.

Capacités de recherche évaluées à :

- analyser une question sociale ou un questionnement professionnel en montrant l'articulation entre théorie et pratique ;
- mener une démarche rigoureuse et cohérente en s'appuyant sur une méthodologie de recherche ;
- prendre de la distance vis-à-vis de la réalité sociale, déconstruire ses représentations et les reconstruire par rapport à des références théoriques et la réalité du terrain.

Compétences professionnelles spécifiques :

- questionner, comprendre et analyser une question sociale à partir d'une intervention professionnelle de terrain ;
- construire une posture réflexive sur sa pratique professionnelle ;
- présenter et argumenter des perspectives et un positionnement professionnels.

Dans ce mémoire de pratique professionnelle, le candidat doit montrer comment il s'approprie à la fois les compétences à mettre en œuvre dans l'exercice du métier et la mobilisation de compétences méthodologiques et de connaissances en sciences humaines et sociales au service des pratiques professionnelles de l'intervention sociale.

Le mémoire sera soutenu devant un jury lors d'une épreuve orale de 40 minutes (10 minutes de présentation et 30 minutes de dialogue).

Une note sera attribuée pour l'écrit, une seconde note pour l'oral.

Utiliser les mémo-fiches pour les épreuves du DC2

Comme pour les dossiers du DC1, vous pourrez vous appuyer avec profit sur les définitions et notions détaillées dans chaque fiche. L'index en fin

d'ouvrage va vous aider à retrouver les notions spécifiquement utiles à votre diagnostic et à votre mémoire.
Enfin, les fiches de méthodologie de recherche à la fin du manuel vous seront également une aide pour étayer votre recherche et élaborer votre mémoire.

Les épreuves du DC3 : Communication professionnelle en travail social

Élaboration d'une communication professionnelle

Cette épreuve permet d'évaluer la compétence du candidat à :

- adapter sa communication à un destinataire cible ;
- mobiliser des supports de communication adaptés ;
- argumenter ses choix de communication.

Cette épreuve fait suite au dossier du DC2 « Analyse des questions sociales de l'intervention professionnelle en travail social ». À partir de ce dossier, le candidat doit élaborer une communication professionnelle à un public cible. Cette communication doit être en cohérence avec le diagnostic qui a été posé à ce moment.
Ce document est présenté et expliqué à un jury composé d'un acteur de la formation et d'un acteur de terrain pendant 30 minutes (10 minutes de présentation, 20 minutes de dialogue).
Seul l'oral est noté.

Étude de situation

Cette épreuve permet de mesurer les compétences du candidat pour :

- communiquer par écrit un acte professionnel dans le respect de la déontologie ;
- adapter sa communication écrite à un destinataire cible.

Il s'agit d'une épreuve écrite organisée par le centre de formation. Le sujet est imposé par le centre qui présente une situation individuelle ou collective.
À partir de là, le candidat aura 4 heures pour rédiger une note sociale, un rapport d'évaluation, un compte rendu d'accompagnement destiné au dossier social.

Utiliser les mémo-fiches pour les épreuves du DC3

Pour ces deux épreuves, les fiches « Communication professionnelle » et « Écrits professionnels » vous donneront des repères pour rédiger des écrits professionnels.

Les autres fiches du DF3 vous aideront à situer votre écrit dans un travail d'équipe, en respectant l'ensemble des attendus de la communication d'un travailleur social.

Les épreuves du DC4 : Dynamiques interinstitutionnelles, partenariats et réseaux

Analyse d'une situation partenariale

Cette épreuve permet de mesurer les compétences du candidat pour :

- analyser un environnement institutionnel et partenarial ;
- se positionner dans un travail d'équipe et de partenariat ;
- mobiliser les différentes ressources de l'environnement institutionnel et partenarial.

Le candidat va choisir une intervention sociale dans ces stages de deuxième ou troisième année. Il va ensuite observer et analyser la situation partenariale de cette intervention.

Le dossier écrit fera entre 8 et 10 pages. Il sera soutenu devant un jury composé d'un professionnel de terrain et d'un formateur pendant 30 minutes (10 minutes de présentation, 20 minutes de dialogue). L'écrit et l'oral seront notés.

Contrôle de connaissances sur les politiques sociales

Cette épreuve, organisée par le centre de formation, consiste en un devoir sur table de 4 heures, portant sur les connaissances des politiques sociales et l'élaboration d'une proposition d'action partenariale.

Utiliser les mémo-fiches pour les épreuves du DC4

Pour l'analyse des partenariats, les fiches du DF4 vont vous donner des repères pour :

- vous orienter dans les différentes politiques publiques de l'action sociale ;
- comprendre les fonctionnements institutionnels ;
- connaître les enjeux du travail en réseau, en partenariat et d'une approche territorialisée du travail social.

En ce qui concerne le devoir sur table, les fiches sur les politiques publiques sont un outil de révision synthétique pour vous y préparer.

Domaines de formation et blocs de compétences du DEASS.

Domaines de formation du DEASS	Blocs de compétences du DEASS
DF1 : Intervention professionnelle en travail social	Bloc de compétences n° 1 : Intervention sociale individuelle Bloc de compétences n° 2 : Intervention sociale collective
DF2 : Analyse des questions sociales de l'intervention professionnelle en travail social	Bloc de compétences n° 3 : Diagnostic social territorial Bloc de compétences n° 4 : Analyse de l'environnement social, familial et territorial
DF3 : Communication professionnelle en travail social	Bloc de compétences n° 5 : Expression et communication écrite et orale Bloc de compétences n° 6 : Communication professionnelle en travail social
DF4 : Dynamiques interinstitutionnelles, partenariats et réseaux	Bloc de compétences n° 7 : Connaissance et analyse des contextes institutionnels Bloc de compétences n° 8 : Mobilisation des acteurs et des partenaires

PARTIE 1

Domaine de formation 1

Intervention professionnelle en travail social

Vous trouverez dans les mémo-fiches concernant ce domaine de formation 1, «Intervention professionnelle en travail social», l'ensemble des informations à connaître pour réaliser vos écrits relatifs à ce domaine.

Les compétences du DF1

- Instaurer une relation d'aide dans le respect de la singularité de la personne
- Favoriser l'expression de connaissances et de savoirs liés au parcours de la personne
- Recueillir des informations pertinentes sur la situation de la personne
- Analyser la demande et les besoins de la personne
- Évaluer une situation globale dans sa complexité
- Coconstruire un projet d'accompagnement avec la personne concernée dans une approche globale de la situation
- Mobiliser les ressources de la personne et de son environnement
- Contribuer à la mise en œuvre du plan d'actions
- Conseiller les personnes
- Mettre en place une démarche d'évaluation continue et ajuster son plan d'actions
- S'inscrire dans une dynamique de développement social
- Identifier une problématique commune à un groupe sur un territoire
- Coconstruire un projet d'accompagnement social collectif
- Mobiliser les ressources des personnes
- Accompagner et coanimer la mise en œuvre d'une intervention collective en favorisant la participation des personnes
- Évaluer et réajuster l'intervention collective avec les personnes et les groupes

Sommaire du DF1

SECTION 1

Métier de l'assistant de service social

Karolina Mrozik-Demont,
Guillaume Demont

1 Fondements historiques du métier

Définitions

A Charité

« Dans la théologie chrétienne, amour de Dieu et du prochain comme créature de Dieu » (*Larousse*).

B Assistance

« Action d'assister quelqu'un, de l'aider dans une difficulté, un danger » (*Larousse*).

Notions

A De la charité à l'assistance

- La prise en charge des nécessiteux est longtemps assurée par les ordres religieux.
- XVIIIe siècle : le droit à l'assistance pour tout citoyen est proclamé en 1793 et les « bureaux de bienfaisance » en 1796.
- XIXe siècle : dans le contexte de la paupérisation de la classe ouvrière apparaissent les premières lois sociales. Les conditions de vie entraînent d'importantes problématiques sociales et médicales, il faut lutter contre la tuberculose, l'alcoolisme, la mortalité infantile, l'abandon des enfants, limiter le temps de travail des femmes et des enfants, organiser l'assistance financière aux infirmes, vieillard. Les « bureaux d'assistance » (1893) proposent gratuitement une assistance médicale et les grands patrons commencent à mettre en œuvre des actions philanthropiques.
- XXe siècle : la séparation de l'Église et de l'État (1905) renforce la place de l'État dans l'aide sociale. Les lois réduisant le temps de travail et instaurant les congés payés sont votées entre les deux guerres. La Sécurité sociale est créée en 1945 et la Constitution de 1946 garantit à tous les citoyens la protection de la santé et la sécurité matérielle. En 1953 apparaissent les « bureaux d'aide sociale » qui organisent les dossiers

des personnes assistées. La crise de l'État providence (le choc pétrolier) entraîne la réglementation et rationalisation de l'action sociale. 1982/1983 : la décentralisation entraîne la création du centre communal d'action sociale qui remplace les bureaux d'aide sociale.

B La professionnalisation des assistantes sociales

- Les pionnières du travail social (femmes originaires de la bourgeoisie) s'inscrivent dans le courant hygiéniste et philanthropique. Afin d'éduquer les familles ouvrières, elles se forment pour comprendre le lien entre l'Homme et son environnement (sociologie, psychanalyse...).
- 1905 : la création de l'école formant les infirmières hospitalières et ensuite les infirmières visiteuses.
- 1922 : le diplôme d'état d'infirmière visiteuse est créé et développe une méthodologie d'intervention à domicile.
- 1920 : le service social hospitalier est créé, inspiré par l'expérience américaine (*social assistant*).
- Première Guerre mondiale : les hommes sont mobilisés sur le front et les femmes dans les usines d'armement. Leurs conditions de travail impactent la natalité. En 1916 ouvre l'École des surintendantes d'usine (inspirée par le modèle anglais) dont le rôle est de l'éducation à l'hygiène et à la morale des ouvrières. Après la guerre, leurs missions vont s'élargir afin de répondre aux besoins des veuves, orphelins, invalides de guerre.
- 1938 : l'instauration du diplôme d'assistant de service social. Les deux premières années sont communes avec les infirmières.
- 1944 : naissance de l'Association nationale des assistants de service social (ANAS) qui produit un code de déontologie en 1949.
- 1946 : le diplôme devient obligatoire pour exercer ce métier, la profession est soumise au secret professionnel.
- 1968 : la séparation entre la formation d'infirmières et d'ASS. Les contenus de formation s'orientent vers une approche plus psychosociale.
- 1980 : rapprochement des contenus de formation avec d'autres diplômes du domaine.
- 2004 : découpage en domaines de compétences.
- 2018 : le diplôme passe au grade de licence. Les DF3 et DF4 constituent le « socle commun » pour les diplômes d'ASS, ES, CESF, EST, et en 2020 il est découpé en blocs de compétences.

2 Intervention sociale

Définition

Intervention sociale

« Toutes les activités rémunérées par des financements socialisés, s'exerçant dans un cadre organisé, qu'il soit public ou privé, et visant des publics ou des personnes en difficulté d'intégration sociale ou professionnelle dans une perspective d'aide, d'assistance ou de contrôle, de médiation ou d'actions d'animation ou de coordination[3]. » Elles peuvent avoir un caractère individuel ou collectif.

Notions

A Missions et lieux d'intervention d'ASS

« L'assistant de service social contribue à créer les conditions pour que les personnes, les familles et les groupes avec lesquels il travaille aient les moyens d'être acteurs de leur développement et de renforcer les liens sociaux et les solidarités dans leurs lieux de vie. Dans ce cadre, l'assistant de service social agit avec les personnes, les familles, les groupes par une approche globale pour :

- améliorer leurs conditions de vie sur le plan social, sanitaire, familial, économique, culturel et professionnel ;
- développer leurs propres capacités à maintenir ou à restaurer leur autonomie et faciliter leur place dans la société ;
- mener avec eux toute action susceptible de prévenir ou de surmonter leurs difficultés.

Son intervention vise autant l'autonomie que l'inclusion sociale, le maintien ou le développement des solidarités ou des liens sociaux, l'éducation à la citoyenneté. »

3 Chopart J-N (dir.). Les mutations du travail social. Dynamique d'un champ professionnel. Paris : Dunod ; 2000.

B Les secteurs d'intervention

La fonction publique d'État, territoriale et hospitalière ; les organismes de protection sociale (CPAM, CAF, MSA) ; les établissements de santé publics et privés ; les établissements et services médico-sociaux et sociaux ; les entreprises publiques et privées ; les associations ; le secteur libéral ; la politique de la ville...

C Les personnes concernées par l'intervention de l'ASS

- En situation d'exclusion.
- En situation de handicap.
- En danger.
- En difficulté ponctuelle.
- Habitants d'un territoire spécifique (zones urbaines sensibles [ZUS], zones d'éducation prioritaire [ZEP], etc.).

Rôle de l'ASS

Le professionnel construit avec les personnes un projet d'accompagnement social s'inscrivant dans la durée et visant à favoriser leur autonomie. Dans ses propositions, il prend en compte les potentialités des personnes et celles de leur entourage, ainsi que les moyens d'intervention des diverses institutions.

Situation

Marie propose à Mme F. qu'elle accompagne dans le cadre de nombreuses difficultés budgétaires de participer aux ateliers collectifs sur la gestion budgétaire qu'elle organise avec sa collègue. Elle souhaite ainsi compléter l'accompagnement individualisé par les possibles qu'offre un travail collectif.

SECTION 2

La relation d'aide

Karolina Mrozik-Demont,
Guillaume Demont

3 Accompagnement et relation d'aide

Définitions

A Accompagnement

« Se joindre à quelqu'un pour aller où il va en même temps que lui. » Cette définition nous enseigne que la relation est première « se joindre à quelqu'un », que la démarche est de l'ordre d'un mouvement qui se règle à partir de l'autre « pour aller où “il” va » et que les deux avancent « de concert », c'est-à-dire « en même temps », « au même pas ». Il en résulte une définition minimale, accompagner, c'est « être avec » et « aller vers », et des principes au nombre de trois. Le premier est que de la mise en relation dépend la mise en chemin, le deuxième qu'il s'agit moins d'atteindre un résultat que de s'orienter « vers », c'est-à-dire de choisir une direction, et le troisième que l'action (la marche, le pas, le cheminement) se règle sur autrui, soit aller où « il » va et « en même temps » que lui, ce qui suppose de s'accorder à celui que l'on accompagne[4].

B Relation d'aide

« [...] un espace de transition qui détermine le possible et l'impossible, le possible de la réintégration après avoir été signalé comme inadapté, son impossibilité et le maintien dans le champ des prises en charge des déviants. En d'autres termes, la relation d'aide conjugue à la fois un enjeu individuel pour le travailleur social et un enjeu social : au travers de la quête de l'un se noue une des articulations entre normes et déviances[5]. »

---

4 Paul M. L'accompagnement comme posture professionnelle spécifique. L'exemple de l'éducation thérapeutique du patient. Recherche en soins infirmiers. 2012, 110(3) : 13-20. DOI : 10.3917/rsi.110.0013.

5 Boutanquoi M. Pratiques de la relation d'aide. Connexions 2001, 2(76) : 157-67. DOI : 10.3917/cnx.076.0157.

Notions

A Les dimensions de la posture d'accompagnement[6]

- Une posture « éthique ».
- Une posture de « non-savoir ».
- Une posture d'écoute.
- Une posture émancipatrice.

B Les formes d'aide[7]

- Information : le professionnel fournit un renseignement.
- Guide : le professionnel conseille, indique les démarches, les actes.
- Accompagnement : le professionnel chemine avec la personne, se situe à ses côtés dans les démarches.
- Interprétation : le professionnel aide la personne à prendre conscience de ses comportements, des répétitions, du sens de certains actes.
- Soutien : le professionnel aide la personne à prendre confiance dans sa capacité de dépasser la situation.
- Compréhension : le professionnel investit les moments d'échanges avec la personne afin de favoriser la reconnaissance mutuelle.
- Relais : le professionnel « prend le relais », car la personne n'est pas en mesure d'agir. Par exemple, il peut solliciter ainsi une aide financière, l'aider à faire valoir ses droits.

Rôle de l'ASS

Le professionnel adapte l'accompagnement à la singularité de la personne en utilisant les approches appropriées et en favorisant l'expression de la personne.

6 D'après Paul M. L'accompagnement : une posture professionnelle spécifique. Paris : L'Harmattan ; 2004.

7 D'après Garbarini J. Relation d'aide et travail social. Paris : Érès ; 1997.

4 Éthique professionnelle

Définition

Éthique

« Ensemble des principes moraux qui sont à la base de la conduite de quelqu'un » (*Larousse*).
« L'obligation qu'on s'impose à soi-même, la responsabilité que l'on prend pour garantir sa propre liberté conjointement à celle d'autrui avec lequel on est en interaction[8]. »

Notions

A Relation éthique

« Nous appelons relation éthique entre des termes où l'un et l'autre ne sont unis ni par une synthèse de l'entendement, ni par la relation de sujet à objet, et où cependant l'un pèse ou importe ou est signifiant de l'autre, où ils sont liés par une intrigue que le savoir ne saurait ni épuiser ni démêler[9]. »

B Altérité

Renvoie à l'autre, « rencontre d'un “autre” qui, de par ses désirs et intentionnalités propres, s'oppose à moi, à mes désirs, à ma volonté de toute-puissance et de maîtrise, s'impose, ici, en tant que limite. La réciproque est évidemment vraie, quant à la résistance que j'opposerai à mon tour à la volonté de domination de l'autre à mon égard. Je deviendrai aussi sa limite. La reconnaissance mutuelle de ces limites réciproques permettra justement de repérer et de distinguer entre certaines formes d'accompagnement plus autoritaires, plus modélisantes, axées vers l'imitation, le mimétisme, la reproduction du même (guidance, tutorat, dressage, conditionnement, maîtrise...), et d'autres, plus respectueuses de l'altérité et de ses potentialités d'originalité et de création[10] [...] ».

---

8 Levians E. Éthique et infini. Paris : Fayard ; 1982.

9 Levinas E. En découvrant l'existence avec Husserl et Heidegger. Paris : Vrin ; 1967. p. 225, note 1.

10 Ardoino J. De l'accompagnement, en tant que paradigme. Pratiques de Formation/Analyses : université Paris 8 : Formation permanente ; 2000.

C La morale

P. Ricœur distingue l'éthique, qui correspond à une « visée téléologique », de la morale, qui correspond à un « moment déontologique[11] ». Cette distinction s'opère *en fonction* de ce qui est « bon » (éthique) et de ce qui est obligatoire (morale). La morale est un instant, c'est-à-dire que l'action est regardée dans son présent pour mesurer s'il existe un écart ou une conformité entre ce qui devrait être et ce qui est. Pour simplifier, nous pouvons dire que la morale est un prescrit, et que l'éthique est une intention.

D La démarche éthique

Processus perpétuel et contextualisé (rapporté aux situations concrètes) de mise en dialogue des règles déontologiques avec les normes, valeurs et désirs du professionnel, inscrits dans une relation unique qui le lie avec la personne accompagnée et qui prend en considération cette personne comme unique, qui cherche « à dépasser les réactions spontanées pour aller dans le sens d'une compréhension et d'une analyse plus poussée des enjeux d'une situation donnée[12] ».

E La déontologie

L'ensemble des *règles de conduite* (certaines sont juridiques) issues des valeurs éthiques et des devoirs qui régissent une profession. L'ASS est un travailleur social qui possède un code de déontologie.

Rôle de l'ASS

L'ASS intervient dans une démarche éthique et déontologique, dans le respect de l'altérité et de la singularité de la personne et du collectif.

11 Ricœur P. Soi-même comme un autre. Seuil ; 1990. p. 200.

12 Gonin A, Jouthe E. Éthique et travail social. Enjeux, concept et aspects méthodologiques. In : Harper E, Dorvil H. Le Travail social. Théories, méthodologies, pratiques. PUQ ; 2013. p. 79.

5 La place de la personne dans l'accompagnement

Définition

La participation

« C'est une avancée démocratique puisqu'il s'agit d'intégrer, dans la recherche de solutions, son point de vue (celui de l'usager), comme tel et consolidé en droit. [...] Donner des droits à ceux qui sont bénéficiaires de prestations spécialisées d'origine publique, mais aussi à ceux qui sont victimes des incuries de la solidarité organisée, c'est toujours *nourrir la démocratie*[13]. »

Notions

A Autonomie

Du point de vue étymologique signifie « se gouverner par ses propres lois », implique la participation active de la personne à tout ce qui la concerne, sa vie présente et son avenir.

B *Empowerment* (« capacitation »)

Processus qui permet aux individus de prendre conscience de leur capacité d'agir et d'accéder ainsi à plus de pouvoir. Y. Le Bossé traduit ce terme par le « pouvoir d'agir » qu'il définit comme les capacités qu'ont les personnes à exercer un plus grand contrôle sur ce qui est important pour elles, leurs proches, les groupes auxquels elles s'identifient.

C Dimensions de l'*empowerment*

- Le développement de l'estime de soi (permettant de retrouver confiance).
- La reconnaissance et le développement de compétences permettant de maîtriser le cours de sa vie (exercer une emprise sur elle).

13 Chauvière M, Plaisance E. L'école face aux handicaps. Éducation spéciale ou éducation intégrative ? Paris : PUF ; 2000.

- Un cadre relationnel marqué par les rapports égalitaires donnant la capacité d'agir avec les autres.
- Le développement d'une conscience sociale critique.

D Éducabilité

J. Ardoino rappelle que l'éducation « postule l'éducabilité de l'homme à partir de son inachèvement [...], elle ne peut s'effectuer qu'à travers une durée et porte largement sur l'incertitude d'un avenir de chaque sujet. L'éducation cherche l'"autorisation" (capacité pour chacun de devenir son propre auteur) dans sa rencontre (confrontation) avec l'autre qui [...] ». « Si je crois le projet possible, je chercherai dans le réel des points d'appui pour mon action. Et puisque le réel est un immense réservoir de faits, je finirai toujours par en trouver[14]. »

E Inachèvement

pour G. Lapassade, « l'homme n'entre pas une fois et définitivement, à tel moment de son histoire dans un statut fixe et stabilisé qui serait celui d'un adulte... son existence est faite d'entrées successives qui jalonnent le chemin de sa vie ». Il parle ainsi de l'entrisme qui désigne « un le mouvement permanent par lequel l'homme s'efforce, jusqu'au terme de son existence, d'entrer dans la vie ». Cette théorie rappelle que l'enfant ou l'adulte qu'il accompagne ne peut être figé dans un état, une situation.

F Confiance

« C'est d'abord croire en l'autre. Le sens de la relation socio-éducative implique que ce gage accordé à l'autre soit réciproque pour avancer vers la résolution des difficultés[15]. »

Rôle de l'ASS

L'assistant social intervient dans une démarche éthique dans le respect de l'altérité. Il favorise l'instauration d'une relation à l'autre en adoptant une démarche réflexive sur ses pratiques professionnelles.

14 Trouvé A. Croire : Alain, Meirieu ou la foi (sans foi) du pédagogue. In : Soëtard M, Le Bouëdec G (dir.). La foi du pédagogue. Fondements – Figures – Pratiques (p. 109-25). Paris : Éditions Don Bosco, coll. « Sciences de l'éducation » ; 2011. p. 122.

15 Rullac S, Ott L, Dictionnaire pratique du travail social. Paris : Dunod ; 2010. p. 53.

Situation

Céline intervient dans le cadre d'une mesure judiciaire (intervention sous contrainte) chez Mme F. Les visites à domicile sont compliquées, madame se montre très méfiante et se dit infantilisée. La professionnelle cherche à dégager des espaces de manœuvre disponibles à la famille afin que malgré la contrainte, la famille trouve des leviers lui permettant d'être actrice du dispositif. Céline cherchera, par exemple, à valoriser les compétences de la famille.

6 Responsabilité professionnelle

Définition

Responsabilité

« Obligation ou nécessité morale de répondre, de se porter garant de ses actions ou de celles des autres » (*Larousse*).

Notions

A Responsabilité disciplinaire

La responsabilité disciplinaire relève du non-respect du contrat de travail, encadrée par le Code du travail et les conventions collectives (secteur privé) et du statut de la fonction public (secteur public). Par exemple, une ASS ne respecte pas ses horaires de travail.

B Responsabilité civile

La responsabilité civile relève du Code civil, elle peut être engagée *de tout fait de l'homme*, même d'une négligence ou d'une imprudence, *qui, en raison d'une faute, cause un dommage à autrui* : on l'appelle « responsabilité civile délictuelle ou quasi délictuelle » (par exemple, un ASS qui blesse un usager au cours d'une intervention). Les établissements peuvent souscrire une assurance qui prend en charge les dommages causés dans le cadre de l'activité professionnelle du travailleur social (à condition qu'ils ne dépassent pas les limites de leur mission).

C Responsabilité pénale

La responsabilité pénale relève du Code pénal qui prévoit trois catégories d'infractions : contraventions, délits et crimes. Elle peut entraîner les peines d'emprisonnement ou/et d'interdiction d'exercer.

Rôle de l'ASS

A Secret professionnel

Le Code de l'action sociale et des familles (CASF) (art. L. 411-3) précise que « les assistants de service social et les étudiants des écoles se préparant à l'exercice de cette profession sont tenus au secret professionnel [...] ». Il est encadré par le Code pénal (art. 226-13) : « La révélation d'une information à caractère secret par une personne qui en est dépositaire soit par état ou par profession, soit en raison d'une fonction ou d'une mission temporaire, est punie d'un an d'emprisonnement et de 15 000 € d'amende. »
Cependant, il n'est pas applicable (art. 226-14 du Code pénal) :

> 1° À celui qui informe les autorités judiciaires, médicales ou administratives de privations ou de sévices, y compris lorsqu'il s'agit d'atteintes sexuelles, dont il a eu connaissance et qui ont été infligées à un mineur ou à une personne qui n'est pas en mesure de se protéger en raison de son âge ou de son incapacité physique ou psychique ;
>
> 2° Au médecin qui, avec l'accord de la victime, porte à la connaissance du procureur de la République les sévices ou privations qu'il a constatés, sur le plan physique ou psychique, dans l'exercice de sa profession et qui lui permettent de présumer que des violences physiques, sexuelles ou psychiques de toute nature ont été commises. Lorsque la victime est mineure, son accord n'est pas nécessaire ;
>
> 3° Aux professionnels de la santé ou de l'action sociale qui informent le préfet et, à Paris, le préfet de police du caractère dangereux pour elles-mêmes ou pour autrui des personnes qui les consultent et dont ils savent qu'elles détiennent une arme ou qu'elles ont manifesté leur intention d'en acquérir une.

B Partage des informations à caractère secret

« Au titre de l'action sociale et médico-sociale, il s'agit de partager certaines informations à caractère secret (certaines données personnelles relatives aux personnes accompagnées) en fonction de buts restreints, entre certains acteurs, à certains moments, notamment dans le cadre de commissions et autres instances partenariales » (Haut Conseil du travail social).

Situation

En 2008, lors d'une visite dans le cadre d'une AEMO[16], l'assistante sociale chargée de cette mesure découvre que la famille qu'elle accompagne accueille un homme en situation irrégulière. Elle se rend au commissariat afin de signaler cette situation car, d'après elle, cela fragilise la situation financière de la famille. L'ANAS a dénoncé « le non-respect du secret professionnel » de cette assistante sociale, une « faute professionnelle grave », qui « n'a pas respecté les conditions légales [...] lui permettant de lever le secret professionnel auquel elle est astreinte par sa profession ».

16 Action éducative en milieu ouvert.

SECTION 3

Intervention sociale : outil et méthodes

Karolina Mrozik-Demont,
Guillaume Demont

7 Les outils de l'intervention sociale : entretien

Définition

Entretien

Échange entre deux ou plusieurs interlocuteurs dont l'objectif est plus ou moins défini.

Notions

A Les objectifs d'un entretien[17]

- Prendre conscience de certains comportements.
- Raviver les souvenirs (en particulier les « bons moments »).
- Resituer la chronologie des événements.
- Découvrir son aptitude à intervenir sur les événements et à les anticiper.
- Établir un lien entre les multiples comportements actuels et les comportements passés.
- Décoder certaines consignes ou certaines situations qui n'ont pas été comprises.
- Se réentendre dans ses formulations.
- Apprendre à synthétiser.
- Prendre conscience de ses aptitudes durant une activité et de la démarche.
- Savoir exprimer ses émotions.
- Découvrir le plaisir de la communication verbale.
- Se préparer à des rencontres verbales avec différents interlocuteurs.

B Les types d'entretiens

- Non directif : la personne s'exprime librement à partir d'une question posée par l'intervieweur.

17 D'après Capul M, Lemay M. Chapitre VIII. La conduite des entretiens. In : Gaberan P, De l'éducation spécialisée : Ses enjeux, son actualité et sa place dans le travail social. Toulouse : Érès ; 2019. p. 291-330.

- Semi-directif : l'intervieweur mène l'entretien à partir d'une trame qui détermine les thèmes abordés et qui cadre le discours de la personne interviewée.
- Directif : le discours de la personne interviewée est cadré par les questions précises de l'intervieweur.

C Dispositif de l'entretien

« De nature essentiellement stratégique, ce qui suppose qu'il s'agit là d'une certaine manipulation de rapports de force, d'une intervention rationnelle et concertée dans ces rapports de force, soit pour les développer dans telle direction, soit pour les bloquer, ou pour les stabiliser, les utiliser[18]. »

- Attitudes de base[19] :
  - évaluation : positive ou négative, elle impacte l'échange. Par exemple, la personne oriente son discours pour obtenir plus de retours positifs ou devient agressive face aux critiques ;
  - interprétation : les propos sont déformés à partir des opinions, croyances de la personne qui écoute. Cela peut créer un sentiment d'incompréhension, bloquer l'échange, entraîner de l'agressivité ;
  - soutien : propos d'encouragement qui minimisent les difficultés. Cette attitude peut parfois réconforter, mais également entraîner un sentiment d'incompréhension ;
  - enquête : de nombreuses questions posées permettent de mieux comprendre la situation, mais l'entretien peut être vécu comme un interrogatoire et certains éléments peuvent être omis ;
  - conseil : les solutions sont proposées aux difficultés exposées. Elles peuvent faire progresser la personne ou provoquer un sentiment d'infantilisation, d'incompréhension ;
  - compréhension : basée sur l'écoute active et l'empathie. Elle facilite l'expression, la confiance mais peut parfois donner le sentiment d'un désengagement.
- Espace : les conditions spatiales impactent l'échange. En fonction de l'objectif, l'entretien peut avoir lieu dans un bureau, une salle de réunion, une voiture, un café. La disposition des meubles et d'autres objets, le positionnement du travailleur social influencent le déroulement de l'entretien.

18 Foucault M. Dits et écrits III, 1976-1979. Paris : Gallimard ; 1994. p. 299 et 300.
19 Selon Elias Hull Porter.

- Temps : l'entretien implique la rencontre entre la temporalité de l'institution, du travailleur social et de la personne accompagnée.
  - Le bon moment renvoie au Kairos, « une allégorie de l'occasion favorable souvent représentée sous forme d'un éphèbe aux talons et aux épaules ailés » (*Larousse*). Quand Kairos passe, nous pouvons ne pas le voir, le voir sans le saisir ou le voir et le saisir. Kairos correspond à l'art de juste milieu, notre capacité d'intervenir au bon moment, ni trop tôt ni trop tard.

Rôle de l'ASS

Le professionnel mène un entretien d'aide dans le respect de la singularité de la personne, adapte son mode de communication aux personnes et au contexte, favorise l'expression de la personne, gère son implication personnelle.

Situation

Mélanie reçoit M. P. pour faire le point. Alors que d'habitude elle sort son dossier, se met derrière le bureau et lui pose des questions sur ses démarches, cette fois-ci, elle lui propose un café et dit juste : « Je vous écoute. » Elle est surprise par la réponse de M. P. qui lui partage beaucoup d'éléments de sa vie actuelle et passée qu'elle n'a jamais connus.

8 Les outils de l'intervention sociale : observation

Définition

Observer

« Considérer avec attention, examiner en surveillant » (*Le Robert*). « L'observation est au fondement de tout travail clinique, elle en est l'aspect le plus fondamental et essentiel[20]. »

Notions

A Clinique

Dans l'ancien grec, *klino* voulait dire « incliner », « faire pencher ». Il s'agit d'une notion empruntée à la médecine où la démarche clinique est relative au médecin qui, au chevet du patient (*klinê* veut également dire « lit »), observe les manifestations de sa maladie et les réactions tout en l'interrogeant et l'écoutant.

Subjectivité : l'observateur découvre l'objet de ces observations à travers sa subjectivité.

Interprétation : c'est l'observateur qui donne du sens à la réalité observée à partir de ses valeurs, ses projections, ses références théoriques.

B Les biais de l'observation

- Affectifs : par exemple, émotions...
- Cognitifs : par exemple, attention, mémoire, effet halo, croyances...
- Socioculturels : par exemple, relations sociales, genre.
- Méthodologiques : méthode non adaptée.
- Liés à la situation observée : par exemple, la personne observée peut changer de comportement en se sentant jugée.

20 Ciccone A. L'observation clinique. Paris : Dunod ; 1998.

Rôle de l'ASS

Le professionnel recueille des informations pertinentes sur la situation de la personne en utilisant les techniques d'observation.

Situation

Dans le cadre d'une information préoccupante, Marc s'est rendu dans la maison de la famille B. En quittant la maison, il s'interroge sur le décalage entre le contenu de la note préoccupante et de ses observations. Il prend également conscience qu'il a été très touché par l'histoire de Monsieur B. Il partage ces éléments avec ses collègues afin d'ajuster sa méthode d'observation et d'évaluation de cette situation.

9 Les outils de l'intervention en travail social : projet

Définition

Projet

Le projet est *individuel* ou *collectif* et vise un futur *désiré* et *désirable* (il est la conscience d'un inédit possible ou positif, un objet projeté subjectivement), une tentative d'explorer le futur à partir du présent (et du passé), une tentative de domestiquer l'incertitude de l'avenir. Cette anticipation se veut *opératoire* : elle se donne les moyens de parvenir au but qu'elle s'est fixé à partir d'une réalité observée et analysée.

Notions

A L'élaboration de projets

Entre l'idéal vers lequel tendent le projet et les moyens concrets de sa réalisation, il y a des paliers (figure 9.1).

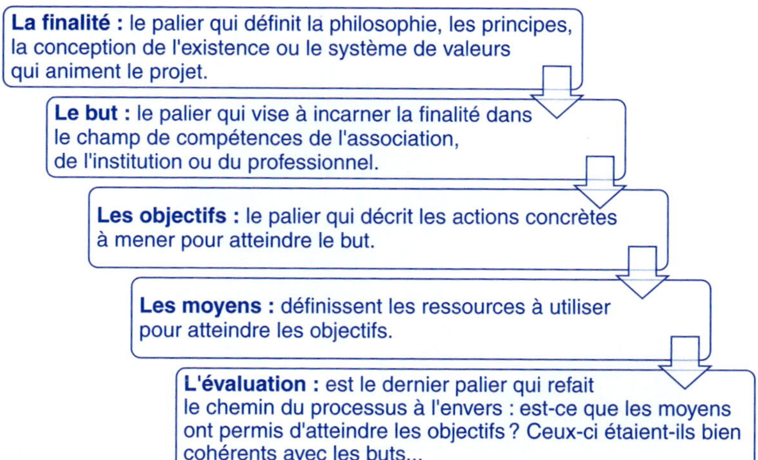

Figure 9.1. L'élaboration de projets.

La gestion de projet consiste donc à articuler ces paliers d'une façon cohérente.

B Le cycle de vie d'un projet

La vie d'un projet s'intègre dans un processus vivant, il ne fige pas les choses mais évolue continuellement pour faire vivre le chemin de croissance de l'association (pour le projet associatif), de l'établissement (pour le projet d'établissement), du groupe (pour le projet de service ou d'activité) ou de la personne (pour le projet personnel par exemple).
La figure 9.2 ci-dessous, adaptée d'un modèle intitulé « Roue de Deming », illustre ses quatre étapes.
Un projet commence par son élaboration, en suivant les différents paliers décrits dans le chapitre ci-dessus (définir les finalités, les buts, les objectifs, les moyens et les critères d'évaluation), ensuite, il convient de mobiliser effectivement les moyens définis et de mettre en œuvre le projet. Comme on le dit habituellement, le projet « roule tout seul » si chacun prend sa part, s'engage et se mobilise. Il est cependant essentiel de stopper la course de ce projet et de faire le point sur toutes composantes du

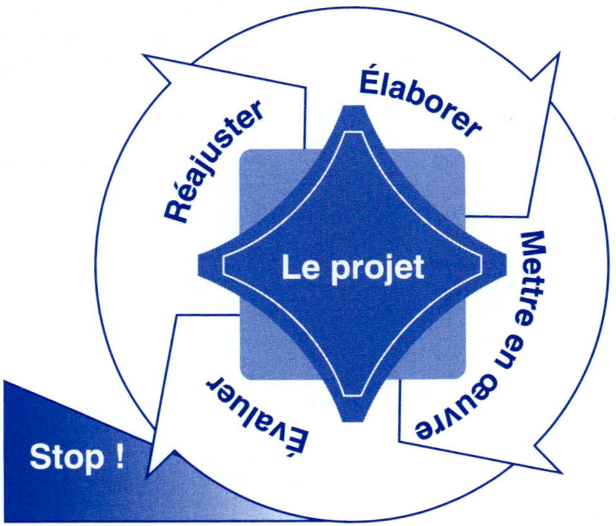

Figure 9.2. La roue du projet.

projet. En fonction de ce qui se dit dans l'évaluation, il va falloir réajuster le projet, puis le cycle de vie de ce projet va pouvoir reprendre sa route jusqu'au prochain temps de pause et de relecture.

Rôle de l'ASS

Dans l'élaboration de projets, le professionnel prend en compte les potentialités des personnes et celles de leur entourage, ainsi que les moyens d'intervention des diverses institutions. Il recherche l'adhésion des personnes pour la mobilisation des ressources à disposition. Tout au long de l'accompagnement, il évalue avec les personnes l'évolution de leur situation pour ajuster les actions engagées.

Situation

Marc vient d'être admis dans un centre d'hébergement et de réinsertion sociale (CHRS) après plusieurs mois d'hospitalisation. Lors de son entretien d'admission, le travailleur social l'informe de l'obligation d'avoir un projet pour rester dans la structure. Cette injonction crée une angoisse importante chez Marc. Après quelques jours, il décide de partir et de retourner à la rue. En effet, souvent, le droit d'avoir un projet est souvent confondu avec l'obligation d'en avoir un.

10 Les outils de l'intervention sociale : le contrat

Définition

Le contrat

« En travail social le contrat constitue un accord entre trois parties : l'institution d'action sociale, le travailleur social et l'usager. [...] Stipule leur accord quant aux objectifs à atteindre, à la formulation des attentes réciproques, de même que le temps, le lieu, la fréquence des rencontres. Il s'agit donc d'une formalisation précise et explicite de ce qui va être entrepris ensemble afin d'améliorer la situation de l'usager, la formulation d'un accord commun[21]. »

Notions

Rôle du contrat

Le contrat est un outil méthodologique :
- clarifie les objectifs et les moyens ;
- clarifie le rôle de chaque partie ;
- favorise la participation de la personne accompagnée ;
- constitue une base pour l'évaluation.

Rôle de l'ASS

Les étapes à respecter pour signer un contrat :
- exploration : évaluation de la situation, la demande, les difficultés et les ressources ;
- élaboration : définition, négociations des objectifs, moyens ;
- formalisation : signature d'un document qui définit les engagements de chacun ;

21 De Robertis C. Le contrat en travail social : fondements éthiques et opérationnalité. Service social [en ligne]. 1994 ; 43(3) : 139-52. https://doi.org/10.7202/706673ar.

- mise en œuvre : réalisation des objectifs, réévaluation et le réajustement du contrat ;
- évaluation : bilan des objectifs réalisés, perspectives.

Situation

Pierre, ASS dans un CHRS, fait signer à M. K. un contrat précisant que monsieur doit se rendre dans les agences intérim chaque semaine. Monsieur souffre de nombreuses addictions entraînant d'autres difficultés de santé et ne parvient pas à réaliser cet objectif. Le professionnel s'aperçoit de nombreuses fragilités de ce contrat : considéré comme une injonction, voire un outil de contrôle, garantissant à monsieur sa place en CHRS, la démarche a été très rigide et ne prévoyait pas d'ajustement, M. K. n'a pas participé à la définition des objectifs (imposée par Pierre) et surtout ne se sent pas prêt à travailler.

11 Les outils de l'intervention sociale : la médiation

Définition

Médiation

« Processus de communication éthique reposant sur la responsabilité et l'autonomie des participants, dans lequel un tiers – impartial, sans pouvoir décisionnel ou consultatif, avec la seule autorité que lui reconnaissent les médiés – favorise par des entretiens confidentiels l'établissement, le rétablissement du lien social, la prévention ou le règlement de la situation en cause[22]. »

Notions

A Médiateur

Le médiateur n'est ni un juge ni un arbitre. Il n'a pas le pouvoir d'imposer un accord et ne doit pas se poser non plus comme le détenteur de solutions. Il n'a ni pouvoir de décision, ni possibilité de sanction. Son rôle de médiation est de faciliter le dialogue entre les médiés, de réduire les tensions, de formuler des solutions possibles. Grâce à ses compétences, il aide les parties à trouver des solutions admissibles pour chacune d'elles. Selon F. Ben Mrad, sur le plan déontologique, « les médiateurs doivent non pas s'appuyer sur une rationalité juridique, mais sur leurs qualités humaines d'écoute et leurs capacités à rendre la communication possible[23] ». Cela signifie que, si les médiateurs ne doivent pas systématiquement écarter les références aux règles de droit, ils doivent s'appuyer sur les règles d'équité dégagées par les parties et contribuant à leur réconciliation.

22 Guillaume-Hofnung M. La médiation. Paris : PUF, coll. « Que sais-je ? » ; 2007.

23 Ben Mrad F. Conciliation civile et médiation sociale. Bulletin de la médiation et des boutiques du droit 1997 ; (28) : 2.

B L'éthique de la médiation

L'éthique de la médiation défend le principe d'une participation directe et d'une responsabilisation de chacun dans la résolution de ses propres conflits. Empreinte de valeurs humanistes, la médiation s'appuie sur une représentation idéale de l'être humain comme sujet libre et conscient. Ainsi, la capacité des individus à exercer des choix, à porter une parole qui leur soit propre, fait partie du postulat de la compétence des personnes. Celui-ci est au centre d'un processus qui considère, de façon délibérément optimiste, que tout être humain peut à tout moment progresser, changer et améliorer ses capacités d'écoute, de communication et de compréhension. Cette compétence est considérée tantôt de manière individuelle, tantôt de manière collective. L'éthique de la médiation propose également que « les conflits ne soient pas réglés par rapport à une norme transcendante (prêt-à-porter juridique), mais par un accord conclu entre leurs protagonistes (sur mesure juridique au sens large). Considérer que chacun est en mesure de devenir son propre législateur représente naturellement une subjectivisation de la norme et constitue une entorse au modèle jupitérien d'une loi toute-puissante fondée sur la Raison[24] ». Selon Philippe Lemoult, « cette éthique de liberté se renforce d'une éthique d'égalité quand la médiation cultive la croyance que les individus, indépendamment de leurs caractéristiques sociales, culturelles et psychologiques, peuvent communiquer entre eux à la condition qu'on leur garantisse une possibilité formelle de le faire[25] ».

C Modalités de la médiation

a Négociation

L'entente toujours provisoire entre les parties selon des critères déterminés, explicites et objectifs (coutumes, règlements, codes). Lors d'une négociation en présence d'un tiers, le calcul des intérêts pour les parties se joue pour un temps et dans un espace précis. Chacun des acteurs est motivé dans le calcul de ses propres intérêts.

---

24 Faget J. Médiation et action publique : la dynamique du fluide. Presses universitaires de Bordeaux, série « Le territoire politique » ; 2005.

25 Philippe Lemoult est président du groupe Médiation-Net (Belgique), propos extraits de l'introduction aux journées formatives « Médiathèmes » à Namur en Belgique le 17 octobre 2013.

b Transaction

C'est une relation plus élaborée en termes de réciprocité. Elle ajoute en quelque sorte à la négociation une valeur sociale. En effet, elle introduit dans la relation la question du sens et celle de la reconnaissance de l'autre partie et de ses valeurs. Dans le cadre de cette modalité, les critères sont implicites tout autant qu'explicites. Ainsi, le médiateur doit être en mesure d'argumenter en fonction du sens des enjeux et des valeurs.

c Compromis

C'est une médiation en présence de parties qui ont des positions diamétralement opposées, sans aucun élément de complémentarité entre elles.

Rôle de l'ASS

Quel que soit son lieu d'exercice, l'ASS fait face à des demandes d'usagers ou d'institutions qui le conduisent à se positionner comme médiateur. N'intervenant pas dans le cadre d'un mandat, il ne s'agit bien souvent que de maintenir le lien social dans des situations compliquées. Aussi, il s'agit pour l'ASS de proposer et de garantir un cadre propice à l'expression et au respect de la parole de tous qui favorisera l'émergence de solutions convenables et satisfaisantes à l'initiative des différentes parties. L'ASS informe des possibilités par sa connaissance des dispositifs et des droits des usagers. L'ASS gardera une posture « neutre » visant à laisser les médiés prendre les décisions.

Situation

Mme B. (74 ans) a été hospitalisée parce qu'elle s'est fracturé le col du fémur. Peu après l'intervention chirurgicale, Natacha (ASS) commence à préparer sa sortie de l'hôpital. En effet, des aménagements matériels et des aides à domicile vont être nécessaires. Mme B. habite seule un grand T5 au 3e étage d'un immeuble sans ascenseur. Aussi, le médecin préconise un accueil en établissement d'hébergement pour personnes âgées dépendantes (EHPAD) pour une durée d'environ deux mois. Mme B. n'envisage pas cette solution, elle préférerait être hébergée par un de ses trois enfants. Natacha les contacte un à un pour étudier cette possibilité. Pour chacun d'eux, il ne semble pas possible d'accueillir Mme B. à leur domicile pour des raisons différentes : logement trop exigu, distance importante, enfants en bas âge, etc. Natacha leur propose alors de se réunir avec elle afin de trouver une solution d'accueil satisfaisante pour Mme B. Tous acceptent. Natacha, lors de la rencontre, se positionne en médiatrice. Elle expose la situation et invite chacun à s'exprimer. Les échanges sont un peu tendus, chacun cherchant, au départ, à justifier son impossibilité d'accueillir Mme B. Aussi, Natacha leur demande alors de mettre en avant leurs potentialités, les éléments qui pourraient être adaptés ou s'envisager autrement, ainsi que ceux qui sont immuables. Après un moment d'échange, une piste se dessine. Mme B. pourrait, en fait, rentrer chez elle ; ses enfants proposent d'habiter avec elle à tour de rôle avec leur famille. De plus, une aide-ménagère pourra venir quelques heures par jour ; elle sera prise en charge dans le cadre de l'aide au retour à domicile après hospitalisation (ARDH). Cela rassure les enfants qui avaient peur d'être un peu débordés.

12 Méthodologie de l'intervention sociale

Définition

La méthodologie

La méthodologie s'intéresse aux méthodes, c'est-à-dire dans le cadre de l'intervention sociale la « manière de mener, selon une démarche raisonnée, une action, un travail, une activité ; technique » (*Larousse*).

Notions

A L'accompagnement social individualisé (ASI)

L'ASI traduit une démarche d'aide menée par un travailleur social dans le cadre de ses missions et qui concerne une personne ou une famille.

Étapes

- La rencontre : il s'agit d'un premier contact entre le travailleur social et la personne. Elle implique l'accueil : « La manière en tant que professionnel de recevoir toute personne dans un cadre institué[26]. » Cette rencontre est influencée par le contexte institutionnel : la commande publique, les missions de l'institution, les missions de l'ASS, le lieu, etc. Cette première étape sera également influencée par la situation de la personne (injonction, crise, urgence...). Son objectif est de comprendre la demande, expliquer le rôle de l'ASS, commencer à installer la relation.
- Le recueil de données : il a pour but de comprendre la situation de la personne, ses conditions d'existence, ses difficultés, ses capacités et potentialités, ses ressources et celles de son environnement. Cette investigation doit s'effectuer de manière éthique afin que la personne se sente respectée et soutenue. Ce recueil de données doit faire état des observations et des éléments donnés par la personne. Il doit être complété et actualisé au fil des rencontres.

26 Rullac S, Ott L. Dictionnaire pratique du travail social. Paris : Dunod ; 2010. p. 5.

- L'analyse : il convient d'articuler les différents éléments recueillis, mais également de s'appuyer sur les savoirs théoriques nécessaires à une meilleure compréhension de la situation. Ces éléments, convoqués à partir de différents champs disciplinaires comme la sociologie, la psychologie, l'économie, etc., permettent au professionnel de se décentrer, d'objectiver son analyse de la situation. N'oublions pas que ce diagnostic est une *photographie à un instant T* de la problématique et qu'il est essentiel de se « nourrir » des nouveaux éléments pour réanalyser la situation.
- L'élaboration du plan d'aide : si la personne en possède les capacités, l'ASS devra la laisser élaborer son plan d'aide avec le plus d'autonomie possible. L'ASS devra donc, si besoin, ajuster les objectifs du plan d'aide avec la personne. Ils peuvent être définis par la personne si elle est très autonome, ou proposés par l'ASS pour quelqu'un qui n'est pas en capacité de les élaborer.
- La mise en œuvre du plan d'aide : il s'agit ici de repérer les moyens à disposition afin d'atteindre les objectifs préalablement fixés. Pour cela, il est important de prendre en compte les ressources identifiées jusqu'ici :
  - *celles de la personne* : sa famille, son environnement ;
  - *celles des institutions* : dispositif, partenariat, etc.
- L'évaluation : elle permet de mesurer l'évolution de la situation et la pertinence des moyens mis en œuvre dans le cadre de l'intervention. L'accompagnement social individualisé est une démarche qui nécessite la *participation* des personnes aidées et une *connaissance* suffisante des dispositifs. L'évaluation ne signifie pas forcément la fin de l'intervention. C'est pourquoi des évaluations intermédiaires, afin que soit mesurée la faisabilité du plan d'aide, sont nécessaires pour que des réajustements puissent s'opérer si besoin. L'évaluation permet à l'ASS de s'adapter aux *besoins évolutifs* de la personne.
- Fin de l'accompagnement : dans la mesure du possible, elle doit être préparée à l'avance de façon à sécuriser la personne.

B L'intervention sociale d'intérêt collectif (ISIC)

« Touche la population, sur un territoire déterminé ; elle se donne pour objectif la prise en compte d'intérêts collectifs, entendus comme des facteurs susceptibles de faciliter la communication sociale des divers groupes et, par là, d'aider à la maîtrise de la vie quotidienne, dans ses diverses dimensions. Elle [...] correspond à une pratique appelée par l'approche institutionnelle et collective de l'action sociale [...]. Loin d'ignorer la nécessité de l'aide individuelle, l'intervention sociale d'intérêt collectif admet que celle-ci ne suffit pas à améliorer les conditions sociales propices à chaque histoire individuelle ; elle s'attachera donc principalement à favoriser des dynamiques sociales riches, où les citoyens trouveront un environnement culturel favorable[27]. »

Étapes

Si comme pour l'ASI la méthodologie passe par la définition du contexte de l'ISIC, le recueil des données, leur analyse, la mise en œuvre et l'évaluation de l'ISIC, nous pouvons distinguer quatre étapes[28] spécifiques de l'intervention collective :

- exploration : le recueil de données concerne les usagers, mais également les éléments relatifs à l'institution, au territoire. En effet, il s'agit de faire le constat des ressources existantes, mais également des manques qui peuvent être (ou pas) à l'origine de la démarche, étude de la faisabilité ;
- constitution et structuration : la mise en place de la dynamique interne du collectif ;
- dynamique externe : permettre au groupe d'exercer un impact sur son environnement ;
- clôture et l'évaluation de l'intervention et d'évaluation : il s'agit de mesurer l'évolution de la situation des personnes concernées par l'ISIC à partir des changements qui ont été engagés. Elle permettra à l'ASS d'ajuster sa posture, ses propositions d'accompagnement, les outils sur lesquels il s'appuie, son degré d'implication, de s'adapter aux besoins évolutifs des personnes.

Exemples de l'ISIC (tableau 12.1) :

[27] Conseil supérieur du travail social devenu Haut Conseil du travail social.

[28] D'après De Robertis C, Orsoni M, Pascal H, Romagnan M (dir.). Au cœur de l'action : processus méthodologique. In : L'intervention sociale d'intérêt collectif : de la personne au territoire. Rennes : Presses de l'EHESP ; 2014. p. 147-78.

Tableau 12.1. **Présentation des deux modalités d'intervention.**

Modalités	ASI	ISIC
L'ASS seul	• Situation de premier accueil dans le cadre de permanences • Face-à-face du professionnel avec le bénéficiaire	• Animation par un ASS d'un groupe de bénéficiaires (RSA, recherche d'insertion sociale, etc.) • L'ASS définit avec les bénéficiaires un projet d'intérêt collectif et les accompagne dans son élaboration
L'ASS en groupe de professionnels du même service	• Réunion en équipe afin d'étudier les dossiers d'un bénéficiaire • Définition des complémentarités de l'action de chaque professionnel vis-à-vis d'un même bénéficiaire	Animation d'un groupe de bénéficiaires par des professionnels d'un même service autour de la mise en œuvre d'un projet d'intérêt collectif
L'ASS en partenariat interinstitutionnel	Concertation entre institutions pour mener à bien le suivi d'un même bénéficiaire	• Coordination des interventions de plusieurs institutions intervenant auprès d'un groupe de bénéficiaires • Mise en œuvre d'un projet de développement social

Source : D'après Rose C, Valette C, Gassier J, Chaudet V. Je réussis le DEASS. Diplôme d'État d'assistant de service social. 2e édition. © Elsevier Masson ; 2019. Reproduction autorisée.

Rôle de l'ASS

Pour la mise en œuvre de l'ISIC, l'ASS sera à l'origine de l'organisation, mais devra s'appuyer essentiellement sur les différents membres du groupe. Il devra être à l'écoute afin de réajuster le projet au regard de ce qui se passera dans le cadre des rencontres, de l'action. Il semble important que l'ISIC s'adapte et se réadapte constamment au regard de l'évolution des réunions et du mouvement engagé par chacun de ses membres. L'objectif n'est pas tant le résultat (faire à manger) de l'action que le mieux-être des participants.

Situation

Pauline intervient dans un centre socioculturel et suite aux échanges avec des partenaires et ses collègues, elle s'aperçoit de l'isolement d'un certain nombre de femmes accueillies en appartement éclaté au sein d'une Centre d'accueil pour demandeurs d'asile (CADA). Elle propose de mettre en place des ateliers culinaires ouverts à tous les habitants du quartier et se met en lien avec les travailleurs sociaux du CADA pour inviter, en particulier, leurs résidentes. Après plusieurs mois, la dynamique au sein de ce groupe s'installe et les participants décident de publier un livre de recettes de différents pays et le vendre au profit d'un séjour vacances pour les enfants du quartier.

SECTION 4

La personne, parcours et développement

Karolina Mrozik-Demont,
Guillaume Demont

13 Le parcours de la personne

Définition

Parcours

C'est l'itinéraire à suivre ou trajet suivi par quelqu'un (*Larousse*). Le parcours de la personne ne peut donc pas être lu seulement de manière linéaire, car un itinéraire comprend souvent des détours, des arrêts, des bifurcations.

Notions

A L'histoire de vie

Dans le travail social, nous avons souvent tendance à lire le parcours de la personne du point de vue institutionnel. Par ailleurs, le passage de la logique d'établissement focalisée sur ce dernier comme lieu principal et parfois unique d'accompagnement vers la logique de parcours qui encourage le passage d'une structure à une autre, une collaboration entre plusieurs services, risque de renforcer cette tendance. Ainsi, beaucoup de discours de travailleurs sociaux retracent l'histoire de la personne à travers son parcours d'un établissement à un autre en se focalisant sur les problématiques repérées. L'histoire de la personne est ainsi réduite et nosographiée et la personne assignée à l'identité de « l'usager ».
Or, cette histoire, c'est beaucoup plus qu'un ensemble de traces de passages en établissement social ou médico-social et des problématiques « diagnostiquées ».
Tout au long de son parcours dans et en dehors des terrains de pratique des travailleurs sociaux, la personne construit son histoire. Elle l'énonce régulièrement dans des récits de sa vie qu'elle partage. Ses récits sont racontés aussi aux travailleurs sociaux de façon formelle mais également informelle. Comme le rappelle Christine Delory-Momberger (2010, p. 105) :

> Devenu récit public, le récit de soi entre ainsi dans un système contractuel où il acquiert un statut de contrepartie et de monnaie d'échange : donne-moi ton récit et je te donnerai de la solidarité et de la reconnaissance sociale.

En effet, il est difficile d'imaginer que quelqu'un ne donne pas « un peu » de son récit pour prétendre à intégrer le dispositif. Les travailleurs sociaux en ont besoin pour organiser leur « intervention », mais aussi pour la justifier ou pour convaincre. Dans les méandres de ce système de « prise en charge », chacun est renvoyé à sa « condition biographique », « à se produire en conformité avec des profils définis extérieurement et à adopter des stratégies d'objectivation dans la façon dont ils se présentent » (Delory-Momberger, 2009, p. 43).

B Biographisation

L'histoire du sujet continue à s'écrire à travers son parcours institutionnel mais également en dehors de celui-ci à travers un processus de « biographisation », c'est-à-dire :

> le processus incessant par lequel ils produisent pour eux-mêmes et pour les autres les manifestations mentales, mais aussi verbales, corporelles, comportementales de leur existence (Delory-Momberger, 2007, p. 14).

Du point de vue du travailleur social, nous pouvons nous demander comment permet-il au sujet de se raconter, comment accueille-t-il son histoire, quels sont les espaces-temps où la personne peut écrire son histoire en tant que sujet à dimensions multiples sans être réduite à son statut de SDF, de l'enfant placé, de la personne en situation de handicap, d'exclusion...

Rôle de l'ASS

Le parcours appartient à la personne. Certains professionnels pensent savoir ce qui est bon pour ceux et celles qu'ils accompagnent : « Il lui faut un projet, un travail, une cure... » Ce « savoir » risque de déposséder la personne de son propre parcours. Le rôle de l'ASS ne consiste pas à construire le parcours de la personne à partir de ce qu'il pense savoir, mais justement à être présent auprès d'elle afin que celle-ci puisse avancer sur le chemin qu'elle choisira.

Situation

Paul, ASS dans un centre d'hébergement d'urgence, accueille M. V. qui a sollicité un hébergement d'urgence en appelant le 115 plus tôt dans la journée. La procédure prévoit un entretien d'admission permettant de faire le point sur la situation et d'envisager une orientation. M. V. répond à peine aux questions de Paul et répète qu'il veut juste dormir quelques jours au chaud. Face à l'insistance du travailleur social qui explique la procédure et la nécessité de mettre en place les démarches d'insertion, construire un projet, M. V. s'emporte. Il explique qu'il ne souhaite pas recevoir des leçons de quelqu'un qui pourrait être son petit-fils et qu'il sait très bien ce qu'il faut faire. En claquant la porte, il ajoute qu'il en a marre qu'on lui dise tout le temps que faire de sa vie.
Paul, soucieux de suivre la procédure, renvoie M. V. à sa « condition biographique » en lui demandant de lui raconter certains éléments de son histoire. Finalement, le professionnel ne prend pas le temps d'accueillir M. V. avec ce qu'il est et là où il en est et veut tout de suite le projeter dans une orientation. La rencontre ne se fait pas, car le professionnel semble se focaliser sur le passé et sur un futur permettant de construire le parcours et le projet. Or, parfois c'est dans le moment présent et à travers une certaine qualité de présence que se trouvent des ressources pour que la personne puisse construire son parcours.

14 Le processus de développement de la personne tout au long de la vie : stades

Définitions

Les stades impliquent une perception du développement non continue, mais qui passe par des périodes plus ou moins stables portant chacune ses caractéristiques.

A Les stades psychosexuels (Freud)

Sigmund Freud propose de regarder le développement de la personne à travers les stades psychosexuels. Dans la théorie freudienne, l'enfance joue un rôle primordial dans la construction de la personnalité. Il propose cinq stades du développement. Chaque stade se caractérise par une zone et une activité de plaisir et la résolution d'un conflit permettant de passer au stade suivant.

B Les stades psychosociaux (Erikson)

Dans la théorie d'Erik Erikson, la personnalité et son identité se développent tout au long de la vie en interaction avec la société. Cette théorie distingue neuf phases dans le cycle de la vie humaine, chacune se caractérise par un conflit entre deux pôles. La résolution de ce conflit aura un impact sur la suite du développement de la personne.

C Les stades cognitifs (Piaget)

Les stades cognitifs se réfèrent aux différentes fonctions dirigées par le cerveau : le langage, la mémoire, la perception, l'apprentissage, le raisonnement, les mouvements, la planification, l'organisation, le jugement. Pour Piaget les enfants ne peuvent pas être considérés comme des miniatures d'adulte. Ils ont une manière spécifique de percevoir le monde qui évolue avec l'âge. Les enfants interagissent avec l'environnement et cet environnement agit sur eux en modifiant les structures de perception du monde.

Notions

A Les stades psychosexuels (Freud) (tableau 14.1)

Tableau 14.1. Descriptions des stades.

Stade	Âge	Zone de plaisir	Activité de plaisir	Tâche principale
Oral	0–18 mois	Bouche, lèvres, langue	Sucer, mordre	Sevrage
Anal	18 mois–3 ans	Anus	Expulser puis retenir les matières fécales	Apprentissage de la propreté
Phallique	3–5 ans	Parties génitales	Masturbation	Complexe d'Œdipe (garçons) Complexe d'Électre (fille)
Latence	7–12 ans	Pas de focalisation sur une zone		Période de l'apaisement permettant de construire les mécanismes de défense
Génital	12–18 ans	Parties génitales	Masturbation, relations sexuelles, flirts	L'accès à la sexualité sur un mode d'adulte

Source : D'après Chaudet V, Demont G, Mrozik-Demont K, et al. Je réussis le DEES. Diplôme d'État d'éducateur spécialisé. © Elsevier Masson ; 2019. Reproduction autorisée.

B Complexe d'Œdipe et complexe d'Électre

Le stade phallique est vécu différemment par les filles et les garçons.
Pour le garçon, la mère est toujours son premier objet d'amour. Il voudra la séduire et considère le père comme son rival. Apparaîtra alors la jalousie liée à la place et la puissance du père et surtout l'angoisse de castration. C'est l'identification avec le père qui permettra au garçon de dépasser le complexe d'Œdipe.
Chez la fille apparaît le désir d'avoir le pénis et la relation avec la mère (dépourvue de ce symbole de puissance) devient ambivalente. Ce désir se transforme ensuite en désir d'avoir un enfant du père, la mère devient alors une rivale. L'identification à cette dernière permettra à la fille de renoncer à l'idée de séduire le père.

C Les stades psychosociaux (Erikson) (tableau 14.2)

Tableau 14.2. Les stades psychosociaux d'après Erikson.

Stade	Âge	Description
Confiance/ méfiance	0–18 mois	L'enfant construit ses premiers rapports à l'autre. La mère (ou figure maternelle) bienveillante qui répond aux besoins de l'enfant lui permettra de construire une confiance par rapport à son environnement. La résolution de cette crise permettra à l'enfant d'acquérir la confiance de base. Par contre, si ces premières expériences s'avèrent difficiles apparaîtra une méfiance pour l'entourage.
Autonomie/ honte et doute	18 mois–3 ans	L'enfant apprend la propreté, pose ses premiers pas, utilise les premiers mots. Il vit ainsi les premières expériences d'autonomie. La manière dont son entourage « dosera » le soutien, valorisera ses tentatives, lui permettra d'accéder à une autonomie de base. Les attitudes parentales empêchant ses expériences (trop de protection) ou les dévalorisant vont installer l'enfant dans la honte et le doute.

(Suite)

Tableau 14.2. Suite.

Stade	Âge	Description
Initiative/ culpabilité	3–6 ans	Cette période se caractérise par le jeu, l'imagination, l'imitation des adultes sans prendre en compte les risques de l'entourage. Le défi est d'encourager l'esprit d'initiative chez l'enfant sans développer le sentiment de culpabilité à travers des punitions ou des critiques trop fréquentes.
Créativité/ infériorité	6–12 ans	Cette période est marquée par le début de scolarité. Pour développer sa créativité, un sentiment de maîtrise et de compétence, l'enfant aura besoin de connaître le sentiment de réussite. Si l'enfant ne parvient pas à répondre aux aspirations des adultes qui l'entourent, il risque de développer un sentiment d'infériorité.
Identité/ confusion ou diffusion des rôles	12–20 ans	Pendant cette période, les groupes de pairs, à côté des parents et des enseignants, jouent un rôle important dans la construction du jeune. Les changements physiques ont un impact sur l'image de soi et sur les relations aux autres. Le jeune se questionne sur son identité et ses valeurs. Il aura alors besoin des espaces de liberté où à travers des expériences variées il pourra se construire. L'entourage trop sévère ou trop laxiste risque d'entraîner une situation de confusion des rôles.
Intimité/ isolement	20–30 ans	Les choix de vie commencent à se concrétiser, le jeune adulte commence à s'engager dans ses relations. Le besoin de concilier la vie personnelle et professionnelle joue un rôle important. C'est une période de construction d'une intimité et d'une confiance avec lui-même, mais également avec les autres. La non-résolution de cette crise peut entraîner un isolement.

(Suite)

Tableau 14.2. Suite.

Stade	Âge	Description
Générativité/ stagnation	30–65 ans	Le réseau relationnel s'ouvre à d'autres générations. La générativité désigne l'intérêt porté aux générations suivantes et leur éducation. Les besoins de ses enfants et plus largement le bien-être de l'humanité sont au centre de préoccupations. Une personne trop autocentrée risque de développer lors de cette phase un sentiment de stagnation et d'insatisfaction. Le sentiment d'une vie réussie et de contribution à la société permettra de dépasser cette crise.
Intégrité/ désespoir	65–80 ans	Cette période se caractérise par une baisse d'activité et le regard rétrospectif sur sa vie. Le bilan positif de ces années entraînera un sentiment d'intégrité ou dans le cas contraire de désespoir.
Désespoir/ espoir et foi	À partir de 80 ans	Cette période est marquée par la déchéance du corps, perte d'autonomie et besoin de soins. La personne peut réagir par un désespoir ou au contraire rechercher une transcendance.

Source : D'après Chaudet V, Demont G, Mrozik-Demont K, et al. Je réussis le DEES. Diplôme d'État d'éducateur spécialisé. © Elsevier Masson ; 2019. Reproduction autorisée.

D Les stades cognitifs (Piaget)

Piaget a distingué quatre stades de développement cognitif de l'enfant (tableau 14.3).

Tableau 14.3. Stades cognitifs d'après Piaget.

Stade	Âge	Description
Sensorimoteur	0–2 ans	Le monde est perçu à travers ses différents sens et ses actions motrices. L'enfant explore l'environnement et cherche à percevoir les effets de son action. Il développe une intentionnalité et procède aux expérimentations en acquérant ainsi la capacité d'anticiper.

(Suite)

Tableau 14.3. Suite.

Stade	Âge	Description
Préopératoire	2–6 ans	L'enfant recourt aux symboles pour se faire une représentation interne des objets. La symbolisation se développe grâce aux jeux, à l'imagination, au dessin et au langage. Il fait preuve d'une logique simple et commence à prendre en compte le point de vue des autres.
Des opérations concrètes	7–12 ans	L'enfant maîtrise de mieux en mieux les opérations logiques et des opérations mentales comme l'addition, la soustraction et l'inclusion des classes. Il commence à conjuguer des informations provenant des sources différentes.
Des opérations formelles	À partir de 12 ans	Cette période est marquée par l'apparition du raisonnement hypothético-déductif avec une capacité des opérations mentales abstraites.

Source : D'après Chaudet V, Demont G, Mrozik-Demont K, et al. Je réussis le DEES. Diplôme d'État d'éducateur spécialisé. © Elsevier Masson ; 2019. Reproduction autorisée.

Rôle de l'ASS

La situation suivante illustre comme le rôle de l'assistant social est de s'adapter en fonction de ce qu'il comprend de l'évolution de la personne.

Situation

Ève travaille dans une maison relais, accompagne M. D. dans la reconstruction des liens avec sa famille. Cet homme qui a connu de nombreuses années dans la rue accueille son petit-fils, Antoine, âgé de 5 ans, dans son appartement quelques jours avant Noël. M. D. a demandé à Ève de rester avec lui au début pour l'aider à accueillir le garçon. Ce dernier arrive avec sa mère qui souhaite le laisser quelques heures avec son papi. L'enfant se met à « explorer » l'appartement de son papi, mais ce dernier exige qu'il reste assis sagement en attendant sa mère. M. D. craint que Antoine sa fasse mal et l'arrête à chaque fois quand l'enfant veut bouger ou toucher un objet. Quand l'enfant se met à pleurer car il veut retrouver sa mère, M. D. le gronde sévèrement en disant qu'un vrai homme ne pleure pas et que lui-même n'écoutait pas les adultes et avait fini dans la rue. La mère de l'enfant revient et ce dernier s'habille vite pour repartir avec elle. M. D. sort à ce moment un paquet qu'il offre au petit en lui disant que c'était un jeu et qu'il pourra jouer avec sa mère. Après le départ de l'enfant, Ève aborde avec lui les difficultés rencontrées lors de cette visite en expliquant les besoins d'exploration de l'enfant et de l'encouragement. Elle suggère à M. D. de proposer au garçon d'apporter le jeu lors de la prochaine visite afin de jouer avec lui et de lui montrer ses maquettes. Afin d'accompagner M. D. dans la reconstruction de son « identité » de grand-père, la travailleuse doit l'aider à mieux comprendre les besoins de l'enfant de cet âge (initiative/culpabilité) tout en prenant en compte que le parcours de M. D. peut provoquer chez lui un regard relativement négatif sur sa vie (intégrité/désespoir). Elle est attentive dans sa manière d'aborder le sujet à ne pas entraîner un sentiment d'échec chez M. D. et cherche des médiations permettant au garçon et à son grand-père d'explorer ensemble les choses qu'ils apprécient.

15 La théorie de l'attachement

Définition

Attachement

Pour J. Bowlby, c'est le résultat des comportements cherchant la proximité avec une personne spécifique et le maintien de ce lien.

Notions

A Figure d'attachement

La personne vers laquelle l'enfant adresse ses comportements d'attachement, qui saura répondre à ses besoins, lui donner un sentiment de sécurité.

La figure d'attachement primaire : le plus souvent, la personne qui s'occupe de l'enfant dès les premiers jours (un *caregiver*). Progressivement, il va hiérarchiser ses figures en figures d'attachement principale et secondaire. Les travaux de Mary Ainsworth ont démontré que c'est la personne qui répond à l'enfant le plus souvent, rapidement et de manière adéquate qui devient la figure d'attachement principale. L'enfant s'adresse à cette figure en premier en cas de détresse.

L'attachement ne provoque pas la dépendance. En effet, la confiance dans la disponibilité de la figure d'attachement permet à l'enfant de se lancer dans l'exploration de son environnement. Les travaux sur cette théorie ont mis au jour l'existence d'une distance optimale entre l'enfant et chacune de ses figures d'attachement. Dans cette zone, l'enfant explore sans avoir besoin de voir sa figure d'attachement. Dès que celle-ci est dépassée, l'enfant a besoin de vérifier la disponibilité de sa figure. Le besoin d'être près de la figure d'attachement évolue avec l'âge. À partir de 2 ans, l'enfant cherche à vérifier si la figure d'attachement est disponible, et à partir de 3-4 ans son accessibilité sera suffisante. D'autres facteurs impactent le besoin de la proximité avec la figure d'attachement, par exemple, l'état de santé de l'enfant, changement de lieu, etc.

B Modèle interne opérant (MIO)

Représentations (de soi et des autres) construites à partir des expériences d'attachement. Par exemple, l'enfant qui a connu des réponses adéquates de ses figures d'attachement développe une image de soi comme digne d'intérêt et celles des autres comme dignes de confiance. Ce modèle peut évoluer tout au long de la vie en fonction du contexte et d'autres expériences d'attachement.

C Styles d'attachement

- **Sécure :** la figure d'attachement est considérée comme une base de sécurité. L'enfant est confiant dans la disponibilité de cette figure, explore le monde sachant qu'il peut, à tout moment, revenir vers sa base de sécurité.
- **Insécure évitant :** si les figures d'attachement rejettent les demandes de l'enfant, il développe des stratégies d'évitement. L'enfant développe une indépendance exagérée et aura tendance à inhiber ses émotions afin d'éviter les réactions négatives de la figure d'attachement.
- **Insécure ambivalent/anxieux :** l'enfant a intériorisé l'image de la figure d'attachement répondant de manière instable, a tendance à coller à sa figure d'attachement, semble affecté par la séparation, mais se montre ambivalent quand il la retrouve (en colère, ne parvient pas à se calmer), il exagère l'affect afin d'obtenir l'attention.
- **Désorganisé :** les trois modèles ci-dessus traduisent les stratégies de l'enfant pour rester en lien avec les figures d'attachement. Dans certains contextes, il ne mettra en place aucune stratégie spécifique, nous parlerons du détachement désorganisé.

Rôle de l'ASS

L'assistant social doit toujours avoir en tête qu'il n'existe pas de « caprice », que tout comportement est signifiant, même quand il n'est pas adapté, ou quand on ne le comprend pas.
Toutes phrases du genre « Il le fait exprès pour attirer l'attention », « Systématiquement il cherche la faille », « Il est capricieux »... prennent une signification autre à la lumière de la théorie de l'attachement.

Situation

Madeleine accompagne Mme V. au sein d'un centre maternel. Mme V. trouve que son fils de 2 ans fait beaucoup de caprices et demande conseil à l'assistante sociale pour gérer ces situations. Dans les échanges, Mme V. explique que dès qu'elle essaie de sortir sur le balcon pour passer un coup de fil, l'enfant la suit, veut la rejoindre sur le balcon et demande son attention, d'être pris dans ses bras. Si elle refuse, l'enfant « fait sa crise », alors qu'on lui a toujours dit de ne pas trop céder à ses caprices. Madeleine explique à Mme V. qu'il ne s'agit pas du tout d'un caprice, mais d'un véritable besoin de l'enfant de vérifier la disponibilité de sa mère. Il est souvent conseillé aux parents de ne pas céder aux caprices de leurs enfants. Or, dans cette situation, nous ne sommes pas face à un caprice. Les parents en répondant à ce besoin sécurisent l'enfant et contribuent ainsi au développement de son autonomie.

16 Une mère suffisamment bonne (Winnicott)

Définition

Mère suffisamment bonne

Qui permet à l'enfant, à travers sa présence « bien dosée », de se sentir en sécurité tout en lui laissant la possibilité de vivre les expériences de frustration.

Notions

A Préoccupation maternelle primaire

Il s'agit de l'état vécu par la mère jusqu'à quelques semaines après l'accouchement où une très forte attention est portée au bébé, à ses besoins, ses états internes. Cette période permet l'étayage du Moi de l'enfant.

B Illusion/désillusion

Dans la phase de la préoccupation maternelle primaire, la mère répond immédiatement aux besoins de l'enfant (dès le moindre signe), voire les anticipe. Par exemple, en lui présentant le sein, elle donne ainsi à l'enfant l'illusion d'un contrôle magique de faire apparaître le sein. Progressivement, la mère va introduire la désillusion.

C Holding

Le Holding désigne les actes garantissant la sécurité affective, soutenance de la naissance du Moi de l'enfant, et lui permettant d'avoir le sentiment d'exister.

D Handling

Ce sont les actes de soins de l'enfant participant à son développement, à l'installation de la psyché dans le soma (habiter son corps et connaître ses limites).

E Object presenting

Il s'agit de présenter le monde à l'enfant afin qu'il découvre son environnement et développe les premières relations objectales.

F Objet transitionnel

Choisi par l'enfant, il l'aidera à vivre la période de désillusion en le rassurant et en le réconfortant. Il permet de vivre la transition entre la mère et l'environnement, entre le Moi et le non-Moi.

Rôle de l'ASS

Le concept de « suffisamment bon » est un concept intéressant pour penser la pratique du travailleur social. Un accompagnement défaillant est insécurisant pour la personne accompagnée, mais un accompagnement parfait, sans faille, ne lui laisse plus la place pour se développer.
L'intervention sociale implique de savoir voir les failles de nos accompagnements, mais aussi de les percevoir comme des opportunités pour la personne : s'il y a des moments où l'on s'ennuie dans l'institution, si on tarde parfois à répondre à la demande, etc., c'est aussi une bonne chose.

SECTION 5

La société, le groupe

Karolina Mrozik-Demont,
Guillaume Demont

17 Les normes sociales et socialisation

Définitions

A Normes sociales

C'est un ensemble de règles de conduite déterminées par la société.

B Socialisation

C'est un ensemble de processus à travers lesquels l'individu découvre, intériorise les normes de la société dans laquelle il vit.

Notions

A Socialisations primaire et secondaire

P. Berger et T. Luckmann[29] distinguent la socialisation primaire et la socialisation secondaire.

a La socialisation primaire

La socialisation primaire se déroule pendant l'enfance, auprès d'autrui significatifs (qui ont un lien affectif avec l'enfant, exemples : mère, père, frère). Elle porte sur des normes générales.

b La socialisation secondaire

La socialisation secondaire correspond à l'âge adulte et se construit en référence à « des autrui généralisés » (tout membre de la société). Elle porte sur des normes « locales » (par exemple, une façon de s'habiller au travail). Muriel Darmon souligne que, dans la société actuelle, l'enfant se socialise de plus en plus auprès d'« autrui généralisés » (école, crèche, nourrice). Pour elle, la différence entre les socialisations primaire et secondaire viendrait de la diversification et de la multiplication d'« autrui généralisés » à l'âge adulte.

29 Berger P, Luckmann T. La construction sociale de la réalité. Paris : Armand Colin ; 2006.

B L'habitus

Introduit par Pierre Bourdieu[30], ce concept décrit les effets de la socialisation qui ont un impact sur l'individu tout au long de sa vie. Ainsi, les premières expériences forment un *habitus* qui déterminera le comportement ultérieur. Il existerait alors une socialisation de classe. L'*habitus* est une forme de conditionnement qui permet d'intérioriser et de reproduire les normes rencontrées lors des premières expériences ; cependant, ce conditionnement n'enlève pas la capacité d'agir.

C Reproduction sociale

Les *habitus*, acquis dans une classe sociale, conduisent à la transmission d'une génération à une autre d'une position sociale, des façons d'agir ou de penser.

D Construction de l'identité sociale

Selon G. H. Mead[31], les individus agissent en fonction du sens qu'ils donnent aux autres et à leurs actes. Cette capacité d'interprétation s'acquiert par apprentissage. La socialisation désigne une construction progressive de l'identité sociale en interaction avec autrui. Dans cette théorie, l'identité sociale est le « Soi ». Le « Soi » se construit à partir du « Je » et d'un « Moi ». Le « Je » représente l'aspect subjectif du « Soi », sa capacité à réagir aux attitudes des autres. Le « Moi » désigne les attitudes des autres que l'individu adopte à lui-même.

G. H. Mead distingue trois étapes dans le processus de socialisation :

- l'enfant, à travers le jeu libre et spontané, s'invente des personnages (médecin, cuisinier, policier, etc.) et s'initie ainsi à la vie dans la société. Cette initiation est possible grâce aux interactions avec les autrui significatifs (parents, fratrie, etc.) ;
- en intégrant un groupe de pairs, l'enfant va apprendre à respecter les règles du jeu. Le jeu devient ainsi organisé et l'enfant découvre qu'il appartient à un tout structuré et que son rôle dépend de celui des autres. Ainsi, il organise ses réactions en fonction des autres, de leur rôle et de leur point de vue ;

---

30 Nous retrouvons ce concept à travers toute l'œuvre de Bourdieu.

31 Mead GH. L'esprit, le soi, et la société. Paris : PUF, coll. « Le lien social » ; 2006 (1934).

- en intériorisant les normes de l'autrui généralisé, l'enfant acquiert une identité particulière, reconnue par autrui.

Comme le rappelle Claude Dubar, cette dialectique entre le « Moi » et le « Je » entraîne une tension entre l'identité collective, « synonyme de discipline, de conformisme et de passivité[32] » et l'identité individuelle, « synonyme d'originalité, de créativité[33] ». Le défi est donc dans l'équilibre entre les deux.

E L'homme pluriel

Pour Bernard Lahire[34], l'individu se socialise dans des espaces multiples. Il peut être à la fois joueur de football, peintre, père de famille, salarié d'une banque. Ses comportements et attitudes changent d'un contexte à l'autre et peuvent être contradictoires. Cela démontre qu'ils ne sont pas produits d'un même *habitus*. La variété des expériences socialisatrices amène Lahire à comparer l'individu à une feuille de papier pliée et froissée : « Si l'on se représente l'espace social dans toutes ses dimensions (économiques, politiques, culturelles, religieuses, familiales, sexuelles, etc.) sous la forme d'une feuille de papier, alors chaque individu est comparable à une feuille froissée. Autrement dit, l'individu est le produit de multiples opérations de plissements (ou d'intériorisation) et se caractérise par la pluralité des logiques sociales qu'il a intériorisées. Ces logiques se plient toujours de façon relativement singulière en chaque individu, et l'on retrouve donc en chacun de nous l'espace social à l'état froissé[35]. »

Rôle de l'ASS

Le travailleur social transmet des règles de vie collective, accompagne l'appropriation du cadre et des règles et assure une fonction de repère et d'étayage.

32 Dubar C. La socialisation. Paris : Armand Colin ; 1996 (1991). p. 98.

33 *Ibid.*

34 Lahire B. L'homme pluriel. Les ressorts de l'action. Paris : Nathan ; 1998.

35 Lahire B. Foucault : quel apport pour la sociologie ? Sciences humaines 2005 ; numéro spécial, 3, Foucault, Derrida, Deleuze : Pensées rebelles. Disponible en ligne : http://1libertaire.free.fr/BLahireFoucault.html (dernière consultation : novembre 2018).

18 Les déviances

Définition

Déviance

Le non-respect des normes sociales. La déviance n'existe qu'en référence à une norme.

Notions

A Déviance primaire[36]

C'est l'acte de transgresser une norme sociale sans que cela affecte l'identité de l'individu.

B Déviance secondaire

Elle intervient suite à la reconnaissance de l'acte déviant comme tel, provoque d'importants changements identitaires, l'intériorisation du stigmate et l'identification au rôle du déviant.

C Anomie[37]

Il s'agit de l'affaiblissement des règles sociales et du contrôle social. Cela se traduit par une perte des repères pour les individus et une difficulté à orienter leurs actes. L'anomie est la conséquence de l'évolution de la société avec la montée en puissance de l'individuation et la perte du pouvoir intégrateur de certaines institutions (école, travail, Église). L'affaiblissement du lien social, du sentiment d'appartenance, des instances de contrôle entraîne la délinquance.

36 Lemert E. Déviance primaire et déviance secondaire, trad. H Mendras. In : Étienne J, Mendras H. Les grands thèmes de la sociologie. Paris : Armand Colin ; 2002.

37 Le terme a été introduit par Émile Durkheim.

D Attitudes face aux valeurs de la société[38]

- *Conformisme :* j'accepte les normes et les valeurs ;
- *Innovation :* j'accepte les valeurs, je refuse les normes ;
- *Ritualisme :* je vis selon les normes admises, mais je refuse les objectifs imposés par la société ;
- *Évasion :* je « m'évade » en refusant les buts et les moyens imposés par la société ;
- *Rébellion :* je refuse l'ordre et les valeurs imposés.

La déviance est donc une conséquence des inégalités sociales et du rapport de la personne aux valeurs (buts) ainsi qu'aux moyens pour les atteindre (normes) imposés par la société.

L'acte déviant : la déviance « n'est pas une qualité de l'acte commis par une personne, mais plutôt une conséquence de l'application, par les autres, de normes et de sanctions à un "transgresseur[39]" ».

L'acte déviant est le produit d'un double processus :

- l'individu effectue un acte qui n'obéit pas à la norme ;
- le groupe désigne cet acte comme « déviant ».

Ce processus peut mener à quatre situations possibles :

- l'individu respecte la norme, mais est perçu comme déviant ;
- l'individu obéit à la norme et n'est pas considéré comme déviant ;
- l'individu transgresse la norme et est désigné comme déviant ;
- l'individu ne respecte pas la norme, mais n'est pas considéré comme déviant.

Le parcours déviant passe par quatre étapes :

- transgression de la norme ;
- désignation de l'auteur de la transgression comme déviant. Cet « étiquetage » peut enclencher le processus de redéfinition de l'identité ;
- intégration de l'identité déviante et amplification de la déviance ;
- déviance organisée et justifiée.

La déviance est ainsi un produit de la société qui passe par une redéfinition de son identité sociale.

---

38 D'après Robert K. Merton pour qui la déviance serait la conséquence du manque d'accès aux moyens nécessaires afin d'atteindre les buts culturellement valorisés par la société (par exemple, l'enrichissement).

39 Becker HS. Outsiders. Paris : Métailié ; 1985 (1963). p. 33.

Rôle de l'ASS

- Exercer une fonction symbolique permettant la distinction des rôles et places dans une société.
- Accompagner et transmettre la connaissance, la compréhension et l'appropriation des règles sociales permettant à la personne ou au groupe de s'y inscrire en tant que citoyen.
- Créer les conditions pour la communication entre les personnes et dans le groupe.
- Accompagner la personne dans la construction de son identité et de sa singularité.

Situation

Pauline travaille au sein d'un CHRS. Marine, une des jeunes filles qu'elle accompagne vient de commettre un vol dans un magasin. Pauline essaie de comprendre les motivations de cet acte qui peut avoir des conséquences graves. Marine répond qu'elle a toujours été considérée comme une voleuse, donc elle a décidé d'agir en conséquence. Elle donne comme exemple la méfiance que certains travailleurs sociaux témoignent vis-à-vis d'elle en fermant toutes les portes et en cachant leurs affaires. Les échanges en équipe permettent aux professionnels de prendre conscience de la manière d'agir et de décider d'orienter le travail avec Marine sur les questions de l'image de soi.

19 La citoyenneté

Définition

Citoyenneté

L'« appartenance à une communauté qui confère des droits politiques, civils, socio-économiques, qui astreint à des devoirs et établit un lien juridique, politique, culturel et social avec un territoire et le groupe humain rattaché[40] ».

Notions

Formes de citoyenneté[41]

- Économique : recevoir des ressources.
- Satisfaire des besoins : découvrir de nouvelles façons de satisfaire ses besoins.
- Sociale : accroître du réseau social.
- Capacité d'agir : se sentir utile.
- Politique : s'engager dans le dispositif, dans la vie locale.
- Écologique : consommer responsable.
- Impact sur les modes de vies et représentations sociales : adapter ses modes de vie, redéfinir la richesse, diminuer l'empreinte écologique.

Rôle de l'ASS

L'assistant social contribue à créer les conditions pour que la personne soit considérée dans ses droits et puisse les faire valoir, il favorise le renforcement des liens sociaux et des solidarités dans l'environnement des personnes et de la société ; à travers son accompagnement, l'assistant social cherche à inscrire la personne dans la « Cité ».

40 Dictionnaire de la santé et de l'action sociale. Foucher ; 2005. p. 100.

41 Fare M. Vers des formes renouvelées de citoyenneté. L'exemple des monnaies citoyennes [en ligne]. 2013. http://base.socioeco.org/docs/4.2.3.fare.pdf.

Situation

Dans un centre d'hébergement, lors d'une réunion, les résidents proposent de solliciter les services de la ville pour bénéficier d'une formation sur le tri sélectif. Ce projet s'inscrit dans l'exercice de la citoyenneté économique (acquisition ou amélioration des savoir-faire et expériences), sociale (accès à des sources d'entraide, de conseils, de soutien), politique (participation interne) et écologique (adoption de modes de vie plus soutenables, diminution de l'empreinte écologique).

20 Les phénomènes de groupe

Définition

Phénomènes de groupe

C'est l'ensemble de processus et mécanismes qui se produisent au sein du groupe. « Le groupe commence avec la présence d'un tiers dans une paire et avec les phénomènes consécutifs de coalition, de rejet, de majorité, de minorité. Les phénomènes de groupe ne se manifestent pleinement qu'à partir de quatre membres, chiffre à partir duquel le nombre de relations possibles deux à deux dépasse le nombre des membres[42]. »

Notions

A Différentes catégories de groupes (tableau 20.1)

Tableau 20.1. Différents types de groupes.

Primaire	Secondaire
Une unité restreinte qui se caractérise par des relations directes et régulières entre les individus, une cohésion et des valeurs communes (famille, amis).	Plus large que le groupe primaire, les relations sont codées, moins directes et déterminées par des buts communs (clubs sportifs, syndicats, associations).
Formel	**Informel**
Organisation définie avec des rôles assignés.	Formé de manière imprévue, sans organisation prédéfinie et sans hiérarchie.

(Suite)

[42] Anzieu D, Martin JY. La dynamique des groupes restreints. Paris : PUF ; 2008. p. 29.

Tableau 20.1. Suite.

Groupe d'appartenance	Groupe de référence
« Au sens strict, on appelle groupe d'appartenance le groupe dans lequel l'individu a des relations directes [...] avec les autres membres. C'est donc le groupe primaire dont il fait partie effectivement et physiquement à tel moment de sa vie[44]. »	« On appelle groupe de référence le groupe dont le sujet considéré ne fait pas forcément partie actuellement ou physiquement, mais dont il tire d'une manière plus ou moins consciente ses opinions, ses principes, ses valeurs, ses buts[45]. »

B Phénomènes de groupe

Leadership : l'influence d'un membre du groupe sur les autres qui repose sur les caractéristiques personnelles du leader (dynamisme, beauté, créativité...).

Normalisation : « un processus graduel de convergence des opinions et comportements des membres du groupe, aboutissant à la création d'une norme commune. Le sujet en situation de normalisation est donc à la fois cible et source d'influence[43] ».

Conformisme : phénomène de l'influence majoritaire à l'intérieur d'un groupe où une pression implicite du groupe entraîne un changement de comportement chez l'individu. Pour S. Asch, cette réaction s'explique, d'une part, par la conviction que le groupe doit forcément mieux savoir qu'une personne seule (conflit cognitif) et, d'autre part, par la croyance qu'il vaut mieux se conformer pour éviter la désapprobation sociale (conflit social).

Innovation : phénomène de l'influence minoritaire qui entraîne des changements dans le groupe. Ce changement est possible à condition que la minorité qui est à son origine se montre convaincue, constante et cohérente dans sa position.

Soumission à l'autorité : la présence d'une autorité (médecin, chercheur, etc.) peut neutraliser les règles morales chez l'individu. La personne se retrouve dans un « état agentique », c'est-à-dire qu'elle se considère comme l'agent d'une autorité qui assume les conséquences de ses actes.

43 Gosling P (coord.). Psychologie sociale. Tome 1. L'individu et le groupe. Bréal ; 1996. p. 74.
44 Mucchielli R. La dynamique des groupes. ESF ; 1983 (1967). p. 32.
45 *Ibid.*

Rôle de l'ASS

Prenant en compte la singularité de chacun, l'assistant social favorise l'autonomie et la socialisation et contribue à permettre à chacun de trouver sa place au sein d'un collectif ; il crée les conditions pour la communication entre les personnes et dans le groupe, permet la régulation des relations entre ses membres et prenant en compte les phénomènes dans la dynamique de groupe.

Situation

Paul, assistant de service social dans un centre social, est surpris par le comportement de Mélanie. Il accompagne la famille de cette jeune femme qui a choisi de participer à aux ateliers de soutien scolaire. Elle « joue à la mauvaise » élève. Il s'aperçoit qu'un Kevin qui semble avoir pris le rôle de leader se vante d'être le « mauvais élève » et a organisé l'appartenance au groupe autour de cette « identité ». Il décide, avec l'animatrice, de réorganiser l'atelier de façon à changer le fonctionnement de ce groupe.

21 Théorie du groupe optimal[46]

Définition

Groupe optimal

« Système ouvert constitué d'un champ psychosocial produit par l'interaction de trois membres ou plus, réunis en situation de face-à-face dans la recherche, la définition ou la poursuite de cibles communes ; interaction de chacun des membres avec cette cible commune ; interaction des membres entre eux[47]. »

Notions

A Énergie groupale

L'énergie globale dépend du degré de la participation de chaque membre, se produit à partir de leurs besoins de :

- considération : pousse à construire les relations satisfaisant ce besoin avec ses semblables ;
- compétence : pousse à l'action permettant d'éprouver un sentiment de compétences ;
- cohérence : oriente notre pensée afin de donner du sens à notre vécu, le questionner, le comprendre.

B Formation d'un groupe

- **Naissance :** le groupe naît à partir des interactions des membres entre eux qui partagent une cible commune.
- **Croissance :** l'énergie groupale augmente à travers les processus de :
  - production : chaque membre focalisé sur la cible commune est sollicité pour ses compétences ;

46 *Ibid.*
47 St-Arnaud Y. Les petits groupes. Participation et animation. Montréal : Gaëtan Morin Éditeur ; 2008. p. 7.

- solidarité : motivés par le besoin de considération, les membres contribuent à la réalisation de la cible commune en tenant compte des uns des autres et en partageant des ressources ;
- entretien : il s'agit de lever les obstacles à la croissance du groupe.

- **Maturation :** tous les membres sont focalisés sur la même cible à la fois, ils se perçoivent compétents (mutuellement) et prennent en compte la personnalité de chaque membre, les décisions sont prises de manière partagée et selon les règles adaptées communément favorisant la coopération et le consensus.

C Participation

Position « centre » : consiste à orienter le groupe vers la cible commune ou vers un fonctionnement qui permet de l'atteindre.
Position « émetteur » : comportement qui contribue à la réalisation de la cible (propos, attitude...).
Position « récepteur » : intérêt pour la contribution d'un autre membre.
Position « satellite » : attitude distraite de la cible commune.
Position « absent » : absence du lieu où le groupe se réunit.
La participation au fonctionnement du groupe peut être positive ou négative, quelles que soient les positions que la personne occupe. Chacun peut changer de position.

D Cercle d'interaction optimal

Le cercle d'interaction optimal traduit la solidarité entre les membres par rapport à la cible commune qui privilégient les positions de récepteur, d'émetteur et de centre.
Degré d'ouverture : augmente la solidarité ; l'expression des émotions impacte positivement le processus primaire de solidarité.
Leadership : la personnalité de chaque membre influence le groupe, chacun est considéré comme une source d'énergie, par exemple, un membre qui participe peu peut avoir une grande influence si son idée réunit tout le monde.
Communication optimale : reconnaît le rôle de chaque membre et ce qui apporte au groupe (le cercle optimal se base sur les positions émetteur-récepteur), permet le partage des émotions et de changer la position de participation, contribue à la conscience de groupe, reconnaît les forces d'attraction exercées par chaque membre.

Consensus : tout le monde a exprimé son opinion et a confirmé de manière explicite son accord avec la décision, tous les membres sont solidaires de la décision et sont capables de l'argumenter.

E Technique d'animation

- Faciliter les échanges : répartir la parole (lever la main, tour de table, solliciter les avis, refréner les personnes qui empêchent la prise de parole par les autres) et gérer le temps (décider ensemble de la répartition du temps et en être garants).
- Faciliter la production : garantir la libre circulation des idées, reformuler, clarifier, synthétiser afin de s'assurer que la compréhension est partagée.
- Faciliter la solidarité : accueillir positivement et encourager l'expression des émotions, ressentis..., les objectiver.

Rôle de l'ASS

Le professionnel impulse des projets d'action collective, crée les conditions de la participation des personnes, développe la capacité d'agir des personnes, anime dans une démarche participative, régule les relations au sein d'un groupe, crée des supports adaptés avec le groupe.

SECTION 6

La famille

Karolina Mrozik-Demont,
Guillaume Demont

22 La famille

Définition

La famille

Elle désigne les personnes ayant des liens de parenté ou d'alliance.

Notions

- **Famille nucléaire :** un couple de parents et leurs enfants célibataires.
- **Famille souche (plus de deux générations) :** grands-parents, parents, leurs enfants et leurs petits-enfants (un couple par génération).
- **Famille élargie :** plus de deux générations avec plus d'un couple par génération.
- **Famille monoparentale :** parent isolé et ses enfants.
- **Famille recomposée :** conjoint séparé en couple avec une nouvelle personne avec les enfants de l'union précédente.
- **Famille homoparentale :** couple homosexuel et ses enfants.
- **Famille polygame :** un homme avec plusieurs femmes et leurs enfants (polygénique), une femme avec plusieurs hommes et leurs enfants (polyandrique).

Rôle de l'ASS

L'assistant social qui accompagne des familles en situation de difficultés multiples doit contribuer à créer les conditions pour qu'elles soient considérées dans leurs droits et puissent les faire valoir.

23 La parentalité

Définition

« L'ensemble de réaménagements psychiques et affectifs qui permettent à des adultes de devenir parents, c'est-à-dire de répondre aux besoins de leur(s) enfant(s) à trois niveaux : le corps (les soins nourriciers), la vie affective, la vie psychique[48]. »
Ces processus se construisent en réaction à l'environnement socio-économique, juridique, institutionnel et socio-affectif comme le souligne le modèle élaboré par Delphine Delcourt et Véronique Leturque[49] à partir des travaux de Houzel (figure 23.1) :

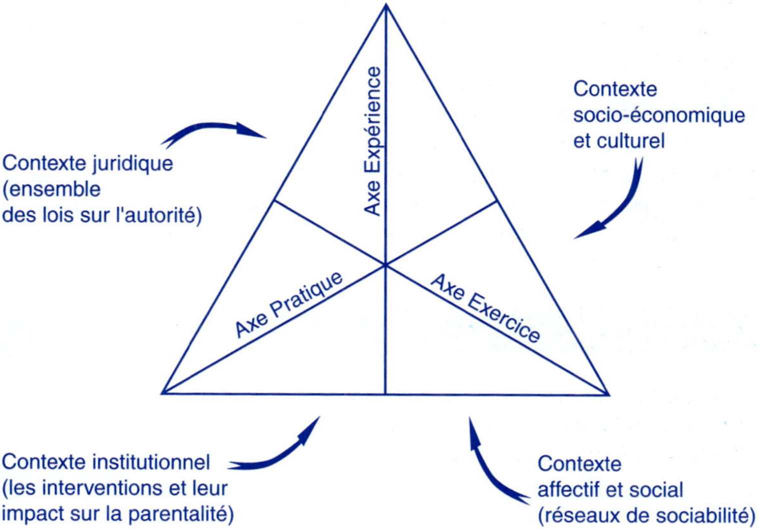

Figure 23.1. **La parentalité selon Didier Houzel.**
Source : D'après Chaudet V, Demont G, Mrozik-Demont K, et al. Je réussis le DEES. Diplôme d'État d'éducateur spécialisé. © Elsevier Masson ; 2019. Reproduction autorisée.

48 Lamour M, Barraco M. Souffrance autour du berceau. Des émotions au soin. Montréal : Gaëtan Morin Éditeur ; 1998. p. 26.

49 Delecourt D, Leturque V. La parentalité : essai de conceptualisation d'un terme à succès. Les Cahiers de l'atelier ; 2007.

Ainsi, il y a trois axes à distinguer pour comprendre la parentalité :

- « exercice » : droits et devoirs des parents, leur place symbolique dans la filiation ;
- « expérience » : vécu conscient et inconscient, projections sur l'enfant ;
- « pratique » : soins quotidiens (donner à manger, rassurer, laver...).

Notions

A Compétences parentales

« La somme des attitudes et des conduites favorables au développement de l'enfant[50]. »

B Coéducation

« Une activité partagée entre parents et professionnels, participant à l'éducation d'un même enfant[51]. »

C Parentification

« Le processus interne à la vie familiale qui amène un enfant ou un adolescent à prendre des responsabilités plus importantes que ne le voudraient son âge et sa maturation dans un contexte socioculturel et historique précis et qui le conduit à devenir un parent pour ses parents[52] [...]. »

Rôle de l'ASS

- Appréhender la situation dans sa complexité.
- Définir ou ajuster les objectifs du projet d'accompagnement.
- Prévenir et repérer les situations à risque ou de maltraitance.
- Faciliter la capacité d'agir et l'expression de la personne.

50 Selon le Guide d'évaluation des capacités parentales. Adaptation du guide de Steinhauer [en ligne]. 2003. www.santecom.qc.ca/Bibliothequevirtuelle/santecom/35567000065695.pdf.

51 Durning P (dir.). Le partage de l'action éducative entre parents et professionnels. Relevé des travaux en langue française sur la coéducation des enfants et propositions de recherche à développer, publication du ministère de la Justice, CNFE-PJJ. 1998.

52 Le Goff J-F. L'enfant, parent de ses parents. Paris : L'Harmattan ; 1999. p. 25-6.

- Repérer et mobiliser les ressources de la famille et du réseau de proximité.
- Repérer les difficultés et les freins de la personne, de la famille, de l'environnement.
- Mettre en place les actions adaptées aux besoins et aux objectifs.

Situation

Caroline travaille dans un Centre d'accueil pour demandeurs d'asile (CADA), elle accompagne la famille S. arrivée de Tchétchénie. Elle s'aperçoit que Khava, leur fille de 11 ans, est particulièrement triste et isolée. Elle dit ne pas avoir le temps de jouer avec ses copines et s'inquiète beaucoup pour ses parents. Souvent sollicitée par les travailleurs sociaux, le personnel médical et administratif pour la traduction, Khava assiste à tous les échanges, prend certaines décisions et commence à prendre la place des parents dans cette famille. Les échanges en réunion d'équipe permettent d'orienter l'accompagnement de la famille de façon à permettre aux parents de retrouver les ressources nécessaires pour l'exercice de leurs rôles parentaux.

24 Les violences familiales

Définition

Violences familiales

Mauvais traitements infligés aux enfants, mais aussi toute forme de violence (physique, psychologique, sexuelle, économique) envers le partenaire intime ou un autre membre de la famille (grand-mère, grand-père).

Notions

A Les violences physiques

Par exemple, coups, morsures, brûlures, empoisonnement, incitation à consommer des substances dangereuses, étranglement...

B Les violences sexuelles

Viol, agressions et atteintes sexuelles.

C Les violences psychologiques

Menaces, dénigrement, humiliations, agressivité, indifférence, isolement.

D Les négligences

Privation des éléments nécessaires au bon développement et au bien-être de la personne (soin, sommeil, nourriture).

Rôle de l'ASS

L'ASS contribue à créer les conditions pour que les personnes soient protégées et accompagnées, considérées dans leurs droits et puissent les faire valoir. Il peut être amené à signaler les situations auprès des autorités compétentes.

25 Les violences conjugales

Définition

Les violences conjugales

Tout acte de violence (physique, moral, sexuel, économique) dirigé contre le partenaire intime. La plupart de ces victimes sont des femmes, sans oublier les enfants qui assistent souvent à ces actes.

- Selon l'approche psychopathologique, la violence serait le symptôme des troubles psychologiques ou serait liée à certains traits de la personnalité, aux troubles relationnels ou narcissiques.
- La sociologie d'inspiration féministe voit les origines de la violence conjugale dans l'idéologie patriarcale et le sexisme. La violence serait une façon d'avoir le pouvoir sur sa compagne.
- Certains chercheurs trouvent l'origine de la violence conjugale dans le fonctionnement du couple construit à partir des caractéristiques de chaque conjoint.
- L'approche systémique propose de différencier la violence instrumentale et la violence expressive :
  - violence instrumentale : elle permet de contrôler et de dominer le conjoint ;
  - violence expressive : elle est une réaction au stress et aux émotions négatives provoqués par des conflits au sein du couple.

Notions

Le cycle de la violence

D'après le modèle de L. Walker, le cycle de la violence se compose de quatre phases bien distinctes (figure 25.1) :

- **tension :** le conjoint élabore les stratégies de l'emprise, dévalorise sa compagne. Cette dernière cherche à se conformer aux attentes de son compagnon ;
- **crise :** la violence explose, l'auteur ne semble plus se maîtriser. Son acte terrorise la victime et cherche à la contrôler encore plus ;

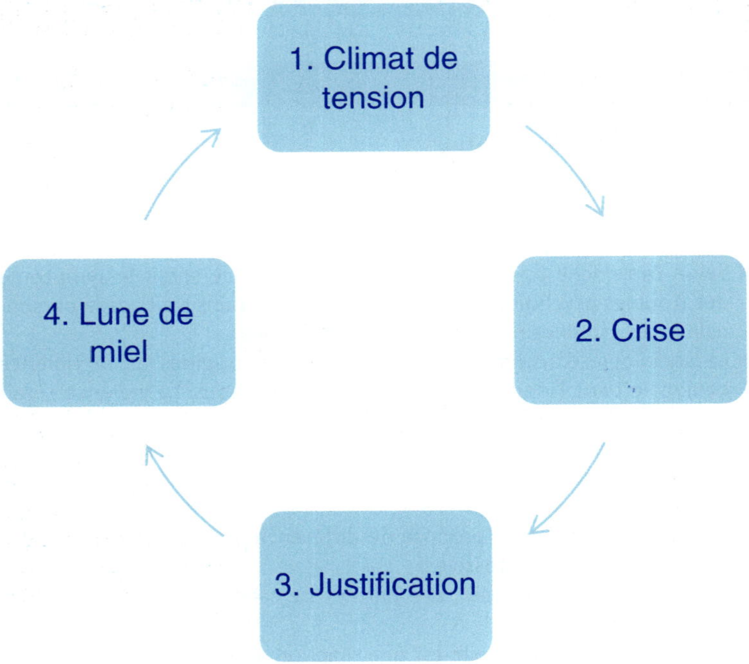

Figure 25.1. **Cycle de la violence d'après L. Walker.**
Source : D'après Chaudet V, Demont G, Mrozik-Demont K, et al. Je réussis le DEES. Diplôme d'État d'éducateur spécialisé. © Elsevier Masson ; 2019. Reproduction autorisée.

- **justification :** l'auteur tente de justifier ses violences soit par le comportement de la victime, soit par des causes extérieures. Si la victime adhère à ses arguments, elle a tendance à culpabiliser. Dans cette phase, l'auteur commence à exprimer des regrets et à faire des promesses. Ainsi s'installe la lune de miel ;
- **lune de miel :** le compagnon se montre calme, attentionné. La victime espère que la situation va continuer ainsi. Cependant, le cycle recommence, mais la victime aura à chaque fois tendance à se focaliser sur des phases de rémission.

Rôle de l'ASS

L'écoute et la présence de l'assistant social sont essentielles dans l'accompagnement de la victime. Le professionnel procède à l'évaluation de la situation et peut orienter la personne vers des services de soutiens psychologique, juridique, social spécialisés.

Situation

Véronique accueille Mme F. au sein d'un Centre d'hébergement d'urgence où elle exerce en tant qu'assistante de service social. Après quelques jours, la femme lui annonce son retour au foyer conjugal et décide de retirer sa plainte. En effet, son mari s'est engagé à ne plus jamais la frapper et de toute façon elle a peur de dormir au centre. Cette situation illustre bien les deux dernières phases du cycle de la violence. Le séjour dans un centre d'accueil d'urgence est souvent très difficile à supporter pour les femmes victimes de violences qui peuvent s'y sentir en danger. Ainsi, convaincre sa victime s'avère encore plus « facile » pour l'auteur de ces violences. Les femmes victimes de violences, mais également les auteurs peuvent être orientés vers des services spécialisés si les places y sont disponibles.

26 Les maltraitances sur les enfants

Définition

Les maltraitances sur les enfants

« Toutes les formes de mauvais traitements physiques et/ou affectifs, de sévices sexuels, de négligence ou de traitement négligent, ou d'exploitation commerciale ou autre, entraînant un préjudice réel ou potentiel pour la santé des enfants, sa survie, son développement ou sa dignité dans le contexte d'une relation de responsabilité, de confiance ou de pouvoir[53]. »

Notions

A Facteurs de la maltraitance

L'OMS[54] distingue quatre groupes de facteurs augmentant le risque de maltraitance :

- **facteurs tenant à l'enfant :** par exemple, son âge, enfant non désiré ou ne répondant pas aux attentes de ses parents, souffrant d'une anomalie... ;
- **facteurs tenant à la personne qui s'occupe de l'enfant :** par exemple, lien avec l'enfant difficile, absence de l'attention pour l'enfant, manque de connaissance sur l'enfance, abus de certaines substances, activités criminelles, difficultés financières, maltraitances dans l'enfance... ;
- **facteurs relationnels (au sein de la famille, entre les partenaires intimes ou amis) :** troubles physiques ou psychiques liés au développement chez un membre de la famille ; violences au sein de la famille ou son éclatement, isolement et manque de soutien pour l'éducation de l'enfant... ;

53 Butchart A, Phinney-Harvey A et al. Guide sur la prévention de la maltraitance des enfants : intervenir et produire des données [en ligne] ; 2006. Organisation mondiale de la santé, International Society for Prevention of Child Abuse and Neglect. Disponible en ligne : http://apps.who.int/iris/handle/10665/43686 (dernière consultation : novembre 2018).

54 L'Organisation mondiale de la santé.

- **facteurs communautaires et sociétaux :** inégalités sexuelles ou sociales ; tolérance de la violence, manque de logements et de services de soutien aux familles, chômage élevé, pauvreté, consommation importante d'alcool et/ou d'autres produits, trafic local de drogues.

L'existence de ces facteurs ne prédit pas la violence, mais ils permettent de comprendre les conditions dans lesquelles elle se produit.

B Signaux d'alerte

Physiques : plaies, fractures multiples et fréquentes, ecchymoses, brûlures, morsure, lésions génitales, saignement vaginal ou rectal, infections vaginales fréquentes, maladie sexuellement transmissible, énurésie, encoprésie (« caca au lit »), dénutrition, mauvaise hygiène, habillement mal adapté, fatigue inexpliquée, retard dans le développement (taille et poids)...

Psychologiques : peur des adultes, changement dans le comportement (par exemple, agressivité, repli sur soi, mutisme), troubles du sommeil ou de l'alimentation, apparition soudaine des difficultés scolaires, symptômes dépressifs, retard de langage ou psychomoteur, réticence à se dévêtir, peur de la nuit, simulation d'actes sexuels, idées suicidaires, consommation de substances illicites, automutilation, fugues.

Rôle de l'ASS

Le professionnel évalue les situations, met en place des actes de prévention ou accompagne les parents dans la recherche des solutions si les facteurs de risque apparaissent. Il doit également signaler des situations à risque auprès des autorités compétentes. Dans le cadre de certains services, il accompagne les enfants placés de façon à mettre en place un cadre sécurisant prenant en compte les maltraitances subies.

Situation

Une femme victime de violences conjugales et ses quatre enfants en bas âge viennent d'être accueillis au sein d'un CHRS. Elle arrive directement de la maternité où elle vient d'accoucher. L'équipe constate que la femme rencontre beaucoup de difficultés à gérer le quotidien avec ses enfants. Les horaires du repas sont irréguliers, le linge sale s'accumule, les enfants pleurent beaucoup. Ils décident de mobiliser la PMI[55], une TISF[56] ainsi qu'un suivi psychologique pour la femme. Un dossier pour une admission en crèche est également déposé et une proposition de participer à un groupe de parole lui est faite. L'accompagnement de l'équipe vise à restaurer les conditions permettant à cette femme de s'occuper de ses enfants et de prendre soin d'elle-même.

55 PMI : protection maternelle et infantile.

56 TISF : technicienne en intervention sociale et familiale.

PARTIE 2

Domaine de formation 2

Analyse des questions sociales de l'intervention professionnelle en travail social

Vous trouverez dans les mémo-fiches concernant ce domaine de formation 2, «Analyse des questions sociales de l'intervention professionnelle en travail social», l'ensemble des informations à connaître pour réaliser vos écrits relatifs à ce domaine.

Les compétences du DF2

- Observer et analyser l'environnement social, familial et territorial de la personne ou d'un groupe dans une approche globale et pluridisciplinaire
- Élaborer un diagnostic partagé avec les personnes, les groupes et les acteurs du territoire
- Contribuer à l'élaboration d'un diagnostic partagé social et territorial
- Contribuer au développement de l'innovation sociale
- Développer et transférer ses connaissances professionnelles
- Assurer une veille professionnelle

Sommaire du DF2

SECTION 7

La question sociale

Karolina Mrozik-Demont,
Guillaume Demont

27 La question sociale

Définition

La question sociale

C'« est une aporie fondamentale sur laquelle une société expérimente l'énigme de sa cohésion et tente de conjurer le risque de sa fracture. Elle est un défi qui interroge, remet en question la capacité d'une société (ce qu'en termes politiques on appelle une nation) à exister comme un ensemble lié par des relations d'interdépendance[57] ».

Notions

A Cohésion sociale

C'est « une manière de nommer les rapports d'interdépendance qui doivent unir tous les membres d'une société. Lorsque ces relations existent, on peut parler de société intégrée, ou de “société de semblables” [...]. Une “société de semblables” est une société dans laquelle tous les individus qui la composent sont intégrés, c'est-à-dire sont associés pour exister ensemble et former une communauté. Parce qu'une société moderne est une société différenciée, dans laquelle les écarts se creusent entre les rôles occupés par chacun en fonction des progrès de la division du travail, elle est au contraire menacée de dissociation[58] ».

B Contrat social

Jean-Jacques Rousseau pense que « la vie en société résulte d'un contrat social, c'est-à-dire un accord de volonté qui engage des individus, par nature indépendants, libres et égaux, qui forment un ensemble politique – *la nation* – et acceptent de se soumettre au pouvoir collectif. Ce pouvoir ne doit léser aucun membre[59] ».

---

57 Castel R. Les métamorphoses de la question sociale. Une chronique du salariat. Paris : Fayard ; 1996. p. 11.

58 Castel R. V. La cohésion sociale. In : Castel R (dir.), Les mutations de la société française. Les grandes questions économiques et sociales II. Paris : La Découverte ; 2013. p. 99-123.

59 Rousseau J-J. Du contrat social ou Principes du droit politique. Bordas, coll. « Classiques » ; 1996 (édité pour la première fois en 1762).

C Citoyenneté (voir aussi dans le DF1)

« Il existe au moins deux acceptions de la citoyenneté : d'abord, celui qui vit dans la cité, le titulaire de droits et de devoirs, ensuite, celui qui participe à l'élaboration de la loi. Pour Hegel, le citoyen est celui qui aliène une partie de sa liberté pour pouvoir vivre avec les autres (celui qui, en quelque sorte, renonce à sa toute-puissance pour pouvoir vivre en société[60]). » La citoyenneté est l'un des éléments composant le *lien social* dans les sociétés démocratiques, en particulier par l'*égalité des droits* qui lui est associée.

D Égalité

C'est l'« absence de toute discrimination entre les êtres humains, sur le plan de leurs droits » (*Larousse*).

- **Égalité des droits :** formelle et juridique. C'est d'abord l'égalité devant la loi.
- **Égalité des chances :** c'est la possibilité « offerte à tous d'occuper toutes les places en fonction d'un principe méritocratique. Elle vise moins à réduire l'inégalité des positions sociales qu'à lutter contre les discriminations qui font obstacle à la réalisation du mérite permettant à chacun d'accéder à des positions inégales au terme d'une compétition équitable dans laquelle des individus égaux s'affrontent pour occuper des places sociales hiérarchisées[61] ».
- **Égalité de situation :** elle vise le rapprochement entre les situations de chacun afin de viser l'égalité réelle entre les personnes. En effet, dans différents cas, les politiques visent à réduire les inégalités de situation. C'est le cas notamment en matière de redistribution des revenus ou pour l'accès aux soins médicaux, quel que soit son revenu ou son lieu de résidence.

---

60 Sanchez J. La dignité et la citoyenneté comme fondements des droits des usagers et l'évolution des politiques sociales. Empan 2006 ; 46(4) : 13–22. DOI : 10.3917/empa.064.0013.

61 Dubet F. Égalité des places, égalité des chances. Études 2011, 414(1) : 31–41. DOI : 10.3917/etu.4141.0031.

E Justice sociale

On nomme « justice sociale » un ensemble de principes découlant des valeurs ou des choix collectifs d'une société régissant la répartition juste des droits et des devoirs. Elle est donc une construction morale et politique. En effet, elle est le résultat d'une série de choix collectifs sur ce que doivent être les clés de répartition entre les membres d'une société. Il s'agit bien d'un point de vue normatif, mais également d'un idéal de société. D'après l'Organisation des Nations unies (ONU), « promouvoir la justice sociale ne consiste pas simplement à augmenter les revenus et à créer des emplois. C'est aussi une question de droits, de dignité et de liberté d'expression pour les travailleurs et les travailleuses, ainsi que d'autonomie économique, sociale et politique »[62].

F Solidarité

Ce terme vient du latin *solidus* qui signifie « entier, consistant, lien unissant entre eux les débiteurs d'une somme ». Dans son sens le plus courant, la solidarité désigne le « rapport existant entre des personnes qui, ayant une communauté d'intérêts, sont liées les unes aux autres[63] ». Ainsi, les problèmes rencontrés par l'une ou l'autre de ces personnes (voire plusieurs d'entre elles) concernent l'ensemble du groupe constitué. La solidarité conduit l'homme à se préoccuper des problèmes des autres comme s'ils étaient les siens, car l'avenir du groupe en dépend (tout comme son propre avenir).

Émile Durkheim (1858-1917) distingue deux formes de solidarité (tableau 27.1) :

- la solidarité fondée sur la ressemblance des individus dans les sociétés traditionnelles à forte conscience collective ;
- la solidarité liée aux interdépendances dans les sociétés modernes en raison de la division du travail et de l'individualisme.

---

62 www.un.org ; www.un.org/fr/events/socialjusticeday/background.shtml.

63 Dictionnaire *Larousse*.

Tableau 27.1. **La conception durkheimienne de la *solidarité mécanique* et de la *solidarité organique*.**

	Fonction	*Fondements*	*Liens entre les individus*	*Conscience collective*	*Système juridique*
Solidarité mécanique (caractéristique des sociétés traditionnelles)	Intégration sociale*	Homogénéité Valeurs et croyances partagées Nombreux rituels	Similitudes des individus et de leurs fonctions	Forte Existence commandée par des impératifs et des interdits sociaux	Droit répressif Sanction des fautes et des crimes
Solidarité organique (caractéristique des sociétés modernes)	Intégration sociale*	Diversité Valeurs et croyances distinctes Interdépendance comme effet de la division du travail	Différenciation des individus et complémentarité des fonctions Pluralité des liens sociaux et variation de leur intensité selon les individus	Faible et en déclin Marge d'interprétation plus étendue des impératifs sociaux	Droit restitutif ou coopératif Le but est de réparer les fautes et de favoriser la coopération des individus

Source : D'après Paugam S. Introduction. Les fondements de la solidarité. In : Paugam S (dir.). Repenser la solidarité. Paris © PUF ; 2011. Reproduction autorisée.

Rôle de l'ASS

Le professionnel formalise ses observations et ses analyses sur les problématiques sociales, anticipe une potentielle évolution des problématiques individuelles ou territoriales en lien avec le contexte sociétal, analyse les problématiques de territoire dans une approche globale.

28 Représentations sociales

Définition

Représentations sociales

« Une *vision fonctionnelle du monde* qui permet aux individus et aux groupes de donner un sens à leurs conduites et de comprendre la réalité[64]. »

Notions

D'après Abric, les représentations sociales ont quatre *fonctions principales* :

- savoir : permettent de comprendre et expliquer la réalité ;
- identitaire : contribuent à définir l'identité sociale et la spécificité des groupes sociaux ;
- orientation : permettent de communiquer des attitudes, des opinions et des comportements ;
- justification : permettent de maintenir les positions sociales, de justifier nos attitudes et nos choix.

Rôle de l'ASS

L'ASS doit savoir prendre conscience de ses propres représentations afin de s'en décentrer et créer un cadre favorisant un accueil de la personne dans sa singularité.

[64] Abric J. De l'importance des représentations sociales dans les problèmes de l'exclusion sociale. In : Abric J-C (dir.), Exclusion sociale, insertion et prévention. Toulouse : Érès ; 2003. p. 11-9. DOI : 10.3917/eres.abric.2003.02.0011.

Situation

Dans un CHRS, l'équipe décide que toute personne nouvellement admise doit passer un certain temps sur la partie collective du service afin que son autonomie et son comportement soient évalués. Certains travaux (par exemple, Bregeon, 2007) mettent au jour les représentations de l'accompagnement dans les CHRS et interrogent sur le lien que font les équipes entre la marginalité et la déviance dans leur représentation. Dans cette situation, l'accès aux parties « autonomes » de l'hébergement nécessite la validation du comportement et de cette « autonomie » par les professionnels.

29 Théorie du stigmate

Définitions

A Stigmate

« [...] Individu qui aurait pu aisément se faire admettre dans le cercle des rapports sociaux ordinaires, possède une caractéristique telle qu'elle peut s'imposer à l'attention de ceux d'entre nous qui le rencontrent, et nous détourner de lui, détruisant ainsi les droits qu'il a vis-à-vis de nous du fait de ses attributs. Il possède un stigmate, une différence fâcheuse de ce à quoi nous nous attendions. Quant à nous, ceux qui ne divergent pas négativement de ces attentes particulières, je nous appellerai les *normaux*[65]. »

B Stigmatisation

C'est le processus de discréditation lié à un stigmate.

Notions

Types de stigmates :

- corporels ;
- tenant à la personnalité ;
- tribaux.

Rôle de l'ASS

Le stigmate est un mécanisme sournois dans le travail social : être accompagné par un intervenant social est en soi quelque chose de stigmatisant, le rôle de l'ASS est de lutter contre les stigmatisations, mais en aidant la personne il y contribue.
D'où l'importance d'en avoir conscience et de mesurer que la meilleure aide à apporter est parfois de savoir ne plus être utile à l'autre.

65 Goffman E. Stigmate, les usages sociaux des handicaps. Paris : Les Éditions de Minuit ; 1975. p. 15.

Situation

Dans une permanence d'accueil d'urgence, Philippe reçoit M. L. qui est à la rue depuis plusieurs jours après avoir été expulsé de son logement. Il fait une demande d'hébergement, mais celle-ci est refusée. Philippe s'aperçoit que le passé institutionnel de M. L. (alcoolisations, comportement agressif) impacte les décisions des structures sollicitées.

30 L'individu dans l'environnement culturel

Définition

La culture de la personne

L'ensemble des valeurs et des comportements intégrés par la personne au cours du *processus de socialisation* constituent sa *culture*. Cette culture est complétée par l'ensemble des traditions communes à l'ensemble du groupe.

Notions

A Acculturation

Selon les sociologues Arlette Mucchielli-Bourcier et Roger Mucchielli, l'*acculturation* se définit comme le « processus par lequel un individu apprend les modes de comportements, les modèles et les normes d'un groupe de façon à être accepté dans ce groupe et à y participer sans conflit[66] ».

B Assimilation

L'*assimilation* peut se définir comme le « processus par lequel un groupe social modifie les individus qui lui viennent de l'extérieur et les intègre à sa propre civilisation » (Foulq.-St-Jean, 1962).

C Intégration

L'*intégration*, au niveau sociologique, peut se définir comme « le processus ethnologique qui permet à une personne ou à un groupe de personnes de se rapprocher et de devenir membre(s) d'un groupe plus vaste par l'adoption de ses valeurs et des normes de son système social[67] ».

---

66 Mucchielli R, Mucchielli-Bourcier A. Lexique des sciences sociales. Paris : Éditions sociales françaises ; 1969.

67 La Toupie : le dictionnaire politique en ligne. www.toupie.org/dictionnaire.

D Interculturalité

L'*interculturalité* peut se définir comme « l'ensemble des relations et interactions entre des cultures différentes, générées par des rencontres ou des confrontations, qualifiées d'interculturelles. Impliquant des échanges réciproques, elle est fondée sur le dialogue, le respect mutuel et le souci de préserver l'identité culturelle de chacun[68] ».

E Intérité

« Loin d'être une réalité seconde, l'"inter-" est la réalité première et fondamentale. Elle ne s'était jusqu'ici même pas dotée du seul concept qui peut la mettre clairement au foyer de notre attention : le concept d'intérité. [...] L'emploi, institué, du concept d'intérité est indispensable pour clairement enregistrer et généraliser le phénomène sous ses multiples aspects. Nous mettons toujours l'intérité après – par exemple, après les cultures, dans l'interculturel – alors qu'elle est avant. Lui restituer cette place première entraîne une véritable révolution mentale avec tout un ensemble de corrections dans notre manière de voir les choses et d'agir. [...] l'individuation émerge de l'intérité. Entre l'un et l'autre de deux individus, il y a l'"inter-". L'individu est lui-même le produit d'une intérité sexuelle. Ou si l'on préfère, sur le plan philosophique, entre l'identité et l'altérité, il y a aussi nécessairement l'intérité[69]. »

Rôle de l'ASS

Dénigrer ou ignorer la culture de l'autre est vécu comme une forme d'agression. Le travail d'accompagnement ne peut pas se faire sur cette base.

L'attitude d'interculturalité est celle qui correspond à tout travailleur social : s'intéresser à la culture de mon interlocuteur (qu'il s'agisse d'une culture étrangère, régionale, familiale...), la valoriser comme une ressource dans un milieu donné, lui donner l'occasion de la présenter, d'en parler, et l'aider à intégrer les codes culturels qui deviendront pour lui une ressource dans le contexte où il est aujourd'hui.

68 *Ibid.*

69 Demorgon J. Critique de l'interculturel, L'horizon de la sociologie. Economica-Anthropos ; 2005. p. 40-41.

Situation

Un ASS reçoit une « information préoccupante » à traiter. Deux enfants, dont les parents sont originaires du Burkina Faso, viennent seuls à l'école. Or, les enfants ont respectivement 5 et 3 ans... Cela inquiète le directeur de l'école maternelle qui est à l'origine du signalement.

Dans son évaluation du contexte familial des enfants, l'ASS devra prendre en compte la culture africaine qui veut que les enfants soient pris en charge par la communauté complète (voisins, autres enfants plus âgés, etc.). Aussi, il devra intégrer à sa compréhension de la situation cette réalité culturelle qui élimine le défaut de surveillance à l'origine de l'information préoccupante. Le contexte français n'étant pas le même, l'ASS devra accompagner la famille vers une compréhension et une intégration des nouveaux comportements éducatifs à adopter. Ce travail se basera également sur ce qu'il y a en commun dans l'approche de la parentalité dans ces cultures et ce qui permet à ses approches de s'enrichir.

31 L'exclusion

Définition

L'exclusion

Du latin *clauderer* signifiant « fermer », le terme « exclu » désignerait-il « ceux qui sont enfermés dehors[70] ». Comme le rappelle C. Frétigné, « [...] le vocabulaire de l'exclusion souffre, d'un point de vue scientifique d'un déficit de sens[71] ». Renvoyant à l'idée que certains seraient « in » et d'autres « out », l'exclusion qui connaît un grand succès depuis de nombreuses années.

Notions

A Désaffiliation

Pour R. Castel, l'exclusion est « molle », car ne permet pas la compréhension des logiques d'exclusion, et dangereuse, car désigne « des états de privation » sans mettre au jour certains processus : *la condition faite à ceux qui sont "out" dépend toujours de la condition de ceux qui sont "in". Ce sont toujours les orientations prises aux foyers de décision – en matière de politique économique et sociale, de management des entreprises, de reconversions industrielles, de recherche de la compétitivité, etc. – qui se répercutent comme une onde de choc dans les différentes zones de la vie sociale*[72]. Il propose la notion de désaffiliation : processus d'affaiblissement du lien social provoqué par la rupture avec des espaces d'appartenance. Ces appartenances se construisent selon deux axes :

- intégration/non-intégration professionnelle ;
- insertion/non-insertion sociale ;

---

70 Zeneidi-Henry D. Les SDF et la ville : la géographie du savoir survivre. Bréal ; 2002. p. 53.
71 Frétigné C. Sociologie de l'exclusion. Paris : L'Harmattan ; 1999. p. 13.
72 Castel R. Les métamorphoses de la question sociale. Une chronique du salariat. Paris : Fayard ; 1995. p. 21.

Nous distinguons ainsi quatre zones (figure 31.1) :

- **intégration :** emploi stable, réseau relationnel solide ;
- **assistance :** absence du travail, inscription dans des dispositifs d'assistance, réseau relationnel plus ou moins solide ;
- **vulnérabilité :** emploi précaire, réseau relationnel fragile ;
- **désaffiliation :** absence du travail, isolement.

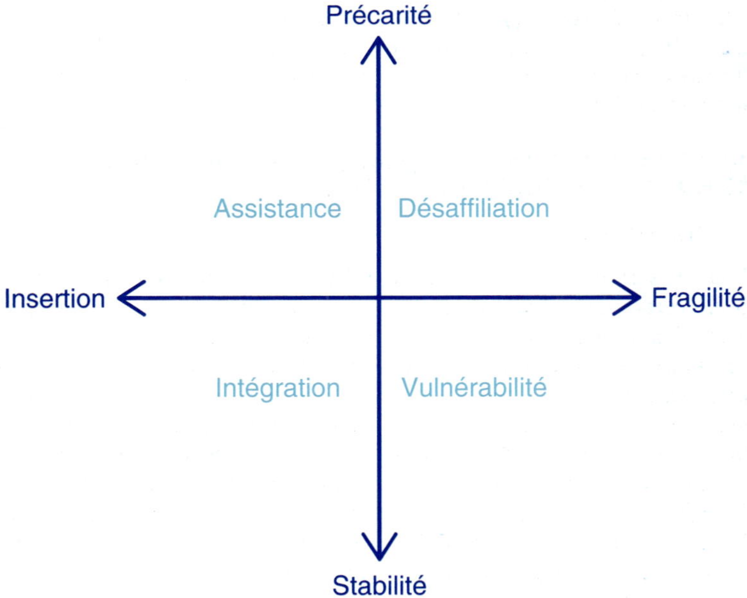

Figure 31.1. **La désaffiliation.**
Source : D'après R. Castel.

B Désinsertion

Les auteurs de *La Lutte des places*[73] proposent cette notion à partir de leurs travaux sur les histoires de vie des personnes en difficulté sociale.

a Facteurs de désinsertion

1. Économiques : par exemple, la dégradation de la situation financière.
2. Relationnels : l'affaiblissement des liens sociaux et familiaux.
3. Symboliques : la valeur de l'individu déterminée en fonction de son « utilité sociale ».

b Étapes de désinsertion

La désinsertion traduit le processus allant de « l'insertion » vers « la déchéance » et se traduit par quatre « étapes ». Dans chacune de ces étapes, la personne traverse une phase de « résistance », d'adaptation et d'installation (figure 31.2).

[73] De Gaulejac V, Taboada-Leonetti I. La lutte des places. Paris : Desclée de Brouwer ; 1993.

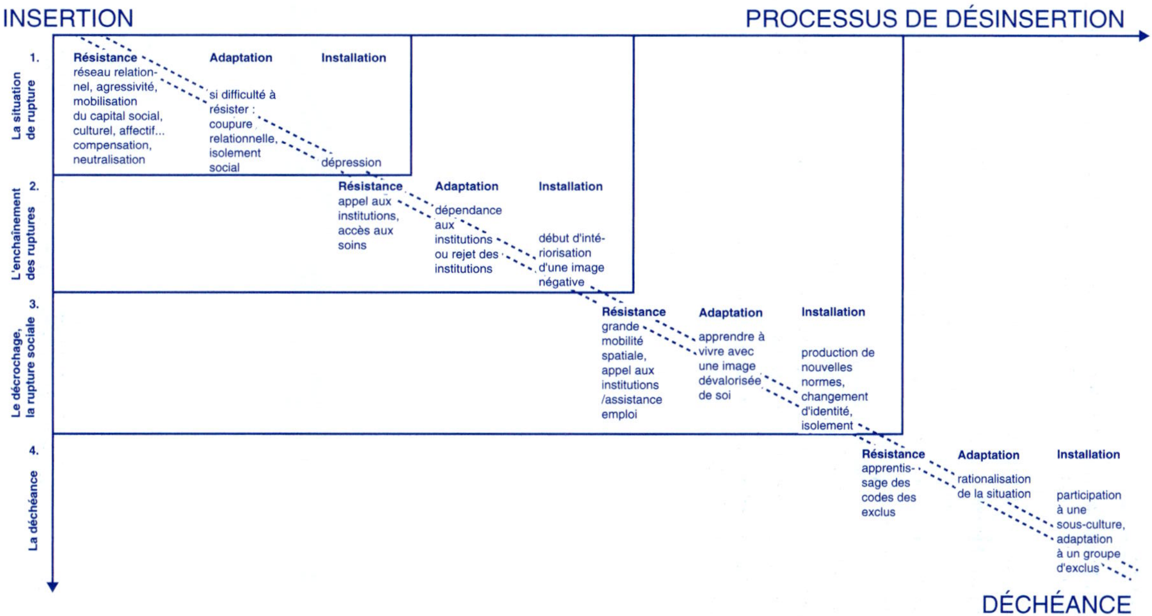

Figure 31.2. La désinsertion sociale.
Source : D'après De Gaulejac V, Taboada-Leonetti I. La lutte des places. Paris © Desclée de Brouwer ; 1993. Reproduction autorisée.

C Disqualification sociale

Pour S. Paugam, le recours à l'assistance est une épreuve humiliante et dégradante :

- l'identité sociale de l'assisté est malmenée ;
- il fait l'objet d'un processus d'étiquetage (Goffman) : désigné publiquement comme appartenant à... ;
- il fait l'objet d'un processus de dégradation statutaire (Garfinkel) : se prêter à des formalités dégradantes (faire la preuve de sa pauvreté).

Les travailleurs sociaux ont une part de responsabilité dans cette dégradation car ils ont tendance à imposer leurs propres systèmes de valeurs et exercent en quelque sorte une violence symbolique :

- les bénéficiaires ne subissent pas passivement cette relation, mais participent également à la définition de leur statut social et de leur identité personnelle en acceptant ou en refusant les éléments d'identification négatifs ;
- S. Paugam distingue trois situations différentes en fonction de leur degré de prise en charge institutionnelle, elles-mêmes conditionnées par la nature des difficultés qu'ils rencontrent (figure 31.3).

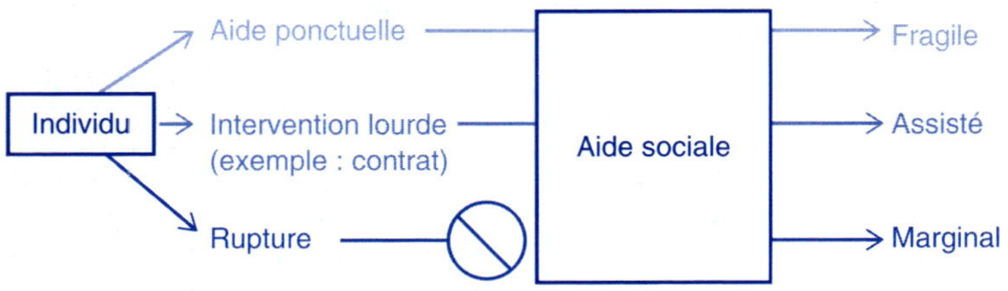

Figure 31.3. Disqualification sociale selon Paugam.

Rôle de l'ASS

Le professionnel, pour penser et construire sa pratique, a besoin de comprendre comment certaines notions se mettent en œuvre sur le terrain et quelles pratiques elles entraînent. Par exemple, l'exclusion pourrait laisser supposer qu'il suffit de faire en sorte que ceux qui sont « out » se retrouvent « in » en se conformant à un certain modèle de l'insertion sociale.

Or, les travaux mettent au jour la complexité de ces processus et l'existence de ce que Cédric Frétigné[74] nomme les « configurations excluantes ».

Situation

Pierre travaille dans un CHRS. Il accompagne M. F. Cet homme de 50 ans, ancien plombier, est arrivé dans cette structure suite à une expulsion locative pour dettes de loyer. Après avoir perdu son entreprise, il divorce, commence à boire et petit à petit ne parvient plus à faire face à toutes les factures.

Pierre a mis en place un dossier de surendettement, fait une demande de CMU, a orienté M. F. vers une structure pour travailler sa dépendance à l'alcool, il l'a aidé à faire son CV et l'a orienté vers des agences intérim.

Malgré toutes ces démarches et les avertissements, la situation n'avance pas aux yeux de Pierre. Monsieur n'a pas honoré ses rendez-vous médicaux, n'a pas commencé ses recherches d'emploi, continue à consommer de l'alcool, semble peu impliqué dans la vie du collectif du CHRS, ne vient pas à certains rendez-vous avec Pierre. L'équipe décide de mettre fin à sa prise en charge.

L'accompagnement de Pierre semble s'être construit sur l'idée qu'il suffisait de « réparer » la situation d'exclusion pour que M. F. puisse s'insérer. Or, nous voyons dans l'histoire de M. F. le processus de désaffiliation, désinsertion, disqualification qui impacte l'identité de M. F., par exemple, ne pas aller dans une agence intérim peut traduire une image négative de soi, une difficulté à se (re)projeter dans un monde professionnel, etc. Le système de « prise en charge » dont bénéficie M. F., au lieu de lui permettre le travail de reconstruction, l'exclut (effet Mathieu[75]). Tout cela nous permet de nous interroger en quoi le système de prise en charge des SDF est en soi une « configuration excluante » (Frétigné).

74 Frétigné C. Sociologie de l'exclusion. L'Harmattan ; 1999.

75 L'effet Mathieu désigne dans ce domaine la tendance des dispositifs dont le rôle est « l'insertion sociale » à exclure les plus fragiles (Damon, 2002).

SECTION 8

Les problématiques spécifiques des publics concernés

Karolina Mrozik-Demont,
Guillaume Demont

32 Violences faites aux femmes

Définition

Violences faites aux femmes

Des violences physiques, psychologiques, sexuelles, économiques, administratives, verbales, ponctuelles ou régulières, exercées dans le travail, couple, famille, école, rue, transports, hôpital, dont les victimes sont les femmes.

Notions

A Violences conjugales

Toute forme de violence subie de la part d'un partenaire intime.

B Agression sexuelle

« Toute atteinte sexuelle commise avec violence, contrainte, menace ou surprise[76] ».

C Viol

« Tout acte de pénétration sexuelle, de quelque nature qu'il soit, commis sur la personne d'autrui ou sur la personne de l'auteur par violence, contrainte, menace ou surprise[77]. »

D Prostitution et traite à des fins d'exploitation sexuelle

Situations dans lesquelles les femmes sont contraintes à se livrer à des relations sexuelles tarifées.

E Esclavage moderne

Phénomène consistant à priver la personne de sa liberté et à l'exploiter.

---

76 L'article 222-22 du Code pénal.
77 L'article 222-23 du Code pénal.

F Violences au travail

Violence sexiste et/ou sexuelle envers une femme, dans un cadre professionnel.

G La lesbophobie, la biphobie et la transphobie

Il s'agit de comportements de rejet se traduisant par des mots, des gestes envers les femmes, parce qu'elles sont ou sont perçues comme lesbiennes, bisexuelles, ou transgenres/transsexuelles.

H Mutilations sexuelles

Pratiques consistant à intervenir sur les organes sexuels (excision, infibulation...).

I Mariage forcé

Mariage civil et/ou religieux sans consentement libre de la femme.

Rôle de l'ASS

Il repère et prévient les situations de violences, se saisit des outils de recueil de l'expression adaptée à la situation, informe la personne sur ses droits, mobilise les moyens individuels et collectifs pour la mise en œuvre des droits, met à distance ses représentations.

33 Les conduites à risque

Définition

Conduites à risque

Ce terme, « appliqué aux jeunes générations, rassemble une série de comportements disparates, répétitifs ou uniques, mettant symboliquement ou réellement l'existence en danger[78]. »

Notions

Les rites de passage : permettant d'accéder à un autre statut, un groupe

A. Vann Gennep distingue trois moments dans chaque rite de passage :

- séparation (préliminaire) : l'individu est séparé du groupe, les frontières symboliques sont dessinées ;
- marginalisation (liminalité) : l'individu se trouve entre deux statuts ;
- agrégation (postliminaire) : intégration à un nouveau groupe, accès à un nouveau statut.

Exemple : l'adolescence est souvent comparée à un rite de passage entre l'enfance et l'âge adulte. D. Le Breton différencie :

- les rites de passage de « transmission » : permettent d'accéder à un autre statut ;
- les rites de passage « privés » (vécus par l'adolescent) : qui l'aide à se construire en tant qu'individu. Il distingue quatre figures anthropologiques dans ces conduites :
  - **ordalie :** confrontation à la mort pour donner du sens à la vie. Le dépassement de la puissance de la mort permet d'obtenir la reconnaissance d'un autre ordre,
  - **sacrifice :** don d'une part de soi pour sauver le reste, par exemple, pour soulager la souffrance,
  - **blancheur :** s'échapper à soi-même, à son environnement, à son impuissance de la transformer. La « défonce » permet de « s'absenter » temporairement de ce fardeau,

[78] Le Breton D. Adolescence et conduites à risque. Bruxelles : Fabert ; 2014. p. 13.

- **dépendance :** difficulté à se passer d'un produit, d'une expérience. La relation stable à un produit est une réponse à la fragilité des relations du jeune et un moyen d'exercer un pouvoir sur son corps.

Rôle de l'ASS

Combattre les conduites à risque ne peut se limiter à faire de la prévention et à poser des interdits. Ces deux actions sont très importantes, mais il est aussi important de comprendre ce qui se joue derrière la conduite à risque et d'aider le jeune ou le groupe de jeunes à trouver des réponses saines à cet enjeu.

Situation

Dans le quartier où travaille Pierre, un des jeunes voulait partir « combattre les infidèles ». Pierre le reçoit avec ses parents et comprend qu'il s'agit d'une tentative d'ordalie : « manière de jouer le tout pour le tout et de se livrer à une épreuve personnelle pour tester une légitimité à vivre que le jeune n'éprouve pas, car le lien social a été impuissant à la lui donner[79] ». Pierre provoquera de nombreuses rencontres avec le jeune de manière à lui permettre d'imaginer progressivement une projection dans un avenir correspondant à ses aspirations.

[79] Le Breton D. Jeunes et radicalisations. Bruxelles : Fabert ; 2018. p. 40.

34 Les épreuves juvéniles

Définition

Épreuves juvéniles

« La jeunesse est moins un statut qu'elle n'est un ensemble d'épreuves qui obligent les acteurs à construire leur propre expérience. » F. Dubet[80] distingue :

- les épreuves identitaires : négociation entre les normes juvéniles et sa propre singularité ;
- les épreuves d'investissement : « Le jeune agit en fonction de l'anticipation qu'il a des positions qu'il peut occuper, et, chaque fois, il reformule ses choix, ses stratégies en fonction de la place qu'il tient dans le jeu[81]. »

Notions

Trois jeunesses

En analysant les évolutions des épreuves juvéniles, F. Dubet[82] distingue trois générations :

- de la révolte (années 1960) : la « culture juvénile » apparaît dans un contexte des bouleversements sociaux, cette génération est optimiste et confiante dans l'avenir. Les jeunes deviennent de véritables acteurs politiques (par exemple, lors de mai 68). Par contre, les barrières sociales persistent, en particulier, dans le système scolaire et pour les jeunes d'origine ouvrière les moyens pour réaliser leurs aspirations sont limités ;

---

80 Dubet F. La jeunesse n'est-elle qu'un mot ? In : La jeunesse n'est plus ce qu'elle était [en ligne]. Rennes : Presses universitaires de Rennes ; 2010 (généré le 5 août 2020). Disponible sur Internet : http://books.openedition.org/pur/10849. ISBN : 9782753537880. DOI : https://doi.org/10.4000/books.pur.10849.

81 *Ibid.*

82 Dubet F. Trois jeunesses : la révolte, la galère, l'émeute. Paris : Le Bord de l'eau ; 2018.

- de la galère et de l'émeute (1979-1990) : la galère : « La forme de marginalité des jeunes liée à la fin du monde industriel qui ne peut créer ni systèmes d'identification stables, ni assurer l'intégration des nouveaux venus[83]. » Cette période se caractérise par :
  - la désorganisation : le résultat du manque de régulation de la culture du monde ouvrier. Les jeunes ne peuvent plus se construire en référence à leur père ouvrier devenu chômeur, « c'est toute leur personnalité qui est vécue comme détruite et cassée[84] ». Les relations sociales sont hostiles et futiles,
  - exclusion : liée au sentiment d'indignité provoqué par l'expérience de l'échec que la société renvoie aux jeunes,
  - rage : se manifeste souvent de manière imprévisible par la violence sans objectifs si ce n'est contre la « société pourrie ». Elle est liée à de nombreuses frustrations et à l'incapacité d'en désigner le coupable ;
- du marché (2000 et 2010) : l'Internet et les réseaux sociaux renforcent la place de la culture juvénile et le rôle des pairs dans la socialisation. Les injonctions sociales de réussite scolaire et d'autoréalisation de soi sont fortes. Le chômage et la crainte de déclassement social renforcent les phénomènes de compétition et de discrimination.

Rôle de l'ASS

Être assistant social c'est aussi faire un travail sur soi. Certains travailleurs sociaux font partie de cette jeunesse et sont pris dans les mêmes épreuves que les autres. L'ASS ne doit pas se voiler la face, il doit voir où il en est personnellement de ces épreuves identitaires et d'investissement, puis il doit travailler sur lui pour les traverser. Sans cela, il y aura toujours une part d'incohérence entre son accompagnement et sa posture.

83 Dubet F. La galère, jeunes en survie. Paris : Fayard ; 1987. p. 23.

84 *Ibid.*, p. 75.

35 Les déficiences motrices

Définition

Handicap moteur

Incapacité ou difficulté majeure du corps à se mouvoir réduisant la capacité de la personne à accomplir les actes de la vie quotidienne.

Notions

A Les déficiences motrices d'origine héréditaire

Une maladie héréditaire est due à une perturbation de l'information génétique portée par les chromosomes et transmise par l'un ou les deux parents.

B Les déficiences motrices d'origine congénitale

Elles sont dues à des maladies (ou accidents) survenues pendant la grossesse ou au cours de l'accouchement, entraînant des malformations et des destructions organiques chez l'enfant, à l'origine d'infirmités motrices cérébrales (IMC).

C Les déficiences motrices acquises

Elles sont constituées par les séquelles d'accidents ou de maladies ayant atteint la fonction motrice au cours de la vie.

D Les caractéristiques des handicaps moteurs

Le handicap moteur est dû à une atteinte de la fonction motrice.

La fonction motrice est liée au fonctionnement de plusieurs appareils ou systèmes dont l'intégrité est la condition indispensable ; à savoir : l'appareil locomoteur (muscle, squelette, articulation) et le système nerveux (cerveau, moelle, nerfs).

Les handicaps moteurs sont très diversifiés ; on peut observer l'atteinte partielle ou totale d'un ou de plusieurs membres :

- la **paraplégie** est la paralysie des membres inférieurs ;
- la **tétraplégie** est la paralysie des quatre membres ;
- l'**hémiplégie** est la paralysie de la moitié du corps (droit ou gauche).

E L'évolution des handicaps moteurs

L'évolution des handicaps est variable :

- certains handicaps sont dits « stables » ; ils ne régressent pas, mais ne s'aggravent pas au cours de la vie ;
- en revanche, d'autres handicaps sont dits « évolutifs » ; la déficience va s'aggraver avec le temps, de façon inéluctable, jusqu'à un stade très évolué pouvant, dans certains cas, entraîner le décès (c'est le cas de la *myopathie*).

En général, les handicaps moteurs ne sont pas curables. Mais certains traitements et surtout la rééducation permettent d'éviter les complications, parfois de ralentir l'évolution et de développer les capacités fonctionnelles restantes de façon à compenser la déficience (par exemple, développer la musculature des bras et du torse chez le paraplégique pour lui permettre de se mobiliser plus facilement et d'utiliser seul un fauteuil roulant).

Rôle de l'ASS

En prenant en compte la singularité de chacun, il favorise l'autonomie et la socialisation et contribue à permettre à chacun de trouver sa place au sein de la société. Il peut être amené à solliciter des aides humaine, physique ou financière afin de répondre à certains besoins de la personne.

36 Les déficiences intellectuelles

Définition

Handicap mental

Développement insuffisant des capacités intellectuelles entraînant des difficultés d'apprentissage et d'adaptation du comportement.

Notions

A Le quotient intellectuel (QI)

Le quotient intellectuel est la mesure des capacités de raisonnement et d'adaptation à son environnement d'un individu[85]. Cette mesure se fait grâce à des tests où l'on compare les résultats obtenus avec ceux des enfants du même âge, ou avec la population générale si le test est passé par un adulte. La population dans son ensemble ou chaque classe d'âge d'enfants a la note de 100. Au-delà de 130, on considère la personne surdouée, en dessous de 70, on parle d'une personne déficiente intellectuelle.

B Les déficiences intellectuelles

Selon la mesure du QI, quatre cas de figure se présentent :

- **déficience légère :** le QI est compris entre 65 et 80 ;
- **déficience moyenne** (ou modérée) **:** le QI est compris entre 35 et 65 ;
- **déficience sévère :** le QI est compris entre 20 et 35 ;
- **déficience profonde :** le QI est inférieur à 20.

85 Ce qu'on simplifie souvent en disant que le QI mesure l'intelligence, mais la notion d'intelligence n'a pas de définition qui fasse réellement consensus. Par exemple, qu'appelle-t-on « intelligence émotionnelle » ou « intelligence pratique » ?

C Les causes des déficiences intellectuelles

Pendant longtemps, la plupart des déficiences intellectuelles n'avaient pas de causes identifiées. Depuis quelques années on a fait de gros progrès de diagnostic.

- Les causes génétiques (trisomie 21, trisomie 18, syndrome de l'X fragile, syndrome de Williams et Beuren).
- Les atteintes prénatales, qui interviennent pendant la grossesse (intoxication du fœtus, traumatisme de la mère, incompatibilité sanguine entre la mère et l'enfant, malnutrition de la mère).
- Les atteintes périnatales, qui se passent au moment de la naissance (cordon ombilical autour du cou, accouchement trop long, prématurité excessive).
- Les atteintes postnatales (les bébés secoués, les traumatismes crâniens, certains virus comme la méningite, des infections ou intoxication, des actes de maltraitance grave, ou de graves carences affectives).

Rôle de l'ASS

La personne déficiente intellectuelle a des difficultés à s'adapter à son environnement. Le professionnel doit donc être vigilant à mettre tout en œuvre pour l'aider à :

- anticiper les événements à venir (dire le matin ce qui va se passer toute la journée, favoriser les repères visuels de type calendrier, agenda...) ;
- rendre accessible l'information à l'aide de photographies, dessins, pictogrammes, en simplifiant son langage.

Il doit également savoir anticiper les évolutions de la situation de la personne et de son environnement, identifier les ressources de l'environnement de la personne.

37 Les déficiences sensorielles

Définition

Handicap sensoriel

C'est l'altération des fonctions d'un ou plusieurs sens.

Notions

A Les déficiences visuelles

Il existe deux grandes catégories de déficiences visuelles : la cécité et l'amblyopie, chacune à des degrés divers.

Les médecins ont établi ces classifications en fonction du reste d'acuité visuelle du meilleur œil. L'acuité visuelle est exprimée en dioptrie (dp), la vision normale est de 10/10 dp.

Les causes et les conséquences des déficiences sur le comportement sont très diverses.

Les enfants ayant un déficit visuel sévère ont besoin d'une éducation spéciale, adaptée à leur situation et comportant notamment l'usage des aides à la mobilité (chien d'aveugle ou canne) et l'apprentissage de l'écriture braille, durant leur scolarité primaire et le premier cycle du secondaire.

L'alphabet braille est formé de groupes de points en relief représentant des lettres, chiffres et signes. La lecture se fait avec les doigts (150 mots/minute) et nécessite un long apprentissage. Cet alphabet est adapté dans toutes les langues.

B Les déficiences auditives

Le terme « déficience auditive » désigne une personne atteinte de surdité à des degrés divers. Les déficiences sont classées en fonction de la perte en décibels (dB) sur les fréquences de la voix humaine.

On considère les surdités graves à partir d'une perte de 70 dB. Elles concernent surtout les enfants sourds de naissance et les personnes victimes d'une surdité brutale (accident, etc.). Les surdités moyennes et légères sont le plus souvent retrouvées chez les personnes âgées.

C Conséquences

La surdité perturbe le développement de toutes les fonctions :

- le langage : chez l'enfant, l'apprentissage du langage se fait par imitation ;
- la fonction d'orientation : l'enfant entendant se tourne vers la source du bruit ;
- la fonction de perception de la distance et des volumes : l'écho du bruit permet de situer une personne ;
- la fonction de communication : l'environnement auditif (radio, téléphone, etc.) n'est plus perçu ;
- la fonction d'apprentissage : les connaissances s'acquièrent grâce à l'audition.

Rôle de l'ASS

Certains signes doivent alerter la famille. Le professionnel pourra signaler, par exemple, chez l'enfant :

- l'absence de réaction à la lumière vive (pas de clignement des yeux, pas de détournement de la tête) ;
- l'inattention à tout ce qui n'est pas dans le champ visuel (par exemple, désintérêt pour l'environnement, les jouets, les jeux) ;
- l'absence de gestes de préhension les premiers mois ;
- l'absence de réaction au bruit (surtout à la voix) ou l'absence de gazouillis ;
- à partir de 2 ans : le mutisme anormal, les mots déformés, etc. ;
- à l'âge scolaire : les phrases mal structurées, les difficultés de lecture, la confusion de mots, l'inattention, etc.

En cas de doute sur le développement d'un enfant, le rôle du professionnel est fondamental car il doit aider les parents à faire la démarche de demander un avis spécialisé, tout en sachant attendre qu'ils soient prêts. En effet, si un enfant est adressé de force dans un service spécialisé et que ses parents n'adhèrent pas, il est fort possible que la prise en charge soit retardée de plusieurs mois, voire plus.

Le travail de préparation aidant les parents à voir les difficultés de leur enfant est une étape préliminaire indispensable qui va conditionner la qualité de l'accompagnement ultérieur.

38 Les maladies mentales et souffrances psychiques

Définition

Handicap psychique

Des troubles de l'affectivité et/ou du comportement qui ont des répercussions sur la vie personnelle, familiale et sociale de l'individu.

Notions

A Les troubles névrotiques

Ces troubles se manifestent par différents symptômes ; le patient est conscient de leur caractère pathologique.

Citons les principaux troubles névrotiques.

- **L'anxiété :** c'est un état de tension psychologique lié à la peur d'un danger imprécis, avec somatisation.
- **La phobie :** c'est une crainte angoissante reconnue par le patient comme déplacée du fait du caractère non dangereux de l'objet ou de la situation qui la déclenche (par exemple, l'agoraphobie, peur de la foule).
- **L'obsession :** c'est une pensée qui apparaît de façon persistante et que le patient ne peut éloigner de sa conscience. Elle possède un caractère compulsif (par exemple, troubles obsessionnels compulsifs [TOC] : le lavage incessant des mains, les actes de rangement d'ordre obsessionnel).

B Les troubles psychotiques

Il s'agit de troubles du comportement accompagnés d'une altération du raisonnement qui empêche le patient d'être conscient de l'ampleur et de la nature de son état. Ces troubles s'établissent autour de convictions délirantes dont les thèmes sont innombrables.

C Les conduites addictives

Les conduites addictives sont provoquées par certaines substances qui entraînent une accoutumance ou une dépendance. Il s'agit principalement de l'alcool, du tabac et des drogues.

D Les troubles anxieux, de l'humeur et de la personnalité

L'état dépressif est un trouble pathologique de l'humeur. On appelle humeur l'état psychique d'un sujet.
On dit qu'elle évolue entre deux pôles extrêmes : la tristesse et la gaieté.

E Les troubles nutritionnels et troubles du comportement alimentaire : obésité, anorexie, boulimie

Intimement liés à notre mode de vie et à l'émergence de valeurs du paraître, ces troubles inquiètent par l'ampleur qu'ils prennent à notre époque.

- **L'obésité :** correspond à une augmentation excessive de la masse grasse de l'organisme, dans une proportion telle qu'elle peut avoir une influence sur l'état de santé.
- **L'anorexie :** signifie la perte de l'appétit. L'anorexie mentale est une restriction volontaire de l'alimentation avec un amaigrissement massif.
- **La boulimie :** se caractérise par la répétition de crises boulimiques. Il s'agit d'absorption massive, en un temps très court, d'aliments non choisis, sans plaisir, ni faim, ni rassasiement.

Rôle de l'ASS

Le professionnel, à travers son accompagnement, devra proposer un cadre sécurisant pour la personne, expliquer les modalités du traitement, l'intérêt d'une prise régulière des médicaments prescrits, la façon de les absorber, les effets secondaires éventuels ; l'aider à accepter la lenteur de la guérison (par exemple, en signalant à la personne dépressive que la tristesse ne disparaîtra qu'après la reprise du sommeil, de l'appétit, de l'activité, etc.), la valoriser dans ses activités (car tout déprimé a perdu l'estime de soi) ; l'aider à se réinsérer socialement.

Situation

Laura travaille dans un service d'accompagnement pour les personnes en situation de handicap psychique. Lors d'une visite à domicile, Laura s'aperçoit que M. F. a de nouveau des idées noires. Les échanges permettent de comprendre qu'il a arrêté son traitement et qu'il n'honore plus ses rendez-vous au CMP. Elle signale la situation à ses collègues. Le psychiatre décide d'effectuer une visite afin d'évaluer la situation. Cela permet à M. F. d'expliquer tous les effets secondaires de son traitement et de demander son changement. M. F. accepte de se rendre au CMP accompagné par Laura.

39 Troubles autistiques

Définition

L'autisme

Définir l'autisme est quelque chose de très compliqué en soi, car il n'y a pas de véritable consensus entre les spécialistes du domaine. Trois classifications des troubles mentaux sont en concurrence présentant chacune une définition spécifique de l'autisme.

La Classification internationale des maladies (CIM-10) est un manuel de diagnostic élaboré et régulièrement mis à jour par l'OMS. Cette classification considère l'autisme comme un trouble envahissant du développement (TED). Ce type de trouble est caractérisé par trois symptômes que l'on appelle la triade autistique : trouble de la communication, trouble des interactions sociales, comportements restreints et répétitifs.

Le manuel diagnostique et statistique des troubles mentaux (DSM-5), créé et régulièrement mis à jour par l'Association américaine de psychiatrie, considère l'autisme au sein des troubles du spectre de l'autisme (TSA). Ces troubles sont caractérisés par deux symptômes seulement : trouble des interactions sociales et comportements restreints et répétitifs.

La Classification française des troubles mentaux de l'enfant et de l'adolescent (CFTMEA-5) est un manuel diagnostique de pédopsychiatrie élaboré spécifiquement pour la France. Cette classification considère l'autisme comme une psychose infantile et définit cinq symptômes caractéristiques de cette pathologie : troubles des relations sociales, altération de la communication, comportements répétitifs et stéréotypés, recherche de l'immutabilité (que rien ne change dans son environnement) et troubles cognitifs.

Notions

Manifestations de l'autisme

On a pu voir dans la définition de l'autisme que ce trouble regroupait des symptômes divers qui vont être retenus ou non comme caractéristiques de l'autisme. Il y a en outre des manifestations qui ne se retrouvent pas chez toutes personnes présentant des troubles autistiques mais qui sont plus fréquentes parmi cette population que dans la moyenne, c'est ce qu'on appelle des « traits autistiques » :

- le retrait (autistique) ;
- l'activité sensori-motrice stéréotypée (la personne répète des mouvements de bras, de mains, de pieds, ou encore elle adopte une démarche particulière : elle marche sur la pointe des pieds ou elle sautille) ;
- les troubles psychomoteurs (troubles du comportement, agitation soudaine, phobies, intérêt exclusif pour un objet...) ;
- le déficit cognitif, dans la majorité des autismes, le déficit cognitif (intellectuel) est important, bien que certaines personnes autistes puissent manifester des capacités exceptionnelles dans certains domaines (par exemple, certains jeux de mémoire) ;
- les troubles du langage où on peut constater trois particularités :
  - l'écholalie, la personne répète plusieurs fois le même mot (ou la phrase) qu'elle vient d'entendre,
  - l'absence du « je » s'observe surtout chez l'enfant qui parle de lui à la deuxième ou à la troisième personne,
  - le retard de langage, vers 3 ans, l'enfant ne parle toujours pas ;
- les troubles de l'alimentation, en particulier chez les enfants, pour lesquels on note :
  - une hypotonie de la succion,
  - un détournement actif du sein ou du biberon,
  - une anorexie précoce ou au contraire une boulimie,
  - une hypersélectivité (n'accepte que certains aliments qui ont une texture ou une couleur particulière) ;
- des centres d'intérêt restreints, voire exclusifs ;
- les troubles du sommeil (insomnies).

Rôle de l'ASS

Accompagnement d'une personne autiste

L'accompagnement d'une personne présentant des troubles autistiques va devoir s'adapter justement à la diversité de ces troubles.

Pour tout ce qui est relatif aux difficultés d'interactions sociales, la personne va devoir apprendre les codes relationnels élémentaires (la politesse, la bonne distance physique, la variation du ton de la voix...), ainsi que la reconnaissance des expressions du visage de son interlocuteur et la maîtrise de sa propre expression du visage.

Par rapport aux difficultés de communication et de langage, l'utilisation de moyens alternatifs de communication, comme la communication par gestes ou par images, est parfois une aide utile.

La personne autiste va aussi avoir besoin de réguler ses comportements stéréotypés pour pouvoir être disponible à la relation et aux apprentissages. Un psychologue peut aider les familles et équipes à trouver les bons moyens de répondre à ce besoin.

Elle peut aussi avoir à faire face à des angoisses ou à des peurs[86] fondamentales. Il est fréquemment observé que la personne souffrant d'autisme ne sent pas son enveloppe suffisamment protectrice face à son environnement d'où des peurs de se déshabiller, peur de l'eau (peur de fondre dans l'eau), gestes d'automutilation... Des moments de relaxation et une présence rassurante et non intrusive peuvent alors être nécessaires.

Enfin, il est indispensable de garder en mémoire qu'une personne atteinte d'autisme reste avant tout une personne. Son accompagnement ne doit pas se résumer à être une réponse à ses troubles, il demeure important de l'aider à construire son projet de vie et d'exprimer ses désirs.

86 L'angoisse est un sentiment de peur qui n'a pas d'objet, alors que la peur est toujours la peur de quelque chose.

Situation

Lors d'une permanence dans un service pour les personnes sans domicile stable, Véronique reçoit une famille qui vient d'arriver en France pour solliciter l'asile. Un des enfants de la famille attire l'attention de Véronique et les échanges permettent de comprendre qu'il manifeste des troubles « autistiques ». Les parents expliquent à Véronique les difficultés rencontrées pendant le voyage que l'enfant a particulièrement mal vécu. Les crises ont été fréquentes, en particulier dès que plusieurs personnes se réunissaient autour. Toute la famille semble épuisée par la situation. L'hébergement d'urgence prévoit une prise en charge dans un service collectif. Ces conditions semblent particulièrement inadaptées aux besoins de l'enfant. Véronique décide de solliciter le SIAO afin qu'une proposition d'hébergement plus adaptée puisse être trouvée.

SECTION 9

Territoire

Karolina Mrozik-Demont,
Guillaume Demont

40 Territoire

Définition

Territoire

« Le territoire est un système complexe dont la dynamique résulte de boucles de rétroaction qui lient un ensemble d'acteurs et l'espace géographique qu'ils utilisent, aménagent et gèrent en fonction de leurs représentations, passées, présentes et projetées[87]. » Si la notion de territoire est relativement simple à identifier lorsqu'elle désigne un *espace géographique juridique et politique*, tel que la région, le département, la commune, sa définition devient plus floue lorsque ces mêmes territoires se découpent en sous-espaces. La superposition de territoires met à jour des logiques différentes (politique, administrative, gestionnaire, etc.) et quelquefois contradictoires. L'intervention de l'ASS s'inscrit dans des missions institutionnelles où l'espace est défini à partir de la réalité, de la spécificité des usagers accueillis au sein de la structure (bassin de vie, bassin d'emploi, habitude, culture, etc.).

Notions

A Territorialisation de l'action sociale

C'est une démarche visant à renforcer la place de l'action sociale sur les territoires et de la construire à partir de leur singularité et non à partir de la logique des dispositifs.

Michel Autès qui dans son séminaire « Expérimentations nationales des projets sociaux » (2003) distingue :

- **la politique territorialisée :** « décline sur le territoire des politiques nationales et institutionnelles » ;
- **la politique territoriale :** « produite par le territoire (et probablement qui produit le territoire politique) » ;

87 Moine A, Sorita N (dir.). Chapitre 2. Le territoire comme un système complexe. In : Travail social et territoire : concept, méthode, outils. Rennes : Presses de l'EHESP ; 2015. p. 51-92.

- **la participation à l'épreuve du territoire :** schématiquement, on peut observer deux façons d'initier le mouvement sur un territoire :
  - soit la demande émane des pouvoirs locaux, on cherchera alors à rencontrer les habitants, à leur donner la parole à travers divers dispositifs (réunions, enquêtes, etc.),
  - soit les initiatives viennent des habitants de manière individuelle ou par le biais des associations qui se tournent vers le pouvoir local afin de solliciter sa participation.

B Caractéristiques

- La participation ne peut aboutir réellement que si elle est partagée et équilibrée. En effet, elle implique un véritable partage du pouvoir de la part des deux parties.
- La participation est à comprendre, entendre comme une réelle volonté collective d'engagement à contribuer à la vie, à la construction du territoire. Entre concertation et consultation, la participation vise avant tout l'efficacité du développement social local.
- La participation vise la défense des intérêts individuels. Dans ce sens, elle peut être l'occasion d'affrontements d'opinions contradictoires qui pourront, il faut l'espérer, aboutir à des compromis acceptables pour tous.
- La participation est un dispositif qui permet de reconnaître et valoriser les savoirs et compétences utiles. En effet, elle fait appel aux connaissances singulières des divers acteurs du territoire afin de le rendre plus lisible, plus identifiable.
- La participation tend vers un équilibrage entre politiques publiques et organisation des territoires de proximité.

C Les différents niveaux de participation

- **La sensibilisation :** les acteurs publics informent la population et les acteurs socio-économiques du territoire du projet qui va être réalisé. Ils n'attendent aucun retour particulier de leur part. Même s'ils peuvent poser des questions ou faire part de leur point de vue, ce n'est pas l'objectif. Le but est de transmettre une information. Bien que ce cadre représente le plus faible niveau de participation, il demeure souvent indispensable car il peut être le préalable aux autres niveaux.
- **La consultation :** les acteurs publics recueillent l'avis de tout ou partie des citoyens et des acteurs socio-économiques d'un territoire. Leur avis est pris en compte, mais la décision ne leur appartient pas.

- **Concertation :** concertation se caractérise par l'implication fondée sur le travail en commun des élus, des techniciens, des habitants et des acteurs socio-économiques du territoire sur un projet public, selon une procédure collective préalable à la décision. Le but est de travailler ensemble à la création de propositions et de compromis. Mais la décision *in fine* n'appartient pas aux participants.
- **Codécision :** il s'agit d'un véritable partage du pouvoir sur les principales options du projet en question, voire sur son opportunité. Dans ce cadre, les participants concourent à la prise de décision.

D Le commun

Le droit à la participation bascule parfois vers une injonction révélatrice de la place de ce que C. Delory-Momberger appelle une « politique de *capacitation* individuelle » qui « s'accompagne d'une difficulté de plus en plus grande à traduire cette capacitation individuelle en termes collectifs et lui permettre de s'exercer dans le cadre d'une responsabilité collective et solidaire[88] ».

L'enjeu du travail social est de réagir à ce « déficit du *monde commun* » en créant des espaces permettant de « renouer le lien social et de recréer du collectif[89] ». En rappelant également que pour A. Honneth l'espace permet de traduire des formes de reconnaissance, C. Delory-Momberger souligne que le territoire produit par les habitants « peut *donner corps* à la reconnaissance des histoires singulières et à leur rencontre ». Ainsi, l'enjeu pour ces espaces du lien social et du collectif est de permettre de « faire exister socialement la parole individuelle et à la réinscrire dans un espace de reconnaissance qui soit celui de la vie commune[90] ».

La notion du travail du commun renvoie au travail du social de Michel Chauvière (2004) et se veut socialiser le travail social en ne s'intéressant pas uniquement à l'activité de ce que nous appelons les professionnels du social (éducateurs spécialisés, assistants de service social, etc.), mais en interrogeant « la capacité de la société d'agir sur elle-même[91] ».

---

88 Delory-Momberger C (dir.). Le sujet dans la cité. Insertion et territoires solidaires. Nantes : Éditions Pleins Feux ; 2009. p. 40.

89 *Ibid.*, p. 42.

90 *Ibid.*, p. 44.

91 Nicolas-Le Strat P. Le travail du commun. Saint-Germain-sur-Ille : Éditions du commun ; 2016. p. 210.

« Le travail du commun » inscrit les pratiques des travailleurs sociaux dans une vision de la société où « prendre soin » est considéré comme « inhérent » et « consubstantiel » à « une existence en commun ». Cette attention que nous portons à chacun de nous ne relève pas d'une spécialité, d'une profession. Cependant, Pascal Nicolas-Le Strat souligne que si la tâche peut être spécialisée et relever de compétences spécifiques, l'activité de « prendre soin » doit être socialisée et concerne chacun de nous : « Nous sommes en dépendance réciproque les uns envers les autres, cette interdépendance relève d'un idéal partagé tout en faisant aussi nécessité. Nous avons besoin de l'autre au regard de notre vulnérabilité de vie (une libre nécessité). Mais nous désirons aussi que l'autre nous porte attention et que nous puissions en retour lui apporter considération et reconnaissance (un idéal de réciprocité). Cette dépendance réciproque est au cœur du travail du commun[92] [...]. »

E Les formes d'implication sur le territoire

- **La coopération :** induit une division du travail au sein de laquelle chaque personne est garante d'une partie de la résolution du problème. Elle implique un *engagement organisé* de la part de tous. Cet engagement permettra de résoudre collectivement un problème. Dans le cadre du travail social, les relations entre les différents membres du groupe peuvent être choisies ou obligatoires. Les liens que peuvent entretenir les membres de ce groupe sont soit égalitaires, soit hiérarchiques. On parle de *travail coopératif* quand deux ou plusieurs personnes travaillent conjointement dans un même objectif, chacun ayant à sa charge une part bien définie du travail à réaliser.
- **La collaboration :** l'*action de travailler ensemble* autour d'une action commune. La collaboration peut concerner deux ou plusieurs personnes. Il s'agira alors pour toutes les personnes concernées de s'appuyer sur leurs compétences respectives afin de répondre à l'objectif partagé. Plus largement, des services ou des institutions peuvent collaborer. Mais leur collaboration se réalise toujours par le biais des professionnels.
- **La coordination :** l'*organisation* de plusieurs personnes selon une *logique* définie, dans un *but déterminé*. La coordination apporte un élément supplémentaire à la collaboration : c'est l'organisation. En effet, cela

92 *Ibid.*, p. 226.

suppose que l'intention, le choix, le souhait de travailler ensemble ne suffisent pas. Il semble nécessaire de structurer son action autour de différentes étapes.

- **La mutualisation :** dans l'action sociale, il s'agit de mettre en commun les moyens humain, technique, financier… pour répondre à une problématique partagée.
- **La transversalité :** « s'oppose à la fois à une verticalité que l'on retrouve dans les organigrammes d'entreprise, à structure pyramidale, hiérarchique, et à une horizontalité comme celle qui peut se présenter dans la rue, dans la cour d'un immeuble, dans une salle d'attente, cet état de fait quasi sériel où les sujets s'arrangent comme ils le peuvent de la situation dans laquelle ils se trouvent investis sans ordre apparent[93] ».

Rôle de l'ASS

En tant qu'*acteurs du développement territorial*, s'inscrire dans une logique collective et/ou communautaire car en lien avec les politiques locales, les institutions et les divers partenaires. Son action cible un ensemble de personnes et se veut *participative*. Cette démarche demande à l'ASS un travail de coordination fort afin de proposer une action cohérente qui devra s'appuyer sur la *méthodologie de projet* (diagnostic, participation, réseau, etc.). Il s'agira pour l'ASS de mobiliser un collectif de personnes afin qu'elles participent à l'évolution de leur contexte (de vie, d'emploi, de logement, etc.).

93 Pain J. Transversalité : (transversality – transversalidad). In : Agnès Vandevelde-Rougale (dir.). Dictionnaire de sociologie clinique. Toulouse : Érès ; 2019. p. 663-6. DOI : 10.3917/eres.vande.2019.01.0663.

41 Le diagnostic social territorial

Définition

Diagnostic social territorial

« [...] partagé et coconstruit avec les habitants, permet l'élaboration de projets ou d'objectifs déclinés et mis en œuvre dans un territoire et dont l'évaluation est assurée à partir d'indicateurs déterminés au préalable. Cette méthodologie vise, par l'implication des habitants et l'appui sur les ressources territoriales, à élaborer de nouvelles formes d'intervention sociale, plus collectives, qui ne soient plus redistributives et curatives, mais participatives, durables et fondées sur les potentiels de chacun. Les actions ne sont pas transposables d'un territoire à l'autre. Les acteurs locaux déterminent l'ampleur et le rythme. La dimension collective des actions est évidente et rompt avec le schéma traditionnel de l'intervention sociale[94]. »

Notions

A Diagnostic

Le diagnostic renvoie au modèle médical qui se focalise sur les manques, les défaillances (de Robertis, 2007). L'évaluation signifierait le dépassement de ce modèle par une analyse plus globale de la situation cherchant également à mettre au jour les potentialités de la personne. Cristina de Robertis dans la *Méthodologie de l'intervention en travail social*, dans la révision de ce manuel de 2007, opte pour le terme « évaluation diagnostique » en précisant que (p. 149) :

> Cette modification du vocabulaire se justifie du fait du développement de l'évaluation des résultats, des travaux du Conseil supérieur du travail et de l'affirmation indispensable de l'autonomie technique des travailleurs sociaux.

94 IGAS. Intervention sociale de proximité et territoires, rapport intermédiaire n° 2005/025, juillet, 2005, disponible sur le site de La Documentation française : www.ladocumentationfrancaise.fr/rapports-publics.

B Le recueil de données (la méthode du questionnement) : QQOQCP[95]

a Qui ?

Qui sont les personnes à qui s'adressera le projet ?

- Quels sont leurs besoins ? Besoins que je peux observer à partir de mon lieu de travail.
- Quelles sont les difficultés déjà identifiées et les autres ?

Qui sont les différents acteurs (habitants, professionnels, etc.) ?

- Qui est concerné par le projet ?
- Quelles sont les personnes-ressources disponibles sur le territoire, c'est-à-dire les personnes connaissant les personnes visées par le projet ?
- Sur quelles institutions peut-on s'appuyer, quels réseaux ?

Qui sont les partenaires potentiels du projet ?

- Quels sont les enjeux des différents partenaires ?
- Quelles sont les associations possibles ou à mettre en place afin d'aboutir à un projet pertinent ?

b Comment ?

- Quel est le cadre dans lequel j'interviens ? Suis-je missionné ou suis-je dans le cadre d'une observation professionnelle où un changement (une adaptation) semble nécessaire ?
- De quels moyens est-ce que je dispose (humains, financiers, matériels) ?
- Quels sont les leviers disponibles (auprès des acteurs, sur le terrain, au sein de l'institution) ?

c Où ?

Quels sont les lieux disponibles pour la rencontre, les espaces de rencontre ?

L'action visée par le projet doit se trouver au cœur de trois espaces distincts, qui sont :

- les *besoins* qui devront être identifiés par les professionnels ;
- les *demandes* qui seront exprimées par les personnes concernées par le projet ;
- les *ressources* qui sont disponibles.

---

95 Méthode mnémotechnique du Q (que ? qui ? ou quoi ?), C (comment ?), O (où ?), P (pourquoi ?), facile à mémoriser et qui permet de se questionner sur tous les points importants de la situation.

d Pourquoi ?

À quel problématique répond le projet : il s'agira de recourir à des méthodes permettant d'observer, connaître, comprendre et analyser le territoire concerné à travers la recherche et les besoins des personnes (habitants, professionnels, etc.). Elles doivent permettre de :

- Détecter « la face cachée des choses » :

L'objectivité est essentielle quand il s'agit de comprendre ce qui se joue sur un territoire afin de proposer des actions, un engagement éclairé et distancié. En effet, il semble important de pouvoir détecter la *face cachée des choses*. La fonction du diagnostic est d'aider à la décision. Il part d'une situation estimée insatisfaisante, répond à un ou des besoins et doit arriver à un mieux-être pour les personnes concernées. La méthode du diagnostic doit être validée et acceptée par ceux qui vont le conduire de près ou de loin, car il doit alimenter une démarche collective dont les buts seraient d'étudier, de négocier, d'estimer les changements à apporter afin que la situation s'améliore.

- Organiser des « échanges interactifs » :

Le groupe doit alors rassembler les représentants des bénéficiaires, les commanditaires et les techniciens. En effet, le diagnostic doit servir d'outil de communication entre les experts chargés de l'établir et les acteurs du territoire. C'est pourquoi il semble important de s'associer avec les décideurs locaux.

Le diagnostic n'est pas une démarche figée. C'est une construction mutuelle qui s'organise, se précise progressivement autour d'*échanges interactifs et permanents* avec l'environnement.

La démarche collective garantit une plus grande pertinence de l'interprétation des différentes données, car elle favorise la mise en exergue des nouveaux enjeux et conduit l'ensemble des acteurs à repenser l'ensemble de la démarche et de sa mise en œuvre.

L'objectif principal du diagnostic étant d'agir sur la réalité observée en tentant de la modifier au regard des besoins repérés, il s'agit alors d'acquérir un autre regard sur le territoire qui permet de voir ce que l'on n'avait pas l'habitude de voir.

- Viser un « apprentissage commun » :

Un diagnostic devrait aboutir à la modification du regard des différents acteurs et de la conduite de leurs actions, mais également quelquefois à la refonte de leurs objectifs initiaux car ils auront développé un nouveau regard sur leur objet de travail. En effet, le diagnostic ne se contente pas de rassembler et d'empiler des éléments, mais étudie les interactions en vue d'un apprentissage commun.

- Repérer les « données essentielles » :

Afin de recueillir les données nécessaires à l'élaboration du diagnostic, il semble essentiel de se repérer grâce aux quelques points suivants :

- l'*environnement* : repérage des limites du territoire à observer, mais également des associations, des commerces, etc. ;
- l'histoire et l'évolution du territoire ;
- la *population* : données sociodémographiques (population totale, type de ménage, âge, sexe, nombre d'enfants, type d'habitat, montant des loyers, etc.), données socio-économiques (niveau de revenu, entreprises présentes sur le territoire, etc.), données ethnoculturelles (pays d'origine, religion, langue, etc.), données concernant l'éducation, la santé, la petite enfance (écoles, structures, hôpitaux, etc.) ;
- le *pouvoir local* : les élus locaux, les équipements et infrastructures, les dispositifs en vigueur sur le territoire (politique de la ville, etc.) ;
- les *services* : sport, culture, transports, etc.

Cette liste non exhaustive fait apparaître le nombre important de données qu'il sera nécessaire de repérer et d'analyser dans le cadre du diagnostic.

Rôle de l'ASS

L'assistant de service social propose son expertise à partir de ses connaissances des problématiques sociales, des politiques sociales et territoriales et de leur application. Il est force de propositions auprès des instances locales afin de développer des actions spécifiques et innovantes liées à son domaine d'intervention. Il s'appuie sur un réseau pluriprofessionnel et pluridisciplinaire pour élaborer ses contributions et contribuer à la réalisation de diagnostics sociaux au niveau d'une institution ou d'un territoire et apporte un appui spécifique à l'intervention de divers partenaires ou des professionnels du champ éducatif, social ou médico-social.

Situation

Dans un territoire rural, le service social constate l'aggravation des difficultés d'insertion professionnelle des jeunes. Il est décidé de créer un comité de pilotage (COPIL) qui réunit plusieurs décideurs, financeurs, représentants associatifs et habitants afin de créer un service de proximité spécialisé dans leur accompagnement. Marie, ASS, est nommée chef de projet et est chargée d'établir un diagnostic social territorial partagé. En se basant sur les méthodes quantitatives et qualitatives, elle rédige le diagnostic et le présente au comité et ensuite, lors d'une réunion, aux professionnels et aux habitants du territoire. Suite à ce diagnostic, les pouvoirs décident de créer une équipe éducative mobile qui sillonnera le territoire à l'instar d'une maraude en proposant des temps d'échange et l'accompagnement dans les démarches d'insertion. Ce projet territorial sera évalué et rajusté régulièrement en fonction de l'évolution de la situation.

42 Théories des besoins

Définition

Besoin

« Exigence née d'un sentiment de manque, de privation de quelque chose qui est nécessaire à la vie organique, sentiment de privation qui porte à désirer ce dont on croit manquer, nécessité impérieuse, chose considérée comme nécessaire à l'existence » (*Larousse*). La psychologie a déterminé les besoins essentiels à l'être humain, on les appelle les « besoins fondamentaux ». Ils peuvent être répartis en deux grandes catégories : les besoins organiques et les besoins psychologiques. Toutefois, ils sont intriqués les uns dans les autres, et la non-satisfaction d'un besoin organique aura des effets sur le psychisme de l'individu.

Notions

A La classification des besoins fondamentaux selon Virginia Henderson

La classification des besoins par l'infirmière américaine Virginia Henderson est la plus utilisée par les professionnels de santé. Les quatorze besoins décrits n'ont aucune hiérarchie entre eux, ils sont tous importants et interactifs. Si l'un des besoins n'est pas satisfait, il peut entraîner des dépendances dans un autre besoin. Virginia Henderson définit la santé comme l'état qui résulte de la satisfaction de ces quatorze besoins.

1. Respirer.
2. Boire et manger.
3. Éliminer (par voie urinaire, intestinale ou cutanée).
4. Se mouvoir et maintenir une bonne posture.
5. Dormir et se reposer.
6. Se vêtir et se dévêtir (en respect de l'environnement physique, de notre culture et de notre environnement social).
7. Maintenir la température du corps dans les limites de la normale.
8. Être propre, soigné et protéger ses téguments.

- Être propre, c'est assurer l'hygiène corporelle élémentaire.
- Être soigné, c'est apporter des soins supplémentaires ou des raffinements (soigner son aspect, sa tenue, etc.).

- Protéger ses téguments, c'est veiller à l'intégrité de la peau, des ongles, des cheveux et leur apporter les soins en conséquence.

9. Éviter les dangers.
10. Communiquer avec ses semblables.
11. Agir selon ses croyances et ses valeurs.
12. S'occuper en vue de se réaliser (c'est se trouver des « moyens » pour se sentir utile, c'est assurer le développement de son potentiel personnel et intellectuel, c'est assumer avec compétence ses différents rôles sociaux et familiaux).
13. Se récréer (avoir des activités procurant du plaisir).
14. Apprendre.

B La classification des besoins fondamentaux selon Abraham Maslow

Selon la théorie de Maslow, les motivations humaines correspondent à cinq grandes classes de besoins : les besoins physiologiques, de sécurité, d'appartenance, de considération et de valorisation, et de dépassement de soi (figure 42.1).

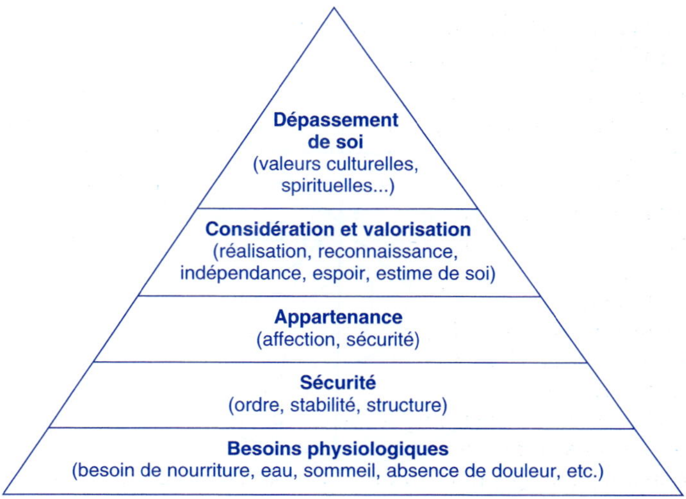

Figure 42.1. La pyramide des besoins fondamentaux de la personne, de Maslow.
Source : D'après Chaudet V, Demont G, Mrozik-Demont K, Gassier J. Je réussis le DEAES. Diplôme d'État accompagnant éducatif et social. © Elsevier Masson ; 2020. p. 198. Reproduction autorisée.

Une lecture trop souvent répandue consiste à penser que les besoins situés à la base de la pyramide doivent d'abord être satisfaits avant de pouvoir aborder les besoins supérieurs. Ceci est totalement contraire à la pensée de Maslow ; s'il existe une hiérarchie des besoins, elle traduit que la personne cherche à satisfaire d'abord les besoins de la base de la pyramide avant les autres. Mais ceci n'empêche pas que les besoins de dépassement de soi sont aussi importants que les besoins physiologiques.

C Demande

La demande est souvent confondue avec le besoin. Or, « les besoins sont de l'ordre du matériel, du confort. La demande se situe à un autre niveau, plus intime comme la recherche d'une autorité, adressée à soi et qui contienne vraiment. Ce travail, salutaire sur les besoins des usagers, ne pourra avoir un véritable avenir que s'il s'associe à une réflexion sur la demande des bénéficiaires. [...] Miser sur la demande, cela relève de la chasse aux papillons comme le chantait Brassens, on part et on espère que ça aura lieu[96]... ».
Les travaux d'ATD Quart Monde proposent de remplacer cette pyramide par un cercle (figure 42.2).

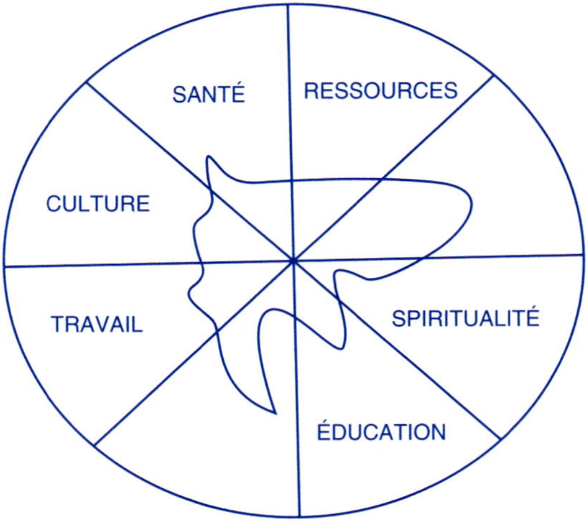

Figure 42.2. **Les besoins humains.**
Source : D'après Potdevin JM, Lorient A, Clément L. Humains dans la rue. Histoires d'amitiés avec ou sans abri. Paris © Éditions Première Partie ; 2018. Reproduction autorisée.

96 Vauchez JM. Le besoin et la demande [en ligne]. 2005. www.psychasoc.com/Textes/Le-besoin-et-la-demande.

Rôle de l'ASS

L'ASS élabore un accompagnement social avec la personne ou le groupe tenant compte des singularités, des aspirations et des potentialités de chacun.

Situation

Richard, ASS dans une Équipe, mobile psychiatrie précarité (EMPP), effectue des maraudes en partenariat avec une association locale. L'équipe vient de proposer une nouvelle organisation afin de « livrer les repas » au plus grand nombre de personnes. Ainsi, chaque « demandeur » doit désormais venir au point de rendez-vous donné par l'équipe pour obtenir le repas. Richard n'est pas d'accord avec cette idée. Une de ses collègues lui répond, « en se référant à Maslow », que la maraude doit d'abord répondre aux besoins primaires et de toute façon « les gens demandent à manger ». Certains travailleurs sociaux aiment citer la pyramide de Maslow sans vraiment approfondir la notion de besoins et la manière dont les besoins peuvent se singulariser en fonction de la personne, du contexte, sans parler de la véritable demande qui se dessine dans ce type de relation.

43 Le droit à la ville

Définition

Droit à la ville

Dans son manifeste publié en 1968[97], H. Lefebvre constate que l'État, en prenant en charge la construction de logements dans un contexte où « davantage de logements » sont réclamés et sans que le droit au logement soit formellement reconnu, se contentait de produire des ensembles « marqués d'un caractère fonctionnel et abstrait : le concept de *l'habitat* porté jusqu'à sa forme pure par la bureaucratie de l'État » (1968, p. 16.). Ces espaces rigides accueillaient ainsi la « quotidienneté complète (fonctions, prescription, emploi du temps rigide) » (1968, p. 17), évacuaient l'habiter et le réduisaient à l'habitat. Tout cela fait perdre « la conscience de la ville et de la réalité urbaine » (p. 18). Si le droit au logement est à la fois inscrit dans la Constitution (1946), dans la Déclaration universelle des droits de l'homme (1948), et que si plusieurs textes de loi ont tenté de le réaffirmer jusqu'à la promulgation, le 5 mars 2007, de la loi au logement opposable, droit au logement opposable (DALO), aucun de ces textes n'a pris en compte le droit à la ville et tous semblent s'inscrire dans une logique du loger. Dans *Le Droit à la ville*, Henri Lefebvre se demandait : « Ne serait-il pas plus cohérent, plus rationnel et plus agréable, d'aller travailler en banlieue et d'habiter la ville, plutôt que d'aller travailler en ville, tout en habitant dans une banlieue peu habitable » (p. 76). En effet, le penseur rappelle qu'« habiter, c'était participer à une vie sociale, à une communauté, village ou ville » (1968, p. 14), être sujet dans la cité et le droit à la ville, c'est la « reconnaissance du droit à ne pas être exclu de la centralité et de son mouvement » (Lefebvre, 1974, p. XIII). D. Harvey rappelle que « c'est un droit collectif à nous changer nous-mêmes en changeant la ville de façon à la rendre plus conforme à notre désir le plus cher[98] ».

---

97 Lefebvre H. Le droit à la ville. Paris : Anthropos ; 1968 b.

98 Harvey D. The Right to the City. New Left Review 2008 ; 53. Cité par Garnier J. Du droit au logement au droit à la ville : de quel(s) droit(s) parle-t-on ? L'Homme & la Société 2011 ; 182(4) : 197-217. DOI : 10.3917/lhs.182.0197.

Notions

A Production de l'espace

H. Lefebvre refusait de considérer l'espace comme un simple cadre de vie et rappelait que chaque société produit et secrète son espace.

B Loger

Loger se réfère à une représentation du logement et surtout de l'hébergement comme un espace devant assurer un certain nombre de fonctions en réponse aux besoins primaires de la personne. La logique du loger se traduit par une approche fonctionnelle de l'accompagnement et du logement, réduit souvent à sa fonction de protéger de l'extérieur et de permettre de répondre aux besoins élémentaires de la personne.

C Habiter

Habiter se distingue du loger et convoque le « faire avec l'espace[99] », pour Martin Heidegger, le verbe « habiter » (*wohnen*) signifie « être-présent-au-monde-et-à-autrui ». Ainsi, c'est beaucoup plus que loger, habiter ne concerne pas uniquement le logement, mais la manière dont nous produisons les espaces de nos présences au monde.

Rôle de l'ASS

L'habitat est un des leviers de l'accompagnement social, passer d'une logique du « loger » à une logique de « l'habiter » est un enjeu important de l'intervention sociale : quitter une approche fonctionnelle pour entrer dans une approche existentielle.

99 Stock M. L'habiter comme pratique des lieux. Espacestemps.net. Textuel [en ligne]. 2004. Disponible sur : www.espacestemps.net/document1138.html.

Situation

Monique, ASS, fait partie du COPIL SIAO[100]. Le groupe s'aperçoit que de nombreuses personnes étant à la rue refusent les propositions de logement qui leur sont faites. Afin de mieux saisir le phénomène, Monique est chargée d'une enquête auprès des acteurs d'accompagnement de ce public. Elle s'aperçoit que ces refus sont le plus souvent liés à la crainte du déracinement, au rattachement à l'espace du centre-ville où certaines personnes ont développé des liens sociaux importants et des activités diverses. La plupart de ces personnes ont reçu des propositions de logement dans de petites communes éloignées de la ville. La logique du loger qui domine le secteur social cherche à résoudre le problème de « logement » et oublie souvent de prendre en compte le lien entre l'espace et le sujet (habiter).

100 SIAO : service intégré d'accueil et d'orientation.

44 La gestion courante du budget quotidien et des documents administratifs

Définitions

A Gérer

Administrer, surveiller (avec une notion de responsabilité).

B Budget

Ensemble des dépenses et des recettes prévues annuellement.

Notions

A Revenus

Montants pécuniaires qui sont perçus par un individu ou par un ménage (membres d'une même famille).

a Revenu disponible

Le revenu disponible comprend les revenus d'activité, les revenus du patrimoine et les prestations sociales (y compris les pensions de retraite).

b Budget déficitaire

Le budget déficitaire ne permet pas de faire face aux dépenses ; le déficit peut entraîner l'emprunt et l'endettement.

c Budget excédentaire

Le budget excédentaire permet facilement de faire face à toutes les dépenses et dégage un excédent qui peut être épargné afin de couvrir des dépenses imprévues.

B Méthodologie (tableau 44.1)

Tableau 44.1. Gérer le budget.

Étapes	Actions
1. Évaluer les revenus	• Additionner l'ensemble des recettes régulières de l'année pour obtenir le revenu annuel • Diviser ce revenu annuel par 12 pour obtenir le revenu moyen mensuel
2. Évaluer les dépenses fixes	Additionner les dépenses obligatoires annuelles et diviser le total par 12
3. Évaluer les dépenses courantes	Noter toutes les dépenses sur 2 ou 3 mois et diviser la somme totale obtenue pour avoir une moyenne mensuelle
4. Évaluer les dépenses d'équipements et de loisirs	• Noter les dépenses faites et estimer les besoins en équipements • Les comparer au budget disponible afin de savoir si ces dépenses sont possibles et à quel moment

Sources : D'après Rose C, Valette C, Gassier J, Chaudet V. Je réussis le DEASS. Diplôme d'État d'assistant de service social. 2e édition. © Elsevier Masson ; 2019. Reproduction autorisée.

C Moyens de défense du consommateur

Le consommateur peut recourir à divers organismes :

- la Direction générale de la concurrence, de la consommation et de la répression des fraudes (DGCCRF) contrôle le prix des produits ;
- l'Institut national de la consommation (INC) informe et conseille les consommateurs ;
- les organisations de consommateurs agissent de plus en plus en justice si elles sont agréées ;
- le tribunal de grande instance peut prononcer la nullité ou la résolution du contrat, mettre en jeu la responsabilité du vendeur et ordonner des sanctions pénales.

D Gestion et classement des documents administratifs

Documents administratifs (tableau 44.2)

Tableau 44.2. Exemple de classement des documents personnels.

Nom des documents	Contenu
Documents personnels Ranger à part (on ne peut pas avoir de duplicata pour certains documents)	• Livret de famille, livret militaire • Diplômes • Contrats de mariage, divorce, testament, donation, etc. • Livrets d'épargne
Emploi 2 sous-chemises	• Contrats de travail, certificats de travail • Notations, évaluations, etc.
Salaire 2 sous-chemises	• Bulletins de paie de l'année • Attestations d'autres revenus nécessaires à la déclaration d'impôts
Logement 1 sous-chemise par élément	• Factures EDF, téléphone, charges, reçus de loyer, etc. • Acte de propriété ou contrat de location
Impôts 3 sous-chemises	• Déclaration et avis d'imposition de l'impôt sur le revenu • Impôts fonciers et taxe d'habitation – Taxes diverses (redevance télé, etc.)
Banque 2 sous-chemises	• Relevés de compte • Crédits, emprunts, etc.
Assurances 2 ou 3 sous-chemises	• Contrats et factures annuels pour le logement, le véhicule, responsabilité civile • Assurance vie, déclarations de sinistres
Santé 2 sous-chemises	• Ordonnances en cours, examens récents • Carnet de santé, vaccinations, carte de groupe sanguin
Sécurité sociale, mutuelle 2 sous-chemises	• Carte de Sécurité sociale • Feuilles de remboursement, documents d'accident du travail
Véhicule 2 sous-chemises	• Facture d'achat, de réparations • Constats d'accidents, etc.

(*Suite*)

Tableau 44.2. Suite.

Nom des documents	Contenu
Travaux	Devis en cours, factures de grosses réparations
Loisirs 2 sous-chemises	• Notes d'hôtel, contrats de voyages • Contrats d'abonnement à des revues, clubs, etc.
Achats	Factures d'achats importants et susceptibles d'être remboursés par les assurances en cas de vol, détérioration

Sources : D'après Rose C, Valette C, Gassier J, Chaudet V. Je réussis le DEASS. Diplôme d'État d'assistant de service social. 2e édition. © Elsevier Masson ; 2019. Reproduction autorisée.

a Durée de conservation des documents administratifs (tableau 44.3)

Tableau 44.3. Archivage des documents administratifs.

Durée de conservation	Documents administratifs
À vie	Documents concernant : • la *famille* – livret de famille – contrat de mariage, jugement de divorce • les *ressources* : les pensions, la retraite, l'épargne (livrets de caisse d'épargne) • les *actes notariés* : donation, testament, actes de propriété • les *études* : diplômes • la *santé* : – documents d'accident du travail ou de maladie professionnelle ou d'invalidité – carte de Sécurité sociale, de groupe sanguin – dossiers médicaux : carnet de santé, certificats de vaccination, radiographies, analyses, certaines ordonnances, etc.
30 ans	• Justification de paiement d'un dommage • Reconnaissance de dette civile • Honoraires d'architecte et d'avocat

(Suite)

Tableau 44.3. Suite.

Durée de conservation	Documents administratifs
10 ans	• Factures de travaux effectués par un artisan • Relevés bancaires – Justificatif de paiement des charges de copropriété • Justificatif de paiement d'un prêt • Documents concernant une construction : factures, procès-verbal de réception des travaux – Contrat de prêt après l'expiration du contrat • Factures EDF-GDF
5 ans	• Avertissements du percepteur • Déclaration de revenus • Justificatifs de paiement de :
	– pension alimentaire – cotisations sociales – impôts • Quittances d'assurance • Contrat de location après le départ des lieux • Bulletins de salaires d'un employé
2 ans	• Justificatif de paiement des factures d'eau, de téléphone • Décomptes de Sécurité sociale • Contrat de travail après sa résiliation
Durée variable	• Preuves de mandats et virements, souches de carnet de chèques : le plus longtemps possible • *Bulletins de salaire* : jusqu'à la retraite • *Certificats de travail* : jusqu'à la retraite • *Dossiers scolaires* : la durée des études • *Devis* : jusqu'à la facture • *Quittances de loyer* : pendant toute la location • *Bons de garantie* : jusqu'à expiration • Facturettes de paiement par carte bancaire : jusqu'au prélèvement sur le compte • *Polices d'assurance* : pendant toute la durée de souscription à cette assurance (voiture, maison, etc.)

Sources : D'après Rose C, Valette C, Gassier J, Chaudet V. Je réussis le DEASS. Diplôme d'État d'assistant de service social. 2e édition. © Elsevier Masson ; 2019. Reproduction autorisée.

b Démarches administratives courantes (tableau 44.4)

Tableau 44.4 Démarches administratives.

Demandes formulées	Où aller ?
État civil	
• Copies, extraits d'actes	• Mairie du lieu de l'acte
• Actes établis dans les DOM-TOM	• Ministère des DOM-TOM
• Actes établis à l'étranger	• Service central de l'état civil (Nantes)
• Bulletin n° 3 du casier judiciaire	• Casier judiciaire national (Nantes)
• Certificat de nationalité	• Tribunal d'instance du domicile
• Pièces d'identité	• Mairie ou commissariat du domicile
Enseignement	
• Orientation	• Centre d'information et d'orientation (CIO) des établissements scolaires • Centre d'information et de documentation jeunesse (CIDJ), Paris
• Bourses d'étude	• Université ou rectorat
• Enseignement à distance	• Centre national d'enseignement à distance (CNED)
Vie professionnelle	
• Recherche d'emploi	• Pôle emploi du domicile
• Insertion-formation	• Chambre de commerce et d'industrie • Association pour la formation professionnelle des adultes (AFPA)
• Réglementation du travail	• Pôle emploi
• Litiges du travail	• Direction départementale du travail • Inspection du travail (du domicile) • Conseil des prud'hommes
• Aide aux personnes privées d'emploi	• Pôle emploi

(Suite)

Tableau 44.4. Suite.

Demandes formulées	Où aller ?
Protection sociale	
• Sécurité sociale	• Caisse primaire d'assurance maladie (CPAM)
• Dossiers médicaux	• Centre d'accueil pour demandeurs d'asile (CADA)
• Protection de l'enfance	• Direction départementale des Affaires sanitaires et sociales (DDASS)
• Allocations familiales	• CAF du domicile
Personnes âgées	
• Aides ménagères et soins à domicile	– Centre communal d'action sociale (CCAS) du domicile • Caisse de retraite
• Hébergement	• CCAS du domicile
• Allocation d'aide sociale	• Caisse nationale d'assurance vieillesse
• Allocation vieillesse	• Caisse de retraite
Logement	
• Achat : prêt à taux zéro (PTZ), prêts conventionnés	• Association départementale pour l'information sur le logement (ADIL)
• Amélioration de l'habitat	• Délégation locale de l'Agence nationale de l'habitat (ANAH)
• Aide au logement	• Mairie, CAF
• Allocation logement	• CAF
Taxes et impôts	
• Déclaration	• Centre des impôts
• Paiement	• Perception ou trésorerie du domicile
Transports	
• Permis de conduire	• Préfecture
• Carte grise	• Préfecture

(Suite)

Tableau 44.4. Suite

Demandes formulées	Où aller ?
• Vente d'un véhicule	• Préfecture
Justice	
• Aide judiciaire	• Tribunal de grande instance et tribunal d'instance
• Dettes, créances	• Commission de surendettement du département
Loisirs-culture	
• Centre culturel	• Mairie
• Brevets sportifs • Sections sportives et handisport	• Direction départementale de la jeunesse et des sports
• Information culturelle et sportive	• Direction régionale des affaires culturelles

Sources : D'après Rose C, Valette C, Gassier J, Chaudet V. Je réussis le DEASS. Diplôme d'État d'assistant de service social. 2e édition. © Elsevier Masson ; 2019. Reproduction autorisée.

Rôle de l'ASS

Dans le cadre de ses missions, l'ASS est régulièrement amené à accompagner les personnes dans la gestion de leur budget quotidien et de leurs documents administratifs. Le professionnel devra veiller à ce que l'usager soit acteur et donc participatif dans cette démarche.

PARTIE 3

Domaine de formation 3

Communication professionnelle en travail social

Vous trouverez dans les mémo-fiches concernant ce domaine de formation 3, «Communication professionnelle en travail social», l'ensemble des informations à connaître pour réaliser vos écrits relatifs à ce domaine.

Les compétences du DF3

- Établir une relation professionnelle dans un cadre éthique et déontologique
- Représenter le service, l'établissement, l'institution
- Adapter sa communication professionnelle écrite et orale en fonction de l'interlocuteur et du destinataire
- Élaborer, gérer et transmettre une information dans le respect du secret professionnel
- Rédiger des écrits professionnels
- Concevoir et diffuser une communication adaptée sur le projet d'accompagnement collectif
- Appréhender et mobiliser l'environnement numérique

Sommaire du DF3

SECTION 10

La communication professionnelle

Karolina Mrozik-Demont,
Guillaume Demont

45 La communication

Définition

La communication interpersonnelle

C'est un « besoin fondamental ». Elle a un rôle important dans l'évolution de l'être humain. Elle permet de tisser des liens entre les personnes. Elle est le moyen de mettre en commun des sentiments, des opinions, des expériences, des informations. Elle est indispensable au dynamisme physique et psychique. L'on prête à Paul Watzlawick (1921-2007), théoricien de la communication, le principe suivant, fondateur de l'école de Palo Alto, selon lequel « on ne peut pas ne pas communiquer ». Ce principe, si on le prend à la lettre nous indique que tout ce que nous faisons est communication : notre manière de nous habiller, notre démarche, notre regard, le choix de nos livres ou de nos musiques, notre peau qui rougit, le rythme de notre cœur... Seulement, l'écrasante majorité de ce que nous communiquons nous échappe.

Les auteurs de *Une logique de la communication*[101] distinguent deux registres de modes de communication : l'analogique et le digital. Les signaux digitaux sont ceux qui transmettent un message selon un code précis et univoque (un signal = un mot, en résumé, c'est-à-dire la langue orale ou écrite, la langue des signes française [LSF], les pictogrammes...), les signaux analogiques sont ceux qui transmettent une information imprécise et plus ou moins ambiguë (l'intonation, les mouvements des mains quand on parle, le rougissement, le regard...).

Enfin, selon le philosophe John Dewey, communiquer c'est « mettre en commun nos expériences ». Il s'oppose en cela à une vision purement transmissive de la communication. Lorsqu'une personne communique, elle dépose son expérience, son vécu, par ce qu'elle dit, ce qu'elle fait, sa posture, et elle accepte ce faisant que l'interlocuteur puisse se l'approprier et même qu'il puisse lui dire quelque chose de cette expérience dont elle n'avait pas conscience.

Communiquer serait donc :

- déposer mon expérience et recueillir celle de l'autre ;

---

101 Watzlawick P, Helmick Beavin J, Jackson Don D. Une logique de la communication, trad. de l'anglais par Morche J. Paris : Seuil ; 1972.

- m'approprier l'expérience de l'autre (en retirer quelque chose qui m'instruit, me console, me met en colère…) et permettre à l'autre de s'approprier la mienne ;
- apprendre de l'autre ce qu'il a à dire sur mon expérience.

Notions

A La communication comme transfert de message

Il est fréquent de présenter le fonctionnement de la communication en utilisant le schéma de Shannon et Weaver[102] qui a été conçu pour la cybernétique (figure 45.1).

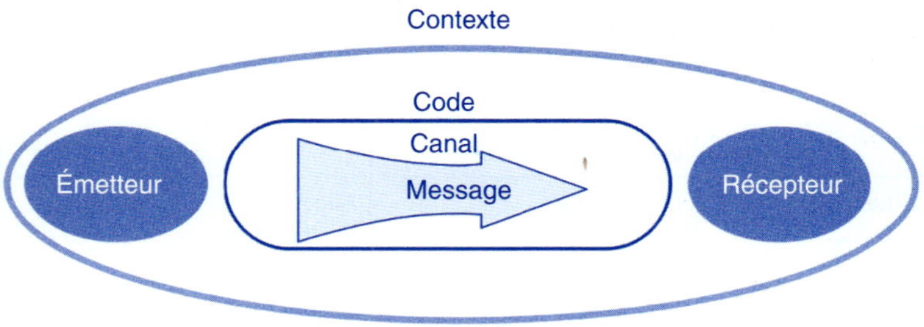

Figure 45.1. Schéma de la communication selon Shannon et Weaver.

Ce schéma indique que la communication, c'est une relation entre un émetteur et un récepteur. Pour adresser son message, l'émetteur choisit un canal (oral, écrit, téléphone, courriel, geste…) et il code son message que le récepteur devra décoder (en passant par une langue, un niveau de langue, l'usage ou non de vocabulaire technique…). Enfin, cet événement de communication va se passer dans un contexte donné qui va également avoir une influence sur la manière dont le message est transmis (selon le lieu et la distance, on va devoir chuchoter ou crier, selon le temps dont on dispose, le message écrit sera lapidaire ou très développé…).

102 Shannon CE, Weaver W. The mathematical theory of communication. Urbana : The University of Illinois Press ; 1949.

Le linguiste Roman Jakobson[103] est reparti de ce schéma pour penser les fonctions de la communication. Ce chercheur a remarqué que le message peut porter sur chaque élément du schéma : il peut dire quelque chose de l'émetteur ou du récepteur, du contexte, du code, du canal ou tourner en boucle en parlant de ce qu'il dit. Le tableau suivant indique les six fonctions du langage d'après Jakobson et donne des exemples de réalisation de ces fonctions (tableau 45.1).

Tableau 45.1. Les fonctions du langage.

Fonctions	**Le message porte sur...**	**Exemple**
Expressive	L'émetteur du message.	Je vais bien/Je suis triste. Je suis allé à la mer ce week-end. ...
Conative	Le récepteur (il dit quelque chose du récepteur ou il traduit une volonté d'agir sur lui).	Tu as une tache sur ton veston. Viens à la maison ce soir. ...
Phatique	Le canal de communication.	Allô. Je n'entends pas ce que tu dis. ...
Référentielle	Le contexte, le monde extérieur à la situation de communication.	Il pleut[104]. Victor Hugo a écrit *Les Misérables*. ...
Métalinguistique	Le code.	Qu'est-ce que tu entends par « communication » ? On ne dit pas « au coiffeur » mais « chez le coiffeur ». ...
Poétique	Le message joue avec lui-même, la forme prend plus d'importance que le contenu	Les jeux de mots, la poésie, la calligraphie...

103 Jakobson R. Linguistique et poétique. In : Essais de linguistique générale. Paris : Les Éditions de Minuit ; 1969. p. 209-48.

104 Attention, parfois le fait de parler du temps qu'il fait a une fonction purement phatique, ça permet d'entrer en relation, comme le « Allô » quand on décroche le téléphone.

B Au-delà du message

Le schéma précédent de Shannon et Weaver est très intéressant pour comprendre les processus de transmissions. Mais il est trop réduit pour vraiment servir à comprendre la communication.

En effet, la communication n'est pas réductible à la transmission d'un message et, de plus, il n'y a que peu de situations où la communication est ainsi en sens unique. En général, il y a réponse ou feed-back (au moins dans l'attitude, les mimiques...).

En prenant en compte ces critiques, une autre schématisation de la communication peut être proposée.

- Pour commencer, il y a effectivement un choix de canal de communication ou de canaux : à l'oral (face à face, par téléphone ou en visioconférence), par écrit (manuscrit ou via un support numérique), par gestes ou autres modes de communication alternatifs (pictogramme, classeur de communication...) ou encore par des signaux analogiques.
- Ensuite, ce canal va être utilisé dans un contexte d'expression. Ce contexte est en partie physique (le lieu où l'on écrit, où l'on discute...), mais il est aussi mental. Le locuteur est engagé dans la conversation avec son cadre de référence, son éducation, son rôle, ses croyances, ses valeurs...
- Dans ce contexte et à travers ces canaux, le locuteur va déposer dans l'espace de « mise en commun » (voir la partie définition de cette fiche) : des représentations (chacun se forge une représentation personnelle à partir d'un même mot, d'une même idée), des informations (le « message » du schéma précédent), de la relation (par le tutoiement ou le vouvoiement, par les implicites, le niveau de langage, l'humour ou la déférence...) et des émotions. Ce que nous pouvons réunir par l'acronyme « RIRE » pour s'en rappeler.
- Du côté du récepteur, il accueille ce qui a été « mis en commun » par ses sens, utilisant principalement ceux de l'audition et de la vision.
- Cet accueil se produit dans un contexte de réception, qui fait le pendant au contexte d'expression. Le contexte physique peut être le même, dans le cas d'un dialogue, mais il peut aussi différer pour les communications écrites (qui peuvent être lues dans un autre lieu et à un moment différent que le contexte de rédaction) ou pour les communications à distance (téléphone, Internet...). De la même façon, le contexte mental peut, en partie, être commun (on partage tous une partie de notre culture, de notre histoire, de nos valeurs, croyances...), mais il diffère aussi en partie (en dépit de tout ce qu'on partage chacun reste unique). Ce décalage va être la source d'interprétations différentes entre ce qui

est exprimé et ce qui est reçu. Ce peut être parfaitement anodin ou source d'incompréhension importante.

- Le récepteur va alors basculer en tant que locuteur pour exprimer par l'un ou l'autre canal son feed-back et potentiellement répondre.

Ce processus de communication est schématisé dans la figure 45.2 ci-dessous :

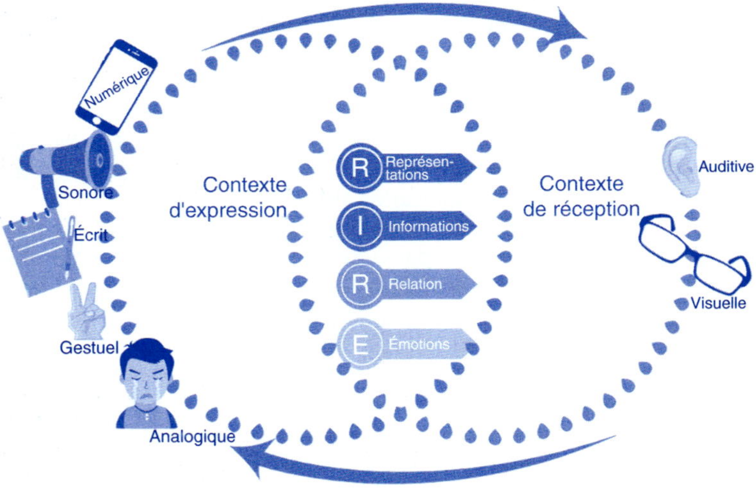

Figure 45.2. **Processus de communication.**

Rôle de l'ASS

Notre langage est humain parce qu'il utilise les six fonctions de la communication expressive, conative, phatique, référentielle, métalinguistique et poétique. Si l'ASS veut rester dans une approche humaniste du travail social et non techniciste, il doit utiliser les catégories de Jakobson comme boussole. Ainsi, notre façon de développer des moyens de communication adaptés avec des personnes déficientes intellectuelles se limite parfois aux fonctions expressives (dire ce qu'il ressent) et conative (demander quelque chose). Il manque donc une réflexion sur les fonctions :

- phatique (comment lui permettre d'interpeller, de tester s'il y a de la relation de manière reconnue par son environnement ?) ;

- métalinguistique (comment lui permettre de dire quand il ne comprend pas, quand il a besoin de trouver de nouveaux moyens pour exprimer quelque chose qui manque à son lexique ?...) ;
- référentielle (est-ce qu'il a les moyens de raconter ce qu'il a fait en week-end, en vacances ? Est-ce qu'il peut poser des questions sur l'actualité ?...) ;
- poétique (la communication est aussi un jeu, comment comprendre quand il est dans cette dynamique ?).

De la même façon, l'ASS doit s'interroger sur sa communication au sein de l'équipe. Si elle se réduit à sa dimension fonctionnelle, purement référentielle, elle perd de son humanité. À côté de la communication formelle, utilisant les espaces de réunion et les écrits, il faut laisser de la place pour une communication informelle pour parler de soi, parler de l'autre, vérifier nos modes de communication, se mettre d'accord sur nos codes et jouer avec le langage. Tout ce qui ne trouve pas d'espace pour se dire ressort sur un mode analogique et est susceptible de créer du malaise. Il n'y a pas de non-dits, il n'y a que du communiqué malgré soi.

Situation

Au sein de l'équipe d'un conseil départemental, lors d'une réunion d'équipe, le sujet de la nouvelle organisation horaire de l'unité est à l'ordre du jour. Il a été décidé lors d'une précédente réunion de décaler les horaires afin de pouvoir accueillir plus facilement les personnes après leur journée de travail.

Pendant cette réunion, Jeanne, assistante de service social, ne dit pas un mot. Elle n'était pas d'accord avec ce qui a été décidé précédemment. Son silence apporte une gêne à la réunion, plusieurs collègues ont du mal à s'exprimer pour ne pas la froisser. La réunion est finalement peu efficace, il faut en reporter ce point à l'ordre du jour d'une prochaine réunion pour finir d'en parler.

Commentaire

On voit dans cet exemple le fameux principe de Watzlawick : « On ne peut pas ne pas communiquer. » En choisissant de se taire, Jeanne a fortement communiqué son désaccord. Il est à noter que de telles attitudes sont profondément nuisibles à la vie du groupe : le collectif a besoin que les désaccords soient formulés et qu'on soit capables malgré eux de travailler ensemble.

46 La communication professionnelle

Définitions

A Le professionnalisme et la professionnalité

a Le professionnalisme

C'est le fait de correspondre à ce qu'on attend d'un professionnel. Ce terme renvoie à l'idée du « bon professionnel ». Mais il renvoie aussi à l'idée d'une interchangeabilité des professionnels : si être professionnel, c'est correspondre à l'image attendue du bon professionnel, alors chaque professionnel peut en remplacer un autre indistinctement.

b La professionnalité

C'est la façon propre à un individu d'exercer sa profession. Ce concept prend mieux en compte l'unicité de chacun et qu'une équipe de professionnels est riche de la diversité des professionnalités qui la composent. Mais on ne peut faire l'abstraction que toute façon d'être professionnel n'est pas nécessairement acceptable, il y a un socle commun sur lequel s'entendre.
Être professionnel, c'est donc un subtil dosage entre du professionnalisme et de la professionnalité.

B Le genre et le style

Il y a deux aspects à prendre en compte dans la communication professionnelle :

a Le genre

C'est-à-dire le professionnalisme de la communication, ce qui correspond aux attendus de la communauté professionnelle par rapport au type de communication. Par exemple, dans un rapport social, il est attendu que l'écrit relate le parcours de la personne, ses difficultés, ses ressources et émette des propositions quant à son orientation, il est également attendu un langage qui connaisse le jargon du travail social et qui s'interdit toute vulgarité. La transmission orale entre membres d'une même équipe impose un genre différent, des attendus différents.

Le genre d'une communication dispose de plusieurs composantes :

- le rôle des interlocuteurs ou de celui qui écrit et de celui qui lit ;
- le canal de communication ;
- le contexte de production et de réception (dans le bureau, dans le salon, en tête à tête, au milieu de tous...) ;
- la longueur et l'organisation du propos ;
- les thèmes obligatoires, facultatifs, impossibles ;
- le niveau de langue.

b Le style

Respecter le genre d'un type de communication n'interdit pas à chacun de réaliser la communication avec son style propre, ses tics de langage, la mise en avant de ce qui le préoccupe le plus... Le style est le reflet de la professionnalité dans la communication professionnelle.
Il est important de retenir que le style ne peut exister qu'au sein d'un genre. Un professionnel ne peut pas répondre face à une critique sur sa manière de s'exprimer professionnellement : « C'est mon style, il faut me prendre comme ça, j'ai toujours parlé comme ça, je ne vais pas changer maintenant. » Car la communication professionnelle implique d'être capable de naviguer entre plusieurs niveaux de langue.

C Les niveaux de langue professionnelle

Chaque genre implique un niveau de langue professionnelle adéquat dans la situation de communication. Cette question du niveau de langue concerne particulièrement le lexique utilisé, mais pas seulement. L'attitude corporelle est aussi un mode d'expression et se tenir vautré sur sa chaise ou droit n'envoie pas le même signal à son interlocuteur, la manière de s'habiller également.
Le niveau de langue est défini en fonction de deux axes :

- le premier concerne la spécialisation du langage, il va de la langue commune à la langue technique ;
- le second concerne la correction de la langue, il va de la langue soutenue à la langue argotique et grossière.

La figure 46.1 ci-après illustre l'adaptation nécessaire du niveau de langue selon les interlocuteurs :

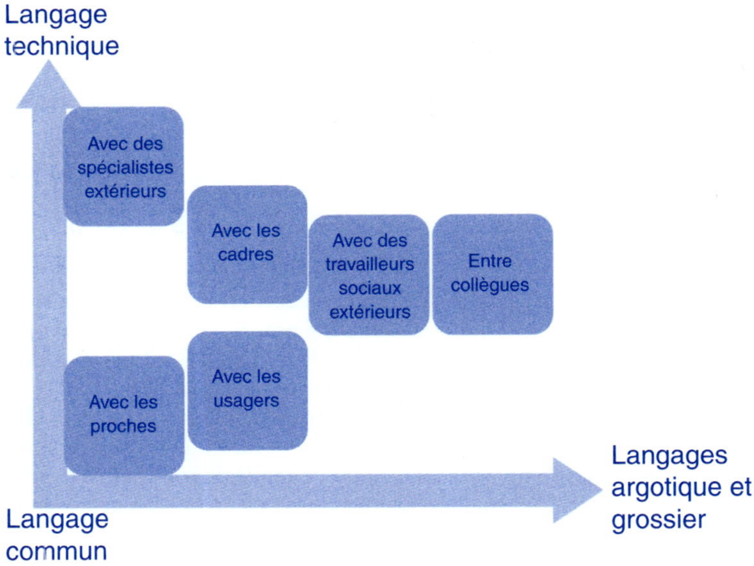

Figure 46.1. Adaptation du niveau de langue professionnelle.

Notions

Pour prétendre à une communication professionnelle, il y a trois critères à satisfaire : la confluence, la cohérence et l'efficience.

A Une communication professionnelle se situe à la confluence des contextes d'expression et de réception

La fiche précédente montrait qu'une caractéristique de la communication était que le contexte d'expression différait du contexte de réception (le contexte physique comme le contexte mental). La communication professionnelle n'est pas centrée sur ce qu'on a à dire, mais sur ce que l'autre entend. Par conséquent, il y a une attention particulière à avoir pour communiquer en restant dans la zone où le contexte de réception croise le contexte d'expression (la partie grisée de la figure 46.2).

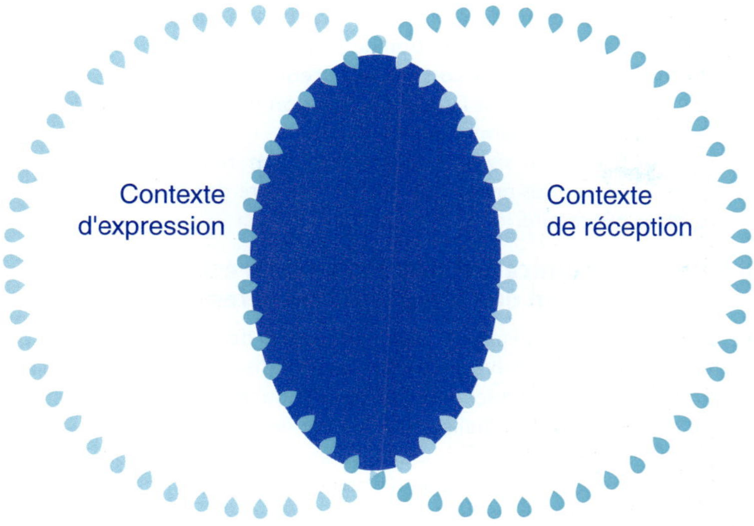

Figure 46.2. **À la confluence des contextes d'expression et de réception.**

Ceci va impliquer trois compétences spécifiques pour le professionnel :

- **anticiper le contexte physique de réception :**
  - choix judicieux du canal de communication (par téléphone, entretien, courrier, courriel...),
  - soin du contexte lors d'un entretien (présence de bruits, rangement du bureau, un bureau recouvert de dossier envoie le message que l'interlocuteur a énormément de travail et qu'il a peu de temps à consacrer à l'autre...),
  - le temps disponible pour la lecture du destinataire (vaut-il mieux être très synthétique parce que le destinataire a peu de temps à consacrer à lire notre message, ou est-il préférable de donner tous les détails ?) ;
- **adapter son niveau de langue :**
  - (voir « Les niveaux de langue professionnelle » dans le partie « Définitions » de cette fiche). Le langage technique permet de gagner en précision, de ce fait il est utile entre experts, en revanche, il met à l'écart les non-initiés et crée un effet d'exclusion. Le langage argotique et familier crée un effet de complicité entre pairs, c'est pourquoi il va facilement être utilisé entre collègues, mais vu de l'extérieur, il

passe pour un manque de respect. Il faut donc choisir avec attention le niveau de langue en fonction de l'interlocuteur ;

- **avoir de l'empathie pour son interlocuteur :**
  - choisir soigneusement la manière dont on dit les choses pour éviter le plus possible les ambiguïtés,
  - être attentif aux signaux analogiques que renvoie l'interlocuteur pour apporter des précisions, répéter ou faire des pauses quand cela semble nécessaire.

B Une communication professionnelle est cohérente avec l'institution que représente le professionnel

Le professionnel a ses valeurs, ses opinions, ses désirs et ses craintes qui parfois sont en tension avec des choix ou des discours assumés par l'institution. Être professionnel, ce n'est pas renoncer à ses valeurs personnelles, mais c'est savoir quelles sont les bonnes instances pour remettre en question ce qui est dit, fait ou décidé au sein de l'institution.

La diffusion de rumeur et le bruit de couloir ne sont pas des attitudes de communication professionnelle. La prise à partie des usagers, de leurs proches ou des partenaires ne relève pas non plus d'une attitude professionnelle. Il existe des réunions et des instances représentatives du personnel pour dire ses désaccords de vive voix et être entendu.

Pour être cohérent avec l'institution, il convient également de refuser trois attitudes d'incohérence :

- **refuser le jeu du bon objet :** vouloir être apprécié par l'autre et se présenter comme celui qui dit « oui » quand les autres disent « non », c'est ce qui s'appelle « faire le bon objet ». C'est une attitude particulièrement destructrice pour l'équipe et l'institution. Là encore, quand on est en désaccord, il y a des instances pour remettre les décisions en question ;
- **refuser le jeu de la conspiration :** il y a parfois des professionnels appréciés d'une partie des usagers, ou de leurs proches, car ils disent tout : ce qui se passe, les tensions dans le groupe, les fautes commises par les uns ou les autres, les rumeurs de départ... C'est ce qui s'appelle « le jeu de la conspiration », le professionnel en question a le sentiment d'être franc, de tout dire, à la façon d'un lanceur d'alerte. Mais il y a une grande différence entre celui qui, parce qu'il est professionnel, prend le risque de dénoncer les crimes et délits commis par son employeur, et celui qui, par manque de professionnalisme, se contente de diffuser rumeurs et malveillances sur ses collègues et responsables ;

- **refuser la fuite :** quand le professionnel est en désaccord avec une décision institutionnelle, au lieu de le dire au bon endroit, il peut tout simplement éviter toutes les situations où il sera confronté à cette décision. Ce choix est également préjudiciable à tous car le professionnel renonce à une partie de l'exercice de son métier et se situe en incohérence dans son équipe, cette partie étant récupérée par les autres.

C Une communication professionnelle est efficiente

Une communication efficiente est une communication qui a un effet, c'est une « communic'action ».
Nous connaissons tous des personnes qui monopolisent la parole pour qu'au final l'échange n'ait pas progressé. On dit d'eux qu'ils « s'écoutent parler », ou qu'ils « tournent en boucle ». Nous connaissons aussi des personnes qui ne disent rien en réunion, qui ne participent pas à la construction commune des décisions, mais qui ont plein de choses à dire et à redire sur ce qui a été décidé hors réunion.
Ces deux attitudes sont également un manque de professionnalisme dans la communication car il n'y a pas d'efficience de la parole.
Pour une communication efficiente, il convient d'être vigilant à :

- se contraindre à exprimer de manière digitale (c'est-à-dire par des mots, voir fiche « communication ») et non analogique nos accords et désaccords ;
- se renseigner avant de communiquer des informations (pour s'assurer de leur justesse, et ne pas passer derrière un autre qui a déjà fait la transmission) ;
- se relire ou se faire relire dans nos écrits professionnels (pour éviter de laisser passer des contresens et éviter également que le lecteur se focalise plus sur nos fautes d'orthographe que sur le contenu du message).

Rôle de l'ASS

L'ASS est un professionnel de l'action sociale, mais aussi de la communication. Une grande partie de son activité repose sur l'écoute, le dialogue, l'écriture et la lecture.
On pense parfois à tort que ces compétences de communication sont naturelles. « On les a ou on ne les a pas ! » Ceci est faux. Ces compétences sont le fruit d'un travail que certains ont si bien fait qu'elles en paraissent naturelles.

Développer la confluence, la cohérence et l'efficience de la communication de l'ASS implique dans un premier temps un travail réflexif : se regarder communiquer et identifier les failles de notre communication. Le journal professionnel peut être d'une grande aide pour ce travail réflexif. Dans un second temps, le professionnel peut se donner des lignes d'actions pour améliorer sa communication. Il faut être vigilant à ne pas tout changer en même temps mais à établir une progression, changer nos façons de faire une à une, en commençant par ce qui demandera le moins d'efforts pour finir par ce qui nous sera le plus difficile. Le dialogue avec un professionnel plus chevronné peut être d'une grande aide.

47 Les écrits professionnels

Définitions

La communication écrite

Dans la communication écrite, le message est transmis à un destinataire par un document. La perception de ce document conditionne la qualité de la communication. Comme l'indiquait la fiche sur « La communication », communiquer, c'est « mettre en commun », la communication est donc un acte. L'écrit est donc un « acte » à plusieurs intérêts, qui vise plusieurs objectifs. C'est :

- **un acte de réflexion :** l'écrit n'est pas seulement un moyen d'échanger des informations, c'est aussi un moyen de discipliner sa pensée, de la clarifier, de l'ordonner et de l'approfondir. L'écrit développe la réflexion, car pour écrire on réfléchit trois fois : avant, pendant et après ;
- **un acte responsable :** le professionnel qui écrit s'expose aux yeux de l'équipe : il fait une proposition, il émet un point de vue personnel, il témoigne de sa responsabilité ;
- **un acte de mémoire :** le professionnel qui écrit laisse une « trace » de l'histoire de la personne aidée. C'est un acte de mémoire qui a une valeur ;
- **un acte culturel :** la première appréhension levée, le professionnel apprécie l'acte d'écrire qui développe chez lui un art de la synthèse, la recherche de mots, l'organisation des idées qui exige un effort intellectuel. Proposer à un professionnel d'écrire, c'est lui proposer de théoriser sa pratique ; c'est l'inviter à développer son savoir autant que son savoir-faire.

Notions

A La circulation des documents

Il y a deux types de circulations de l'information : « externe » ou « interne ». Toutefois, certains documents peuvent associer les deux formes de circulations.

a Les documents à circulation externe

Ils sont utilisés par les professionnels pour transmettre des informations aux partenaires *extérieurs* à l'institution. Ils sont pour la plupart envoyés par voie postale, mais ils peuvent aussi être distribués, télécopiés ou envoyés par messagerie électronique. Exemples : fiche, lettre, imprimé, tract, dépliant, etc.

b Les documents à circulation interne

Ils sont échangés par des professionnels à *l'intérieur* d'une institution. Ils permettent de transmettre, de relater ou de narrer des informations ou des faits. Ils peuvent être donnés de la main à la main, affichés, transmis par messagerie électronique, voire télécopiés. Exemples : fiche de convocation ou de rendez-vous, compte rendu, note de service, procès-verbal (PV), notice, rapport, etc.

B Archivage et destruction des documents

a L'archivage

C'est une obligation légale faite aux services d'appliquer des durées de conservation de documents administratifs. Ainsi, certains dossiers sont gardés plusieurs dizaines d'années, car ils représentent un échantillonnage qui peut, après une durée réglementaire, être utilisé à des fins d'études.

b La destruction de documents confidentiels

Passé la durée d'archivage, une procédure de destruction est prévue. Comme la responsabilité d'archiver, elle reste à la charge de l'administration concernée. Il s'agit en général d'un protocole d'incinération.
Les données confidentielles correspondent à tout ce qui permet d'identifier une personne. Ainsi, sont également vouées à la destruction les petites quantités de documents produits au quotidien qui peuvent être déchirés ou déchiquetés avant d'être mis à la poubelle. Cette précaution garantit le respect des droits des usagers.

Rôle de l'ASS

A La production d'un support écrit

Le secteur social utilise une grande variété de documents. La rigueur et l'exigence sont indispensables dans leur élaboration. Un support écrit doit répondre à des critères de qualité.

Pour être lisible, tout texte doit favoriser la compréhension de son contenu. Pour cela, le niveau de langage doit être adapté au récepteur. On veillera pour cela à trois aspects essentiels.

Pour la rédaction du texte, il faut soigner :

- l'orthographe : zéro faute, pas de coquilles, etc. ;
- la ponctuation : respiration du texte, facilité de lecture ;
- le plan : organisation du texte (paragraphes structurés, encadrés, titres, etc.).

En ce qui concerne le vocabulaire et le style, il faut utiliser :

- un vocabulaire précis, clair et concis (mots courts et concrets) ;
- un style « direct » (comme si vous parliez à votre correspondant). Exemples : « j'ai bien reçu votre courrier du... » ; « Je vous signale que... » ;
- la forme active plutôt que la forme passive ou impersonnelle. Exemple : « J'ai fait examiner votre dossier par... » ;
- les formes positives. Exemple : « Vous savez » plutôt que « Vous n'ignorez pas... ».

Enfin, pour la présentation du texte l'ASS sera attentif à :

- la mise en pages : les marges, la pagination, les illustrations ;
- la mise en forme : l'interlignage, les paragraphes, l'encadrement, les caractères (police, hauteur, attributs [gras, italique]), le support papier (qualité, couleur), etc.

B L'élaboration d'une note professionnelle

La note permet de communiquer une information à un ensemble de personnes. Cette pratique exige des compétences : il faut être capable de comprendre, de sélectionner, d'écrire et souvent de résumer (ou synthétiser).

a Les différents types de notes

Les notes sont multiples. Citons trois exemples de notes professionnelles :

- la note d'information. Son objectif est de transmettre des informations à caractère professionnel au sein d'un établissement. Elle émane souvent d'un supérieur hiérarchique (voir la situation ci-après) ;
- la note de service. Elle émane toujours d'un supérieur hiérarchique qui transmet un ordre, une décision à ses subordonnés ;
- la note de synthèse. Élaborée à partir de plusieurs documents, elle nécessite une restructuration du contenu. Sa présentation correspond à celle de la note d'information.

b La méthodologie de la rédaction d'une note

Le corps du texte est structuré en trois parties bien distinctes :
- une introduction courte (qui précise le motif) ;
- un développement (avec une idée par paragraphe). Les points importants sont mis en évidence (gras, souligné) ;
- une conclusion (une phrase) qui souligne un élément important.

Le style est toujours impersonnel, donc la forme est passive (troisième personne du singulier ou du pluriel). Le ton est neutre. Le vocabulaire est clair et précis.

Attention, une note ne possède jamais de titre de civilité, ni de formule de politesse.

Pour rédiger une note de synthèse, il faut :
- sélectionner les idées principales d'un texte ;
- construire un plan détaillé en regroupant les idées ;
- rédiger la synthèse qui constitue le « corps » de la note (avec les trois parties précitées).

C La rédaction d'un compte rendu

Le compte rendu permet de relater des faits, des événements, des activités, des observations, de manière plus ou moins détaillée, mais tendant toujours vers le maximum d'objectivité. Son but est d'informer et de garder une trace.

a Les différents types de comptes rendus

Citons quatre types de comptes rendus souvent observés dans le secteur médico-social :
- le compte rendu de réunion. C'est un aide-mémoire pour les personnes qui ont participé à une réunion et pour les absents. C'est un document d'information, interne et formalisé ;
- le compte rendu d'entretien. Il sert à garder trace de ce qui s'est dit pendant un entretien (voir DF1). Il concerne directement une personne, à ce titre il doit être consigné dans son dossier et ne pas circuler. Attention, l'ASS ne doit jamais faire un compte rendu d'entretien sans que la personne soit informée en amont de la rencontre qu'elle laissera une trace écrite ;
- le compte rendu d'événements. C'est un document moins « formel » que le précédent, mais il respecte la règle de la neutralité ;
- le compte rendu médical. C'est un document toujours rédigé par un médecin (par exemple, compte rendu d'hospitalisation).

b La méthodologie de la rédaction d'un compte rendu

Les éléments constitutifs d'un compte rendu sont :

- l'en-tête : noms de l'émetteur (organisme) et du (ou des) rédacteur(s) du message ;
- le titre : qui signifie le type de compte rendu ;
- l'objet : qui souligne le fait principal à transmettre ;
- le destinataire du message : nom, titre, adresse ;
- la date du message ;
- le corps du message ;
- le nom et la signature du rédacteur du message.

La rédaction du compte rendu doit respecter un plan précis avec la même structure que la note : exposé d'introduction, développement, et souvent conclusion.

- L'exposé court précise l'objet, les circonstances de temps, le lieu et le nom des personnes concernées (dans le compte rendu de réunion, on indique l'ordre du jour, les personnes présentes et excusées avec leur fonction).
- Le développement relate les faits :
  - par ordre chronologique (ou par thèmes, après les avoir regroupés) ;
  - de manière exhaustive ou résumée.
- La conclusion n'est pas obligatoire. Si elle existe, elle est courte (par exemple, date de la prochaine réunion).

À savoir :

- le compte rendu ne contient ni titre de civilité, ni formule de politesse ;
- le ton est neutre et doit traduire l'impartialité du rédacteur ;
- le style est indirect ;
- le présent de l'indicatif est utilisé.

D La rédaction d'une lettre

La lettre est un support de première importance dans la communication écrite. Dans le milieu professionnel, elle est destinée à transmettre ou à demander des informations.

L'en-tête de la lettre doit comporter :

- le nom et les coordonnées de l'expéditeur ;
- la date ;
- l'objet de la lettre.

Le corps de la lettre est divisé en trois parties :

- l'introduction rappelle rapidement le contexte de la lettre, en le précisant et en situant éventuellement l'émetteur (sa qualité, sa fonction, etc.) ;

- le développement présente l'idée principale (l'objet) et les idées secondaires. Son but est d'expliquer son point de vue, de fournir toutes les informations indispensables à la compréhension du message, mais aussi d'anticiper les questions du destinataire. Les arguments sont présentés par ordre croissant d'importance, le plus décisif à la fin ;
- la conclusion est brève. Elle reprend l'objet et ajoute une formule de politesse.

Conseils pour la rédaction (ton, style, vocabulaire) :

- il est indispensable d'adapter la forme de la lettre au correspondant et à la situation ;
- le vocabulaire doit être précis, exact, le ton est courtois, le style est concis (une idée par phrase, une information par paragraphe) ;
- les verbes sont conjugués à la première personne du singulier ou du pluriel ;
- l'orthographe doit être correcte.

E La rédaction d'un courriel (ou e-mail)

Les communications écrites passent de plus en plus par voies numériques et dans beaucoup de situations, le courriel a remplacé la lettre.

Il faut être très vigilant à ce que le courriel reste un écrit professionnel, le ton adopté doit être adapté à l'interlocuteur.

Le courriel est un écrit bref, il demande des capacités de synthèse de la part de celui qui écrit.

L'objet doit toujours être rédigé avec attention, vos destinataires reçoivent de nombreux courriels, notamment commerciaux, et la formulation de l'objet va décider s'ils vont le lire ou le considérer comme un indésirable.

Les conseils pour la rédaction sont rigoureusement les mêmes que pour une lettre, cependant, on ne met pas de phrase de politesse à la fin d'un courriel (« Veuillez agréer... »), il est de coutume de terminer son écrit par le terme « cordialement », écrit en toutes lettres.

48 Éthique et déontologie de la communication professionnelle

Définitions

Le secret professionnel et le devoir de discrétion

La loi garantit aux usagers un droit à la confidentialité des données les concernant et un droit au respect de leur vie privée.
Deux dispositifs rendent effectif ce droit : le respect du secret professionnel et le devoir de discrétion.
Le secret professionnel est lié à certaines professions (comme les assistants de services sociaux ou les médecins) ou à certains contextes de travail (la protection de l'enfance, par exemple). En revanche, le devoir de discrétion est lié au contrat de travail et s'applique à tout salarié. En effet, chaque salarié a le devoir de faire preuve de discrétion professionnelle pour tous les faits, informations ou documents dont il a connaissance dans l'exercice ou à l'occasion de l'exercice de ses fonctions.
L'infraction au secret professionnel est un délit, puni par la loi, celle de la discrétion professionnelle est une faute professionnelle qui doit être sanctionnée par l'employeur.
De ce fait, si un assistant social diffuse des informations en dehors du cadre qui l'autoriserait à le faire, il encourt une peine de prison et/ou une amende. S'il diffuse des photographies ou des informations sur un ou plusieurs usagers sur les réseaux sociaux, même avec l'accord de l'usager en question, il commet une faute qui devrait être sanctionnée puisqu'il s'agit d'un document dont il a connaissance dans le cadre de l'exercice de sa fonction.

Notions

A Les activités informatisées dans le respect de la déontologie

Dans les services médico-sociaux, pour transmettre des informations, les professionnels utilisent aujourd'hui couramment l'informatique. Elle les aide à gérer la coordination de leurs actions.

Les intérêts de l'informatique se situent à trois niveaux :

- pour l'équipe, l'informatique permet d'obtenir rapidement des informations (ce qui facilite le recueil de données, les commandes de matériels, etc.), d'améliorer le travail d'équipe (outil commun = langage commun, rigueur et efficacité des prises en charge socio-éducatives). Exemples : les protocoles sont rédigés après un consensus, la planification est établie ;
- pour l'usager, l'informatique permet d'améliorer la qualité des suivis de son accompagnement socio-éducatif (moins de risques de perte d'information) et d'assurer une meilleure continuité de l'action (malgré les changements de personnel) ;
- pour le service, l'informatique permet de centraliser les informations (facilitant la gestion des personnels et des activités), d'accélérer les échanges d'informations (internes ou externes) et d'établir des statistiques, de disposer d'indicateurs d'activités et de coûts favorisant la concertation.

B Le Règlement général sur la protection des données (RGPD)

L'utilisation des données informatiques concernant les personnes est réglementée par un texte européen intitulé « Règlement général sur la protection des données ». Ce règlement s'applique pour l'ensemble des citoyens de l'Union européenne à l'intérieur comme à l'extérieur de l'Union (une société étrangère doit respecter ce règlement quand elle utilise les données d'un citoyen européen, quelle que soit son implantation géographique).

Le RGPD vise à donner aux citoyens davantage de contrôle sur leurs données privées. Il prévoit dans ce sens :

- le consentement explicite et positif à l'utilisation des données personnelles, à travers l'acceptation ou non des cookies sur les sites internet, ou l'interdiction que les cases d'engagement soient précochées dans des formulaires en ligne (par exemple, la case « J'accepte de recevoir la newsletter ») ;
- le droit à l'effacement des données. Toute personne peut demander à un organisme l'effacement de ses données personnelles. Cependant, ceci ne représente pas un droit absolu, la loi balise les motifs pour lesquels la demande peut être faite ;
- le droit à la portabilité des données personnelles, toute personne peut demander la transmission de l'ensemble des données personnelles conservées par une organisation à une organisation tierce ;

- en cas de piratage des données ou de fuite, l'organisme concerné a l'obligation de prévenir l'ensemble des personnes concernées ainsi que les autorités, dans un délai de 72 heures.

C La loi du 6 janvier 1978 sur la protection des informations

Selon la loi du 6 janvier 1978, tout utilisateur doit déclarer à la CNIL (Commission nationale de l'informatique et des libertés) la création de fichiers avec des données nominatives (qu'il s'agisse de dossiers informatisés ou non). La loi prévoit par ailleurs l'accès aux informations par les personnes concernées.
Ce droit d'accès aux informations est gratuit. Il concerne les informations nominatives figurant sur des fichiers manuels et informatisés. Seule la personne concernée peut les consulter. Cependant, certains dossiers ne peuvent pas être consultés, car les informations qu'ils contiennent sont protégées (c'est le cas pour la filiation).

Rôle de l'ASS

Outil pour le professionnel : la règle des trois tamis

Un jour, quelqu'un vint voir Socrate et lui dit :

> « Écoute Socrate, il faut que je te raconte comment ton ami s'est conduit.
>
> - Arrête ! interrompit l'homme sage. As-tu passé ce que tu as à me dire à travers les trois tamis ?
> - Trois tamis ? dit l'autre, empli d'étonnement.
> - Oui, mon bon ami : trois tamis. Examinons si ce que tu as à me dire peut passer par les trois tamis. Le premier est de celui de la Vérité. As-tu contrôlé si ce que tu as à me dire est vrai ?
> - Non, je l'ai entendu raconter, et…
> - Bien, bien. Mais assurément, tu l'as fait passer à travers le deuxième tamis. C'est celui de la Bonté. Ce que tu veux me dire, si ce n'est pas tout à fait vrai, est-ce au moins quelque chose de bon ? »

Hésitant, l'autre répondit :

« Non, ce n'est pas quelque chose de bon, au contraire...

- Hum, dit le sage, essayons de nous servir du troisième tamis, et voyons s'il est utile de me raconter ce que tu as à me dire...
- Utile ? Pas précisément.
- Eh bien, dit Socrate en souriant, si ce que tu as à me dire n'est ni vrai, ni bon, ni utile, je préfère ne pas le savoir, et quant à toi, je te conseille de l'oublier... »

De cette histoire découle l'idée d'une éthique de la communication qui filtre l'ensemble de nos transmissions à travers ces trois tamis : la vérité des informations transmises, la valorisation de la personne concernée par l'écrit et l'utilité de l'information pour le lecteur, ou la nécessité de conserver cette information pour l'institution.

Situation

Dans un institut médico-éducatif (IME), Jenny, une travailleuse sociale, voudrait créer un blog pour mettre en valeur ce qui est fait avec les enfants dans l'IME.

Elle sollicite sa direction pour ce projet. L'accord lui est donné sous trois conditions :

- *pour qu'un enfant apparaisse en photo ou en vidéo il faut que, d'une part, il ait donné son accord, que, d'autre part, ses parents aient signé une autorisation de diffusion des images ;*
- *aucun article en ligne ne peut sortir sans validation de la direction ;*
- *l'hébergeur du blog sera choisi de sorte à avoir des garanties de sécurité et qu'il n'y ait pas de publicités sur ce blog.*

À travers cet exemple, nous voyons que l'utilisation des moyens numériques de communication nécessite :

- *une connaissance et un respect du cadre légal (respect de l'autorité parentale, autorisation de diffusion des images) ;*
- *une réflexion éthique (même si ce n'est pas obligatoire, l'accord de l'enfant reste indispensable, en complément de celui des parents, une vigilance est de mise sur la sécurisation des données du blog, en refusant la publicité on ne permet pas que les enfants servent à valoriser l'un ou l'autre produit) ;*
- *une responsabilité à assumer (tout en faisant confiance à Jenny, la direction pose le cadre de fonctionnement de ce blog et reste responsable de ce qui est diffusé, donc demande à le valider systématiquement).*

SECTION 11

Travail en équipe

Karolina Mrozik-Demont,
Guillaume Demont

49 L'équipe en travail social

Définitions

A Une équipe

À l'origine, le terme «équipe» désignait ce qu'on nomme aujourd'hui «l'équipage», soit le groupe de personnes qui permettent au bateau de naviguer. Cette origine nous dit quelque chose de ce qu'est une équipe :

a Une destination commune

Le bateau ne peut avancer si la destination n'est pas commune, si une partie de l'équipage veut aller à l'ouest et l'autre au sud, le bateau va tourner en rond. De même l'équipe doit s'entendre sur une finalité commune, des projets communs et explicites.

b Une pluriprofessionnalité

Dans un équipage il faut de la diversité, il faut des missions variées avec des gens compétents à chaque poste. L'équipe est composée de la même façon : des professionnels différents apportent des compétences variées.

c Une interdépendance

Chacun a un rôle différent dans l'équipe, l'assistant de service social ne fait pas la même chose que l'ASS qui ne fait pas la même chose que l'AES ou que le chef de service... Cependant, une organisation où chacun est à son poste de travail sans se référer aux autres ne peut fonctionner. Pour que l'équipe avance vers sa finalité, l'interdépendance est une nécessité.

d Une hiérarchie

Chacun est responsable de son poste de travail, dans une interdépendance avec les autres. Il est cependant nécessaire qu'il y ait un garant qui permette de trancher quand il y a des désaccords, de rendre des comptes aux autorités financières, juridiques et administratives, de sanctionner les fautes commises... C'est le rôle du responsable de l'équipe, habituellement dévolu au chef de service ou au directeur.

B Pluri-, inter-, ou transdisciplinarité

Une équipe est nécessairement pluriprofessionnelle. Au sein de cette pluralité, il peut exister des «disciplines» différentes. C'est-à-dire des modes de connaissance du monde distincts.

Il y a des disciplines institutionnellement reconnues par l'Université : la psychologie, la médecine, le travail social, les sciences infirmières, l'ensemble des disciplines paramédicales (orthophonie, ergothérapie, psychomotricité...), etc.

Ces modes de connaissance du monde différents sont amenés à travailler ensemble au sein de l'institution. Ce travail peut s'organiser de trois façons qu'on nomme «pluridisciplinarité», «interdisciplinarité» et «transdisciplinarité».

a La pluridisciplinarité

La pluridisciplinarité c'est le fait de regarder la situation de la personne successivement par le prisme de chaque discipline.

Les réunions et écrits de synthèse sont souvent un bon exemple de fonctionnement pluridisciplinaire : chaque discipline prend successivement la parole pour faire un bilan de la situation selon son mode de connaissance et sa connaissance. Les expertises se superposent les unes aux autres, à la manière d'un puzzle.

b L'interdisciplinarité

L'interdisciplinarité n'est plus une logique d'addition des compétences, comme la pluridisciplinarité, mais une logique de partage.

En se côtoyant dans l'activité professionnelle, le médecin, le travailleur social, l'aide-soignant, le psychomotricien, etc., se partagent mutuellement un peu de leur connaissance et de leur méthodologie.

Ainsi, le psychiatre peut permettre au travailleur social de comprendre une maladie psychique et les divers traitements existants, il peut l'aider à intégrer ces connaissances dans sa pratique pour que son accompagnement participe du processus de rétablissement de la personne. De son côté, le travailleur social peut permettre au psychiatre de comprendre les différentes options existantes pour la personne ayant une maladie psychique, en termes d'orientations et d'allocations, par sa connaissance des dispositifs et du territoire et ainsi permettre au médecin de penser son projet de soins en intégrant ces connaissances.

L'interdisciplinarité ne se décrète pas et on ne peut imaginer des réunions dont le but serait de la développer, c'est uniquement dans l'interaction en situation que ce partage peut se faire.

C La transdisciplinarité

La transdisciplinarité, c'est la recherche de transversalité entre les disciplines, c'est l'affirmation qu'il existe des domaines qui traversent chaque profession, ou certaines professions.
Le projet personnalisé peut être un bon exemple d'un fonctionnement transdisciplinaire.
Les objectifs du projet ne concernent pas un corps de métier, mais l'ensemble des professionnels impliqués dans l'accompagnement de la personne. Chaque objectif est ainsi transversal à chaque discipline et charge à chacun d'agir en cohérence avec celui-ci avec les moyens propres à sa discipline. (voir la situation de Marité).
Il n'y a pas de fonctionnement meilleur que les autres entre le pluri-, inter- et transdisciplinaire. En revanche, une institution saine est une institution où cohabite chacune de ces façons de faire équipe.

Notions

La coordination d'une équipe

De plus en plus, on voit apparaître des postes de «coordinateurs» occupés par des travailleurs sociaux. Ceci est une évolution prévisible du poste de travail, puisque les référentiels métiers leur confèrent déjà une fonction ou une compétence de coordination. Ainsi, l'ASS spécialisé a parmi ses fonctions dans le référentiel d'activités : «il est amené à organiser et/ou coordonner des projets et/ou mobiliser des équipes dans la mise en place d'actions socio-éducatives en interne ou dans le cadre de travail en partenariat» et l'assistant de service social dans son référentiel de compétences : «coordonner les acteurs contribuant au plan d'action».

«Ordonner», c'est définir un ordre, hiérarchiser et ranger. Ce n'est pas ce qui est demandé au travailleur social.

«Coordonner», c'est ordonner mais en faisant partie des éléments, ce n'est pas décider pour les autres, c'est prendre des décisions dont on est également partie prenante de la mise en œuvre. Mais selon quels critères peut-on organiser l'action de l'équipe?

La boussole qui sert de repère pour coordonner l'équipe d'un secteur social ou médico-social doit être basée sur la clinique. La clinique, dans l'origine médicale du terme, c'est le moment où le soignant se penche vers le lit du malade pour l'observer, dialoguer ou le soigner. En travail social, la clinique est le moment où les professionnels rejoignent la personne accompagnée. Il peut s'agir des moments de la vie quotidienne, des sorties, des entretiens (quoique, on peut s'interroger si le travail social rejoint la personne quand c'est elle qui se déplace pour rejoindre son accompagnateur dans un bureau), des visites à domicile, des activités...

La clinique doit donc être au cœur de l'équipe et de son fonctionnement. L'organisation, les projets, l'ordre du jour des réunions et tout ce qui peut concerner l'équipe doivent procéder en priorité à des observations et questionnements issus de cette clinique, c'est-à-dire de ceux des acteurs de l'accompagnement au quotidien des usagers.

Ensuite, il y a trois mouvements d'accompagnement dans une équipe :

- comprendre ce qui se passe et ce qui se joue dans la clinique;
- donner des ouvertures et des perspectives à la clinique;
- évaluer la clinique.

Ainsi, la composition de l'équipe, les interactions et les réunions vont avoir pour but d'aider les acteurs de la clinique à prendre du recul pour comprendre, pour changer leurs façons de faire et avoir des projets, également assurer un suivi et mesurer la pertinence, l'efficience et la cohérence des objectifs et moyens de l'accompagnement (figure 49.1).

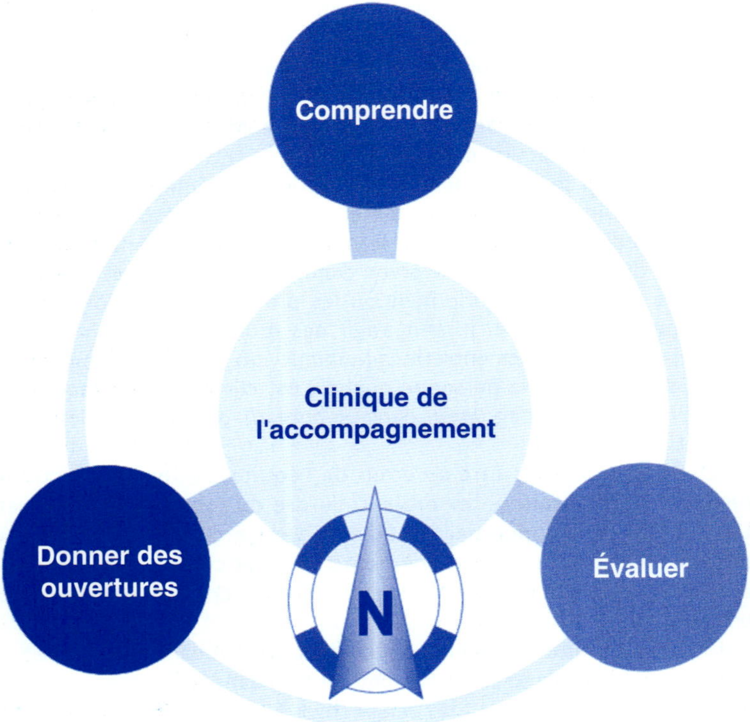

Figure 49.1. La boussole de la clinique.

Rôle de l'ASS

La vie d'une équipe est traversée par de nombreux phénomènes qui vont influencer sa cohésion, sa dynamique et sa créativité. Le bon fonctionnement de l'équipe nécessite un certain nombre d'éléments :

- la reconnaissance d'une organisation hiérarchique : l'organigramme de l'établissement illustre l'ampleur de la responsabilité de chacun. Ainsi, le travailleur social peut faire la part de ce qui relève de sa responsabilité et mesurer également que son action engage la responsabilité de ses supérieurs;

- la reconnaissance de la fonction de chaque membre de l'équipe : pour réaliser ses objectifs, l'équipe a besoin de tous ses membres qui agissent selon leurs fonctions et leurs compétences;
- le respect des règles de fonctionnement et des instances de travail : chaque équipe a ses règles de fonctionnement. Certaines sont écrites et formalisées (par exemple, dans une note de service), d'autres sont implicites (par exemple, la réunion débute toujours par un point sur les sorties). Le respect de ces règles et l'implication dans différentes instances de travail contribuent au bon fonctionnement de l'équipe;
- avoir un objectif commun : il semble évident que tous les salariés d'une institution viennent travailler avec le même objectif, celui d'accompagner un certain public. Cependant, dans une équipe, quand on interroge ses membres sur la définition de cet objectif et de tous les autres qui apparaissent derrière, on s'aperçoit qu'il est parfois difficile d'obtenir la même perception de notre travail.

L'ASS va prendre en compte ces quatre éléments pour travailler en équipe.

- Il est important pour le professionnel de prendre connaissance de l'organigramme de la structure où il exerce ainsi que de sa fiche de poste pour connaître sa marge d'autonomie dans la prise de décision et d'initiative. La reconnaissance de l'organisation hiérarchique implique également le respect des décisions prises par ses supérieurs.
- Il est également important pour lui de se tenir informé des missions de chaque membre de l'équipe pluridisciplinaire (quel est le rôle du psychologue dans l'établissement, auprès de l'équipe, auprès des personnes accueillies, auprès des familles? Quelle est la différence entre l'ergothérapeute et le psychomotricien?...).
- Quand il arrive dans une nouvelle équipe, l'ASS doit prendre le temps de lire les notes de service et d'interroger ses collègues pour connaître le fonctionnement implicite et explicite de l'équipe. De même, quand un nouveau collègue arrive il doit prendre le temps de l'en informer.
- Enfin, il est nécessaire pour l'ASS de poser des mots exacts sur sa mission, sur ses objectifs, pour pouvoir se mettre d'accord avec les autres membres de l'équipe pluridisciplinaire.

Situation

Marité est une personne présentant une maladie psychique accueillie en foyer d'hébergement.
Son projet personnalisé contient un objectif : « Passer le permis AM pour conduire ensuite une voiture sans permis et être plus autonome pour sa mobilité. »
Samir, son référent, moniteur-éducateur, l'aide à apprendre le code de la route en adaptant le manuel à ses difficultés de lecture et en lui donnant des leçons.
Angélique, la conductrice du taxi qui accompagne les personnes du foyer d'hébergement à l'établissement et service d'aide par le travail (ESAT) permet à Marité de s'asseoir devant et l'interroge sur les panneaux qu'elles croisent.
L'infirmière travaille avec les médecins pour parvenir à un traitement qui est compatible avec la conduite et n'a pas d'effets secondaires perturbateurs.
Ceci est un exemple d'un fonctionnement transdisciplinaire : l'objectif est transversal à chaque professionnel qui le décline selon ses compétences.

50 Les réunions

Définitions

Les différents types de réunions

Situation de communication orale impliquant plusieurs personnes, les réunions et groupes de travail ont pour but de présenter des informations, d'exprimer des réflexions, des questions, de confronter des opinions, de prendre des décisions, d'aboutir à des productions. La réunion facilite le dialogue social et la production grâce aux échanges qu'elle génère. Mais attention, elle doit être vraiment utile et efficace, car l'excès de réunions peut au contraire nuire au bon fonctionnement de la structure et du service. Suivant l'objectif que l'on veut atteindre, on peut organiser différents types de réunions (tableau 50.1).

Tableau 50.1 Typologie des réunions.

Types de réunion	Objectifs	Caractéristiques	Exemples dans le secteur médico-social
1er type La réunion d'information	Transmettre les informations	Animation de type directif	Réunion du personnel organisée par un supérieur
2e type La réunion de résolution de problèmes, de négociation	• Résoudre des problèmes • Rechercher une solution • Adopter un projet	Animation de type semi-directif	Réunion autour des transmissions
3e type La réunion de discussion (par exemple, « groupe de parole »)	• Échanger des informations, des opinions • Se poser des questions	Animation de type non directif	• Réunion pour parler d'un projet avant de le présenter à une hiérarchie • Groupe d'analyse des pratiques, d'échanges sur les problèmes rencontrés, etc.

Notions

A Les modes et techniques d'animation

Selon la personnalité de l'animateur, il est possible de repérer trois modes d'animation : directif, semi-directif ou non directif (tableau 50.2).

Tableau 50.2 Les caractéristiques des différents modes d'animation.

Modes d'animation	Caractéristiques	Effets sur le groupe
Mode directif	L'animateur impose sa méthode de travail, donne son point de vue (toutes les idées passent par lui).	Ce mode ne favorise pas les échanges dans le groupe.
Mode semi-directif	L'animateur présente l'ordre du jour, propose au groupe de définir la méthode de travail, organise les échanges entre les participants.	Ce mode encourage la motivation des membres du groupe et stimule les interactions.
Mode non directif	L'animateur est présent. Il observe les participants, il répond aux questions mais les laisse libres de s'organiser entre eux.	Ce mode stimule les échanges et les interactions, mais peut entraver la « cohésion » du groupe (risque de tensions, etc.).

B Le comportement en réunion

Le seul désir de comprendre ouvre la voie de la communication. Le travailleur social se forme en s'informant. Lors d'une réunion, certaines personnes manifestent des réactions révélatrices de leur personnalité ou de leur vécu. Certaines de ces réactions ne sont pas professionnelles, mais sont à prendre en compte. En effet, les espaces (privé/professionnel) sont intimement liés, notamment dans le champ social où il est question de la relation à l'autre.

Parmi les traits de personnalité observés le plus souvent, citons les bavards, les agressifs, les contestataires, les moralisateurs, les sages, les timides, les égocentriques. De façon plus générale, certains participants ont des difficultés à prendre la parole dans un groupe. Pourquoi ?

- Soit *ils n'ont rien à dire* parce qu'ils sont d'accord, parce qu'ils ne sont pas concernés, etc.
- Soit *ils ne peuvent pas parler* parce qu'ils ne savent pas ou croient ne pas savoir, parce qu'ils n'ont pas le vocabulaire ou croient ne pas l'avoir, parce qu'ils ne sont pas écoutés ou croient ne pas l'être, etc. Un participant peut jouer le rôle de « leader ». Il dirige, influence, contrôle le travail du groupe. Il peut être institutionnel par son statut (par exemple, directeur).

Les affinités et les conflits existent dans un groupe, mais ne sont pas durables. Un groupe évolue. Un climat trop conflictuel peut mettre en jeu la cohésion du groupe et nuire à sa production.

Rôle de l'ASS

A La préparation d'une réunion

La réunion est le plus souvent organisée à l'initiative du responsable du service ou de la structure, mais bien d'autres personnes peuvent participer à la préparation ou l'initier, c'est le cas des éducateurs spécialisés, des éducateurs de jeunes enfants ou des assistants de service social. Différentes actions sont mises en œuvre pour préparer une réunion. Certains outils y sont associés. Le professionnel organisateur d'une réunion veillera à :

- prévoir *la liste des professionnels* concernés par le sujet de la réunion (organigramme) ;
- rédiger *l'ordre du jour* (précisant le thème central de la réunion) et la convocation à envoyer aux participants ;
- rédiger *la liste d'émargement* avec les noms et fonctions des personnes convoquées à la réunion et une colonne réservée à la signature ;
- organiser *la salle* : la disposition des tables doit être propice aux échanges ;
- prévoir *les supports matériels*. Exemples :
  - documents d'accompagnement (photos, photocopies, articles de presse, etc.),
  - matériel de visualisation (rétroprojecteur, vidéoprojecteur),
  - matériel de prise de notes (feutres, tableau blanc, etc.).

B L'animation d'une réunion

Quel que soit le type de réunion programmé, il est indispensable qu'une personne prenne en charge son déroulement. C'est le rôle de l'animateur qui doit aider le groupe sans chercher à s'imposer ou à l'influencer par ses idées. Notons que, selon le contexte professionnel, l'animateur d'une réunion n'est pas obligatoirement l'organisateur, ni le responsable hiérarchique. Il importe en l'occurrence de préparer un ordre du jour par rubriques, avec des points à ajouter, ainsi que de réorganiser l'ordre du jour en début de réunion en fonction des priorités repérées en équipe. Un compte rendu viendra rendre compte des échanges tenus sur des points importants, ainsi qu'un relevé de décisions qui donnent des repères à l'action. Ces procédés sont utiles afin de garder une trace de débats qui apportent du sens au travail, mais également pour relayer l'information auprès des personnes absentes.

51 Théories des organisations

Définitions

A La théorie des organisations

La théorie des organisations est une discipline qui étudie les organisations dans leurs diversités (entreprise, syndicat, association, administration…) pour en analyser le fonctionnement et proposer des améliorations. Les angles d'analyse de cette discipline sont le pouvoir, les relations et rapports sociaux et la communication dans les organisations.

B Statuts, rôles et fonctions

La sociologie française classique, dans la lignée de Durkheim, pense la relation individu/société dans une visée fonctionnaliste : l'individu est un élément du fonctionnement social. Dans cette perspective, cet individu se voit assigner un statut : une place officielle et reconnue dans la société (liée à sa place dans la famille, à son emploi…) et un certain nombre de fonctions sociales associées à ce statut (par exemple, derrière le statut de travailleur social, il y a des fonctions de socialisation, d'éducation, de projection, de sécurisation, de valorisation…), certaines de ces fonctions sont reconnues de manière unanime, d'autres non (par exemple, certaines personnes attribuent aux travailleurs sociaux une fonction de « veille à l'ordre public » et des conseils municipaux vont recruter un éducateur de rue pour rétablir l'ordre dans une cité, alors que peu d'éducateurs se reconnaissent professionnellement cette fonction).

Les référentiels professionnels sont entièrement construits autour de cette vision de « fonctions » :

- le référentiel d'activité détermine les fonctions liées à l'exercice du métier ;
- le référentiel de compétences détermine les compétences nécessaires à l'exercice de ces fonctions ;
- le référentiel de formation indique les connaissances à maîtriser pour développer les compétences attendues ;
- le référentiel de certification, enfin, prescrit les modalités de contrôle des connaissances, de maîtrise des compétences et, finalement, l'aptitude à exercer les fonctions liées à un statut professionnel.

Selon cette pensée fonctionnaliste, la place de la personne dans la société et son comportement sont entièrement dictés par les codes sociaux. Le rôle social est un concept développé à partir des années 1920 par un groupe de recherche en sociologie appelé « l'école de Chicago ». Pour cette école, la place de l'individu dans la société est au croisement entre le psychologique et le sociologique et le rôle va être le lieu d'intersection entre les deux : l'individu s'inscrit dans un rôle, qui comprend des codes sociaux, selon ce que sa personnalité individuelle lui suggère. Le rôle n'est pas une fonction sociale à proprement parler, il est une apparence, une projection, une représentation de soi construite en interaction.
Cette notion du rôle comme « présentation de soi » va être reprise et développée plus particulièrement par Erving Goffman[105] qui va théoriser l'individu en interaction comme un acteur de théâtre. Cet acteur joue un rôle, écrit par quelqu'un d'autre. L'acteur n'est pas l'auteur de ses répliques dans le jeu social. Cela correspond à une visée normative du rôle, l'interactant se comporte selon des règles de conduite incontournables pour assurer la fonction qu'un rôle doit remplir. Mais en même temps, au théâtre, chaque acteur qui joue un rôle se distingue des autres qui ont joué ce même rôle, c'est ce que Goffman nomme la « dimension typique » du rôle, chaque individu imprime le rôle qu'il joue de ses attributs propres. Enfin, si l'acteur peut ainsi conjuguer la normativité de son rôle avec la typicalité de son jeu, c'est grâce à la dimension « d'interprétation du rôle » qui lui permet d'intégrer sa personnalité dans le rôle sans déroger à l'ensemble des règles en vigueur pour ce rôle. Le rôle social est donc défini comme le point de rencontre entre des attendus sociaux et les caractères individuels des interactants.

Notions

A Les huit images de l'organisation

Le théoricien des organisations Gareth Morgan[106] a proposé une modélisation des organisations en distinguant huit types d'organisation (tableau 51.1).

---

105 Goffman E. La mise en scène de la vie quotidienne. Les relations en public. Paris : Les Éditions de Minuit ; 1973.

106 Morgan G. Images de l'organisation. Québec : Presses de l'Université Laval ; 1989.

Tableau 51.1. Les huit images de l'organisation selon Gareth Morgan.

Images	Types d'organisation	Idée centrale et mots clés
	L'crganisation-machine	**Idée centrale :** chaque élément de l'organisation a une seule place et fonction. **Mots-clés :** prévision, planification, répartition des tâches...
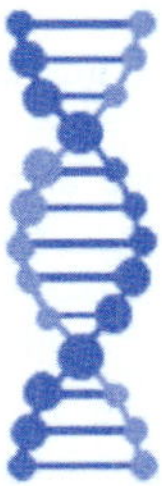	L'organisation-organisme	**Idée centrale** : l'organisation est reliée à son environnement, stable ou non et s'y adapte sans cesse, techniquement et humainement. **Mots-clés :** adaptation, évolution, synergies, environnement...
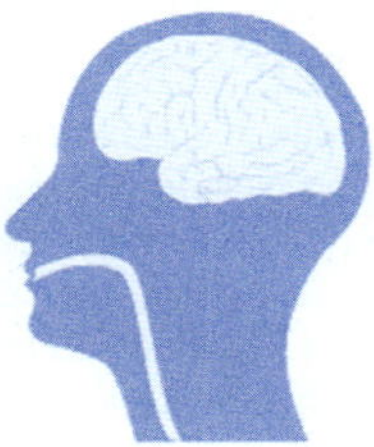	L'organisation-cerveau	**Idée centrale :** l'organisation fonctionne par l'information qui y circule. La fluidité de cette circulation, la capacité à développer spontanément de nouveaux canaux quand l'un est défaillant sont les signes d'une bonne santé de l'organisation. **Mots-clés :** circulation et traitement de l'information, réseaux, plasticité, innovation, apprentissage...
	L'organisation-culture	**Idée centrale :** la création d'une culture commune permet la cohésion de l'organisation et son fonctionnement cohérent. **Mots-clés :** culture, rites, valeurs, croyances, modèles de signification, cohésion...

(Suite)

Tableau 51.1. Suite.

Images	Types d'organisation	Idée centrale et mots clés
	L'organisation-système politique	**Idée centrale :** l'organisation est un lieu de lutte pour le pouvoir, d'idéologies concurrentes.
		Mots-clés : intérêts conflictuels, stratégies des acteurs, pouvoir...
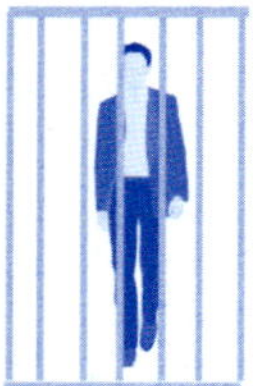	L'organisation-prison du psychisme	**Idée centrale :** l'organisation est tout à la fois le réceptacle et le siège de mécanismes psychiques inconscients. Dans l'organisation, chacun rejoue l'histoire de son propre appareil psychique.
		Mots-clés : paternalisme, maternage, phénomènes inconscients...
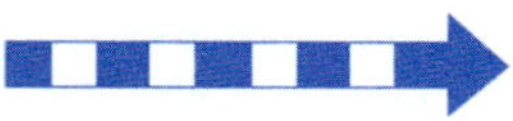	L'organisation-flux et transformation	**Idée centrale :** l'organisation se structure d'elle-même parce que chacun met en place des stratégies de conservation de son identité. Chaque nouvelle entrée et chaque sortie (les flux) transforme profondément ce système. Ainsi, de petits événements provoquent de grands effets.
		Mots-clés : effet papillon, autonomie, autogestion, système...

(Suite)

Tableau 51.1. Suite.

Images	Types d'organisation	Idée centrale et mots clés
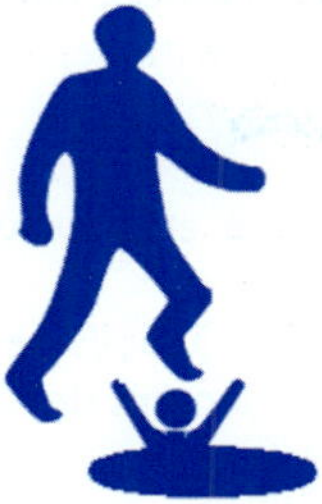	L'organisation-instrument de domination	**Idée centrale :** l'organisation est le siège de la domination sociale, elle rejoue le rapport dominant/dominé de la société dans son ensemble. **Mots-clés :** maladies, accidents, stress au travail, domination, emprise...

B Analyse institutionnelle

a Origine

Dans l'après Seconde Guerre mondiale, l'institution devient un paradigme majeur dans la recherche. Cette guerre, ainsi que les régimes totalitaires qui en ont été à la source, ou l'ont accompagnée ont montré que l'institution ne faisait pas que protéger les citoyens, elle peut aussi être meurtrière pour eux : massacre des communautés tziganes, des juifs, des personnes handicapées, élimination de tous les opposants, réels ou supposés, embrigadement des enfants...

La naissance du mouvement institutionnel remonte à 1943, quand François Tosquelles arrive à la clinique de Saint-Alban, en Lozère, et y crée la thérapie institutionnelle. L'idée de base est lumineusement simple : pour qu'une institution prenne soin des gens il faut que les gens prennent soin de l'institution. L'organisation de l'hôpital psychiatrique est alors pensée pour permettre à chacun, chaque patient, chaque soignant, chaque intervenant, d'être acteur dans l'institution (par la participation de tous à la gestion de la vie quotidienne, par l'instauration de club, des missions confiées à chacun...).

Au cours des années 1960, les sociologues René Lourau et Jean Lapassade reprennent ce sujet et les recherches faites en amont autour de la psychiatrie institutionnelle et de la pédagogie institutionnelle pour fonder une méthode d'analyse des organisations : l'analyse institutionnelle.

Le but de cette analyse est de mettre au jour les rapports de pouvoirs réels dans l'institution. Elle part du principe qu'il y a le pouvoir explicite (ce qui est mentionné dans l'organigramme et les fiches de poste) et le pouvoir implicite (celui qui n'apparaît nulle part, qu'on ne peut pas nommer tel quel, mais dont l'influence souterraine est incontestable).

b Les trois moments de l'institution

Selon ce courant, l'institution vit en voyant se succéder en boucle trois moments (figure 51.1) :

- **l'institué** : il s'agit des normes et fonctionnements déjà là, ils peuvent être formalisés ou non, mais leur action de conditionnement de l'action ne doit pas être remise en cause ;
- **l'instituant** : il s'agit des chemins de traverse de l'institution, ce que certains acteurs de l'institution vont mettre en place, soit dans les failles de l'institué (pour prendre en compte des situations qui n'ont pas été prévues à l'origine), soit contre l'institué, en développant de nouvelles pratiques qui ne sont pas conformes aux règlements, normes, principes de l'institution ;
- **l'institutionnalisation** : il s'agit de la récupération de l'instituant par l'institution. Les pratiques développées dans les chemins de traverse et les marges peuvent être validées institutionnellement et devenir des pratiques instituées, qui, à leur tour, s'imposent à tous.

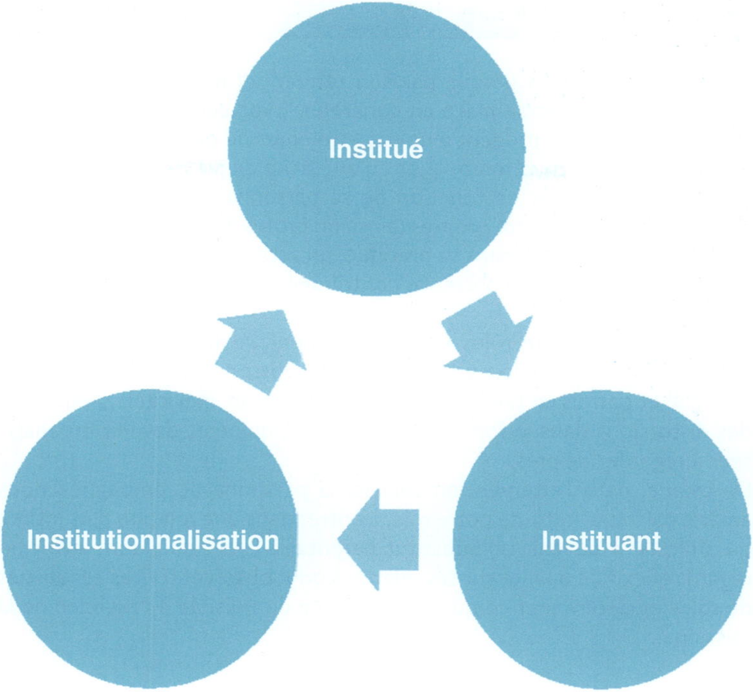

Figure 51.1. Les trois moments de l'institution.

C L'analyseur

Pour mettre au jour les phénomènes de pouvoir implicite, l'analyse institutionnelle procède en premier lieu par la reconnaissance d'un analyseur. On entend par là un événement, un scandale, une pratique, un fonctionnement ou n'importe quel sujet qui fait apparaître le non-dit de l'institution. Il s'agit en général d'un sujet qui divise, qui dérange, autour duquel il n'y a pas d'unanimité.

Autour de l'analyseur, le groupe peut lister les points de vue, les intérêts contradictoires, les alliances qui existent.

Ensuite, il pourra rechercher plus explicitement les rapports de pouvoir sous-jacents derrière cet analyseur.

Rôle de l'ASS

L'ASS a une fonction définie par son référentiel métier et sa fiche de poste. Il doit trouver sa place en cohérence avec cette fonction. Mais il doit cependant être prudent à ne pas être enfermé dans son statut, il est beaucoup plus qu'un référentiel et qu'une fiche de poste.
Son rôle se construit en fonction de sa personnalité et de ses savoirs, savoir-faire et savoir-être propres (ainsi, un professionnel musicien pourra intégrer ce savoir-faire dans sa pratique, un assistant de service social qui a une grande qualité de présence contribuera avec ce savoir-être à la vie d'une équipe).
Enfin, « les sorties de rôles » sont également un facteur à prendre en compte. Dans la relation à l'équipe, nous agissons parfois en tant que collègue et parfois en tant qu'amis. Cette situation, inévitable, peut créer des distorsions dans le fonctionnement de l'équipe et devenir un analyseur à regarder de près.
De même, dans l'intervention sociale, la personne accompagnée nous amène parfois à sortir de notre rôle, à entrer dans une relation plus intime ou amicale, à devenir un substitut parental... L'ASS doit donc avoir un regard réflexif de qualité sur ses relations pour observer toutes ces sorties de rôles et déterminer ce qui est sain, utile ou nuisible à l'exercice de la mission.

52 La dynamique de groupe

Définitions

Le travailleur social, comme tout professionnel, va évoluer au sein de *groupes sociaux* : par exemple, celui de son milieu de travail, son équipe composée de ses collègues, ou encore celui des personnes qu'il doit accompagner dans le cadre d'une action collective ou encore au sein d'un lieu de vie.

En observant les attitudes des personnes dans ces groupes, le travailleur social pourra comprendre ce qui s'y joue et en tenir compte dans le cadre de sa fonction au sein de ce groupe. Cette « grille de lecture » lui permettra d'adapter sa posture professionnelle. Il peut recourir à diverses théories qui ont tenté de comprendre les mécanismes en jeu dans les groupes.

- Pour Robert F. Bales (1916), psychosociologue américain, le groupe n'existe que si ses membres ont un but en commun, un problème à résoudre, et il va fonctionner pour le résoudre et diminuer ses tensions. Cette théorie postule que le groupe, au-delà du problème qui le mobilise, s'attache aussi à la résolution de problèmes d'ordre socio-émotionnel.
- Kurt Lewin (1890–1947), psychologue américain d'origine allemande, pilier de la recherche-action en psychologie sociale, inscrit son approche dans le courant comportementaliste qui a pour objet de comprendre l'homme afin d'agir sur ses comportements. C'est notamment dans le cadre du travail que ses théories seront mobilisées, par exemple, pour tenter de comprendre ce qui motive l'ouvrier à travailler. Les résultats des expériences menées par Lewin ont été utilisés pour tenter de modifier les comportements individuels par l'intermédiaire du groupe.

Notions

A Le concept d'« influence sociale »

La *dynamique de groupe* concerne l'ensemble des phénomènes psychosociaux touchant aux petits groupes, ainsi que les théories qui permettent d'expliquer les liens entre le fonctionnement interne des groupes et leurs réactions face à l'environnement.

Le concept d'*influence sociale* désigne les pressions non conscientes que le groupe exerce sur ses membres. Cette approche de l'influence a mis en évidence les mécanismes du *conformisme*, considérant que tout groupe constitué produit et détermine des normes collectives spécifiques. Ainsi, à mesure que le système de communication se construit dans un groupe, une uniformité dans les conduites, le langage et les avis de chacun s'observent parmi ses membres. Des expérimentations ont aussi montré que l'individu se rallie à la majorité, quand bien même il a conscience de dire un énoncé erroné. Et si une nouvelle personne veut s'intégrer au groupe, elle devra se conformer aux règles construites par le collectif. Il s'agira cependant davantage d'une imprégnation que d'une contrainte.

B Le leadership

Le leadership est une notion qui permet de comprendre la place de chacun dans un groupe, ainsi que les diverses fonctions prises. Le leadership désigne l'influence d'un individu sur un groupe. Il ne s'agit pas tant de la personnalité d'un leader, mais plutôt d'une fonction. C'est-à-dire qu'un pouvoir est conféré à quelqu'un sur un point précis, pouvoir légitimé par le savoir, la posture, le caractère, ce que la personne désignée apporte au groupe. Ainsi, le travailleur social peut, comme tout autre membre d'une équipe, avoir une fonction de leadership.

Le groupe correspond à un ensemble de personnes. Les groupes peuvent être de tailles et de natures différentes. En voici quelques définitions :

- *une foule* est constituée d'un grand nombre d'individus où règne une forte contagion des émotions ;
- *une bande* est composée d'un faible nombre d'individus mobilisés par une forte recherche du « semblable » ; les codes et les idéaux sont partagés. Ainsi, l'appartenance à la bande favorise les opinions convergentes et oriente les comportements stéréotypés. En apportant la sécurité à travers des liens d'ordre affectif, la bande a pour effet de réduire la pression sociale extérieure qui s'exerce sur ses membres ;
- *un groupement* correspond à des groupes de tailles différentes. Les croyances et les normes sont communes, les rencontres régulières. Il s'agit, par exemple, des cercles, clubs, confréries, syndicats, etc. ;
- *un groupe restreint* rassemble environ six à vingt personnes. S'il peut être informel dans le cas d'une équipe en travail social, il peut éga-

lement être formalisé et amène chacun de ses membres à travailler autour d'une activité commune.

C L'expérience de Milgram

Il s'agit d'une expérience de psychologie réalisée dans les années 1960. Elle avait comme objectif de mesurer l'obéissance dont un individu fait montre face à une autorité qu'il estime légitime.
L'expérience s'organise autour de trois personnes.

- Il est demandé à un adulte en position d'*élève* de mémoriser une liste de mots qu'il devra ensuite redonner à un « enseignant » dont le rôle est joué par une personne commune. En cas d'erreur, l'élève est censé recevoir une décharge électrique. Il est à noter que l'élève est un acteur et que les chocs électriques sont simulés, ce que l'enseignant ignore…
- L'*enseignant* est en réalité le cobaye de l'expérience. Sa tâche est de dicter les mots à l'élève et de vérifier les réponses de ce dernier. Si les réponses apportées sont fausses, l'enseignant a la consigne de lui administrer une décharge électrique.
- Un *expérimentateur* est présent et porte une blouse comme insigne de sa place. Il représente l'autorité et garantit le cadre de l'expérience. Il s'agit de M. Milgram en personne.

a Conditions de l'expérience

Le recrutement des enseignants est réalisé au prétexte d'étudier l'efficacité de la punition sur la mémorisation. Sous ce motif de vérifier les capacités d'apprentissage d'un élève adulte, l'enseignant est amené à punir un élève qu'il ne connaît pas en lui envoyant, si les réponses ne sont pas justes, des décharges électriques allant progressivement de 15 à 450 volts, punitions graduées et douloureuses (l'« élève » simule la douleur, crie et supplie qu'on arrête). Tout au long de l'expérience, l'expérimentateur guide et engage l'enseignant à appliquer strictement le traitement punitif prévu.

b Résultats

À la fin de l'expérimentation, 65 % des sujets enseignants-cobayes administrent un choc jusqu'à 450 volts, c'est-à-dire susceptible de provoquer la mort par arrêt cardiaque ! Pourtant, aucun des sujets n'était un tortionnaire, le recrutement ayant été réalisé parmi des personnes de la population courante, exemptes de pathologie.

c Commentaire

Cette expérience montre que chacun est sensible à l'influence d'une autre personne, en particulier lorsqu'elle fait figure d'autorité (le médecin, le chercheur, le chef). Dans ces situations se confrontent à l'intérieur du sujet des valeurs contradictoires, telles que : « Je dois obéir au scientifique, il est sérieux, il sait ce qu'il fait », et « Ce n'est pas bien de faire du mal à quelqu'un, de risquer de le blesser, de le tuer ». On voit alors jusqu'où l'influence de personnes en position d'autorité peut déterminer des comportements dangereux pour d'autres.

Rôle de l'ASS

L'expérience de Milgram montre que des facteurs d'ordre psychosocial influencent l'attitude des membres d'un groupe, faisant du groupe, du fait des comportements de ses membres, un système unique en partie imprévisible. Les expérimentations nous apprennent cependant que les comportements individuels prennent leur source dans le climat du groupe et les rapports interindividuels. Les attitudes d'un individu donné sont ainsi à considérer comme étant le reflet de *ce qui se joue* dans le groupe, ainsi que de l'influence non négligeable du chef de groupe, du fait de sa position d'autorité.

Aussi, dans le cadre d'une équipe, le travailleur social qui parvient à identifier certains de ces phénomènes d'influence, caractéristiques des groupes, pourra participer à en améliorer le fonctionnement, et ajuster sa propre participation. Des attitudes appropriées de vigilance, de recul et d'esprit critique sont à même de produire un climat groupal plus propice à l'intervention sociale et éducative et de développer des postures professionnelles plus cohérentes.

53 Violence institutionnelle

Définitions

A La violence institutionnelle

Dans la langue médiévale des XIIe-XIIIe siècles, il y avait deux termes pour nommer ce qu'aujourd'hui nous nommons « la force » :

- « la force », qui est une vertu donnée par Dieu, allie la puissance personnelle (la force physique, la technique de combat...), le courage et la pureté ;
- « la violence », qui est un péché, est la force illégitime, qui écrase le faible et frappe d'indignité celui qui en fait usage. C'est l'usage de la puissance personnelle sans courage ni pureté.

Penser la violence ainsi en opposition à la force comme vertu offre un éclairage intéressant sur la violence institutionnelle. En effet, toute institution se doit de développer sa « puissance », sa capacité d'agir. Elle doit donc gagner en efficience, en efficacité, en influence sur le territoire, etc. Mais la puissance n'est pas tout, il reste à interroger au service de qui ou de quoi elle est utilisée.

Ainsi, quand une institution développe ses outils de transmission, ses outils de décision, ses procédures de validation, mais que ce développement conduit à proposer de moins en moins de services aux usagers parce que le temps de coordination et de rédaction phagocyte le temps de travail des professionnels, ou parce que ces processus ont sclérosé le fonctionnement institutionnel, on est dans une forme de violence : la puissance de l'institution se développe au détriment de ses usagers.

De même, quand l'individualisation et la qualité des prises en charge conduisent à ce que l'équipe ne travaille plus ensemble, que les professionnels ne peuvent plus prendre de temps de pause dans la journée, que la préparation des sorties, des réunions de synthèse ou de projet se fasse sur le temps personnel de chacun, c'est également une forme de violence : la puissance de l'institution se développe au détriment de ses salariés.

Ces formes de violence sont particulièrement perverses car il n'y a pas d'actes répréhensibles en soi et on ne peut pas contester l'intention de développer la capacité d'agir de l'institution. Qui peut être opposé à un accompagnement plus individualisé et de meilleure qualité pour les usagers ? Qui peut être opposé à développer de meilleurs outils pour rendre compte de l'action de l'institution ? Et pourtant, il y a bien des phénomènes de violence à combattre.

B L'emprise et l'abus

a L'emprise

C'est un processus de réification de l'autre, c'est-à-dire un processus de transformation d'un sujet humain en objet.

Certaines réifications sont utiles, par exemple, certains soignants aux urgences ont besoin de transformer le patient en « objet de soins » pour gérer leurs affects face à la souffrance et à la mort, mais elles sont toujours néfastes : c'est insupportable pour le patient de se sentir déshumanisé quand il souffre, qu'il a peur et qu'il a besoin d'être rassuré.

La réification est ainsi utile pour le sujet, mais mortifère pour celui qui en devient l'objet. L'emprise est une de ces modalités de réification de l'autre : il y a un acteur de l'emprise, qui se pose en sujet unique, et une victime, qui devient objet. Du point de vue de la victime, l'emprise est un processus en deux étapes :

1. Accorder ma confiance à l'autre dans une relation où je lui reconnais une autorité morale, intellectuelle, religieuse ou professionnelle.
2. Renoncer à disposer de moi dans ma relation à l'autre, accorder à l'autre la légitimité pour disposer de moi, car son autorité le rend plus apte que moi à me connaître, savoir où j'en suis, quels sont mes réels besoins et désirs.

Du point de vue de l'acteur, l'emprise s'origine dans deux phénomènes :

1. La croyance d'avoir accès à une connaissance de la personne qui lui est inaccessible à elle-même (« je sais où tu en es, ce que tu traverses, ce qui se joue en toi »...).
2. L'aveuglement sur mes propres besoins dans cette relation (qui est en général une relation d'autorité ou d'accompagnement, c'est-à-dire une relation centrée sur l'autre accompagné ou pour qui une responsabilité est exercée).

Ces phénomènes d'emprise sont malheureusement fréquents dans le travail social, on peut ainsi assister à diverses formes d'emprise :

- du travailleur social sur la personne qu'il accompagne ;
- d'un responsable sur un salarié de son équipe ;
- d'un leader implicite sur son équipe ou sur un collègue ;
- d'une personne accompagnée manipulatrice sur ses accompagnateurs.

b L'abus

C'est la conséquence logique de l'emprise : l'instrumentalisation de l'autre se fait à son détriment et au bénéfice de celui qui a une emprise sur elle, qui devient ainsi son abuseur.
Le problème ne commence pas par l'abus de l'autre, que celui-ci soit sexuel, financier, ou autre. L'abus rend l'atteinte à la personne grave, voire dramatique, mais cette atteinte commence en amont, quand l'emprise s'installe. L'abus n'en est que la continuité.
L'abus est répréhensible par la loi, il doit donc être signalé quand il est constaté dans l'institution, mais prévenir les abus, ce n'est pas simplement les repérer et les signaler, c'est d'abord lutter contre tous les phénomènes d'emprise.

Notions

Les institutions violentes

Selon Jacques Pain[107], les institutions violentes sont de deux types :

- les institutions « anormalement névrosées », dont la direction ou un responsable intermédiaire, voire un leader informel, corsète le fonctionnement. Tout doit être contrôlé, les procédures de validation et de compte rendu paralysent l'action, la dimension informelle est victime d'une traque ;
- les institutions « psychotiques », qui fonctionnent implicitement sur des fondements d'exclusion, de victimisation, de recherches de bouc émissaire. Il y a un manque de repère évident, chaque nouvelle journée démarre sans qu'on puisse anticiper ce qu'on va y faire.

En résumé, il y a un continuum entre deux formes d'institutions caricaturalement violentes : avec tellement de structures que l'action est empêchée, avec aucune structure qui permettrait de trouver des repères.
Entre ces deux extrêmes, il y a de nombreuses possibilités pour que se développe de la violence institutionnelle.
Les analyseurs qui permettent de mettre à jour cette violence sont par exemple :

- l'état des lieux de l'institution (entretien des locaux, soin apporté aux bien commun par les usagers comme par les professionnels…) ;

107 Pain J. Écoles : violence ou pédagogie. Vigneux : Matrice ; 1992.

- le manque de repère des rôles et des statuts de chacun dans l'institution ;
- l'existence de jeux d'influence et de pouvoir ;
- l'absentéisme fort ou le taux de rotation du personnel ;
- ...

Rôle de l'ASS

L'ASS se doit d'avoir un regard critique sur son fonctionnement, celui de son équipe et celui de son institution.

Il n'y a pas que les pervers qui sont capables d'emprise, chacun d'entre nous peut, dans certaines conditions, prendre l'ascendant sur l'autre et lui faire perdre sa qualité de sujet, utiliser l'autre comme l'objet à travers lequel je me sens reconnu, l'objet de ma réussite professionnelle...

De même, toute institution peut devenir maltraitante, car toute institution a tendance à se refermer sur son fonctionnement, à développer sa puissance pour elle-même, et, ainsi, à créer de la violence.

PARTIE 4

Domaine de formation 4

Dynamiques interinstitutionnelles, partenariats et réseaux

Vous trouverez dans les mémo-fiches concernant ce domaine de formation 4, «Dynamiques interinstitutionnelles, partenariats et réseaux», l'ensemble des informations à connaître pour réaliser vos écrits relatifs à ce domaine.

Les compétences du DF4

- Développer les dynamiques institutionnelles et interinstitutionnelles
- Développer des actions partenariales et en réseau
- Partager ses connaissances au sein d'une équipe et d'un réseau d'acteurs pluriprofessionnels et pluridisciplinaires
- S'inscrire dans un travail d'équipe
- Coordonner les acteurs contribuant au plan d'action
- Assurer un rôle de médiation
- Promouvoir l'accès aux droits, services et dispositifs

Sommaire du DF4

SECTION 12

Les différents cadres relatifs au travail social

Karolina Mrozik-Demont,
Guillaume Demont

54 L'organisation administrative et politique

Définitions

A Déconcentration

La déconcentration consiste à accorder à des organes locaux de l'administration de l'État un pouvoir de décision limité, *par délégation*. La décision est prise au nom de l'État. Le représentant de l'État au niveau local est sur le territoire :

- d'une commune : le *maire* ;
- d'un département : le *préfet* ;
- d'une région : le *préfet de région*.

L'intérêt de la déconcentration réside dans l'unité du pouvoir de décision puisqu'une seule personne, l'État, décide pour l'ensemble du territoire.

B Décentralisation

La décentralisation consiste à *transférer* certains pouvoirs de l'État aux collectivités territoriales. Les collectivités territoriales sont dotées de la *personnalité juridique*, cela veut dire qu'elles sont indépendantes et responsables des décisions qu'elles prennent. L'État leur a transféré des compétences et des moyens pour prendre en charge ces compétences.

Les collectivités territoriales sont les communes, les départements et les régions.

L'intérêt de la décentralisation est de :

- rapprocher le plus possible la décision des attentes de la population locale ;
- raccourcir les délais de prise de décision et donner de vrais pouvoirs de décision aux élus locaux.

Notions

A L'Union européenne

L'Union européenne a une influence sur les pratiques du travail social au travers de deux leviers :

- la formation des travailleurs sociaux (harmonisation des parcours de formations professionnelles entre les États de l'Union, encouragement de la mobilité professionnelle) ;
- l'homogénéisation des réglementations concernant les publics en difficulté. L'Europe promeut l'idée d'une « société inclusive », où tout citoyen peut accéder aux mêmes droits, quels que soient son handicap et son origine.

B La République française

La république est à l'origine un idéal, celui de placer l'intérêt commun au-dessus des intérêts particuliers. Elle est indivisible, c'est-à-dire qu'elle est la seule à pouvoir édicter des lois : il n'existe pas de loi régionale ou communale.

Pour appliquer les lois et décrets de l'État sur l'ensemble du territoire, la république dispose de relais à l'échelle des régions, des départements et des arrondissements. C'est ce que l'on appelle les « services déconcentrés de l'État ». Ces services sont placés sous l'autorité des préfets de région, préfets et sous-préfets de département, représentant l'État à l'échelle territoriale.

C La région

Les compétences exclusives des conseils régionaux portent actuellement sur :

- le développement économique de la région ;
- l'aménagement du territoire et les transports ;
- la formation professionnelle et les lycées.

D Le département

Aux côtés de l'État, le département est le véritable échelon des politiques sociales.

- L'enfance : Aide sociale à l'enfance (ASE), adoption, soutien aux familles en difficulté financière.
- Les personnes handicapées : le département gère les Maisons départementales des personnes handicapées (MDPH).
- Les personnes âgées : création et gestion de maisons de retraite, politique de maintien des personnes âgées à domicile (allocation personnalisée d'autonomie).

- Les aides sociales : gestion du revenu de solidarité active (RSA).
- La construction, l'entretien et l'équipement des collèges.
- La culture : création et gestion des bibliothèques départementales de prêt, des services d'archives départementales, des musées ; protection du patrimoine.

De ce fait, le conseil départemental est souvent le principal interlocuteur des établissements et services sociaux et médico-sociaux. Il est de fait engagé dans le financement des établissements, l'attribution des aides et allocations aux usagers, le contrôle et l'habilitation des établissements.

E La commune

La commune est l'échelon décentralisé le plus proche du citoyen. Le maire et le conseil municipal disposent des compétences suivantes :

- entretien de la voirie communale ;
- protection de l'ordre public local par le biais du pouvoir de police du maire, et par la gestion de la police municipale ;
- état civil (enregistrement des naissances, mariages et décès) ;
- organisation des élections ;
- délivrance des permis de construire ;
- prise en charge des écoles préélémentaires et élémentaires ;
- mise en œuvre d'une politique culturelle locale (création et entretien des bibliothèques, musées, écoles de musique, salles de spectacle et organisation des manifestations culturelles) ;
- animation du domaine sportif et des loisirs (création et gestion des équipements sportifs et de loisirs, subventions d'activités sportives, aménagements touristiques).

Dans le domaine sanitaire et social, la commune a une action complémentaire de celle du département avec les centres communaux d'action sociale (CCAS) et les centres intercommunaux d'action sociale (CIAS), qui analysent les besoins sociaux de la population, interviennent dans les demandes d'aides sociales (aide médicale, secours aux familles en difficulté, etc.) et mettent en œuvre l'action sociale facultative (gestion des crèches, des foyers de personnes âgées, etc.).

Rôle de l'ASS

A Liberté – égalité – fraternité : une éthique républicaine

Le travailleur social exerce le plus souvent sa mission à partir d'un financement de l'État ou des collectivités territoriales. En dehors des situations où ces collectivités sont directement son employeur, elles ne sont jamais son donneur d'ordre.

En revanche, participant de l'action de la solidarité nationale envers les plus pauvres, les plus fragiles ou les exclus, l'ASS se doit d'inscrire son action dans le triptyque républicain : liberté, égalité, fraternité.

B Une éthique de la liberté

Le travailleur social est dans une situation de pouvoir décider pour l'autre, ou peser sur ces décisions (les notes sociales conditionnent fortement les processus d'admission, d'orientation ou l'accès à certaines aides, le contrat de RSA peut avoir un impact fort sur la vie d'une personne...).

Cette capacité ne doit pas se transformer en pouvoir et en rapport de domination. L'éthique de la liberté implique d'être continuellement dans une forme de doute pour chacune de nos décisions : la frontière entre l'exercice de ma responsabilité pour autrui et l'instauration d'un rapport de domination est étroite, est-ce que ma décision, ma façon d'agir et de répondre restent du bon côté de cette frontière ? Ou bien suis-je en train d'instaurer un rapport de domination imposant à l'autre de se soumettre à moi ou à l'équipe ?

C Une éthique de l'égalité

Dans la relation d'aide, il y a une asymétrie de nature. Il y a moi et l'autre, qui peut être handicapé, sans emploi, sans domicile, sans papiers, sans parents, l'autre qui peut sortir de l'hôpital psychiatrique ou de prison...

Pourtant, en dépit de tous ces manques, de ces déficiences et de ces écarts avec la norme, cet autre est mon égal dans la république. Il partage une humanité commune avec l'ASS, ainsi qu'une citoyenneté commune qui lui confère les mêmes droits et devoirs et une responsabilité partagée.

L'éthique de l'égalité implique également une forme de doute, de remise en cause de nos fonctionnements :

- certaines pratiques ne font qu'accentuer la dissymétrie sans être au service de la mission (par exemple, l'accès au café est souvent un marqueur, l'ASS en prenant librement quand il veut, l'autre étant limité ou devant attendre l'heure) ;

- certaines pratiques sont en opposition avec les droits fondamentaux de la personne, quand on limite sa capacité à construire une relation intime avec son partenaire, sa capacité d'aller et venir librement, quand on s'introduit dans son espace privé sans son accord... ;
- enfin, certaines pratiques sont une négation de la responsabilité de la personne, quand on ne l'informe pas ou insuffisamment de sa capacité de voter ou de se présenter au conseil de la vie sociale (CVS) ou aux élections nationales ou locales, quand on ne le sollicite jamais pour participer aux décisions collectives, quand on prend les décisions à sa place...

D Une éthique de la fraternité

L'idée de fraternité ou de sororité est une notion forte. Être le frère ou la sœur de quelqu'un, c'est être dans une relation que je n'ai pas choisie et à laquelle je ne peux pas mettre fin : quels que soient les crimes qu'il a commis, quel que soit le mal qu'il m'a fait, même si je le renie, mon frère restera mon frère, ma sœur restera ma sœur.

Dans l'histoire de Caïn et Abel, le premier tue son frère par jalousie parce que la divinité semble lui accorder plus d'attention. Ensuite, quand il se présente seul devant la divinité, celle-ci lui demande : « Caïn, qu'as-tu fait de ton frère ? » Ce récit traduit quelque chose d'anthropologiquement important : la fraternité est plus qu'une coexistence dans une même famille, mais il y a une responsabilité pour l'autre, chacun devant être capable de répondre à cette question : « Qu'as-tu fait de ton frère ? »

La République française place la concitoyenneté à ce même niveau : chacun de nous est le concitoyen de l'autre, sans l'avoir choisi et sans pouvoir y mettre fin, de plus, cette concitoyenneté impose une forme de responsabilité pour l'autre.

L'éthique de la fraternité va nous pousser à l'engagement. De fait, le travailleur social s'engage souvent bien au-delà de son poste, l'engagement émotionnel est parfois important et certaines journées sont particulièrement touchantes, les dépassements horaires sont fréquents, les injustices auxquelles notre public est confronté nous affectent et nous poussent à nous engager par des pétitions, des manifestations, des engagements politiques...

De même, l'éthique de la fraternité nous interroge sur la mutualité de la relation : j'agis en étant un bon concitoyen pour l'autre, mais quel espace je laisse à l'autre pour qu'il soit un bon concitoyen envers moi ?

55 Les dispositifs de l'action éducative sociale et médico-sociale

Définitions

A L'action sociale

L'action sociale regroupe l'ensemble des moyens, publics et privés, qui permettent à une société de maintenir une cohésion sociale.

Pour ce faire, l'action sociale se porte sur les personnes en marge du corps social : les exclus, les orphelins, les personnes âgées, les personnes éloignées de l'emploi, les personnes malades ou handicapées, les étrangers, les personnes sortant de prison, les jeunes en difficulté, les parents en souffrance...

L'action sociale est, en fait, composée de trois types d'actions qui sont combinées (figure 55.1) :

- **l'insertion :** c'est une action qui permet aux personnes à la marge de trouver une place au sein du corps social. Dans la philosophie de l'action sociale française, l'emploi est souvent le principal levier d'insertion ;
- **la prévention :** il s'agit d'une action qui vise à repérer les personnes susceptibles de se retrouver à la marge du corps social et de mettre en œuvre les moyens qui empêcheront cette marginalisation ;
- **le secours :** certaines personnes ne pourront pas contribuer au développement économique du corps social, du fait d'un handicap, d'une maladie, de leur âge, d'une grande précarité ou pauvreté... L'action sociale, par le biais d'allocations et d'un accompagnement adapté, va apporter une réponse aux besoins fondamentaux de la personne auxquels elle n'est plus en capacité de répondre par elle-même.

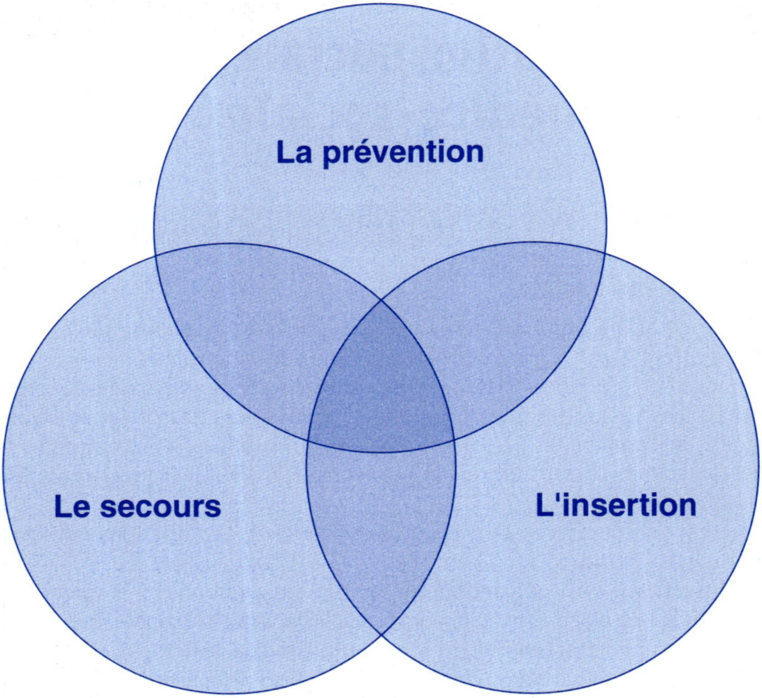

Figure 55.1. Les trois modes d'action de l'action sociale.

B Le dispositif

De manière générale, on peut définir le dispositif comme un ensemble d'éléments agencés en vue d'un but précis.

De cette définition on peut déduire trois principes pour construire un dispositif :

- **la pluralité (« un ensemble d'éléments ») :** aucun acteur seul ne fait un dispositif, celui-ci est composé d'ensemble d'acteurs : les personnes concernées elles-mêmes, les collectivités publiques, les associations, le secteur privé... ;
- **l'articulation (« agencés ») :** il y a plusieurs acteurs, mais tous ne font pas la même chose et l'activité de chacun a un impact sur l'activité des autres ;
- **la finalité (« en vue d'un but précis ») pour pouvoir s'articuler :** l'activité de chaque acteur doit converger vers un même objectif.

Notions

A Les établissements et services adaptés pour mineurs ou jeunes adultes handicapés(tableau 55.1)

Tableau 55.1. Établissements et services pour enfants en situation de handicap.

Types d'établissements	Missions	Financement
Instituts médico-éducatifs (IME) et instituts médico-professionnels (IMPRO à partir de 14 ans)	L'éducation des enfants présentant une déficience intellectuelle durant la période de scolarisation (de 7 ans à 18 ans, parfois à partir de 3 ans), en internat ou en externat.	Assurance maladie
Instituts pour enfants et adolescents polyhandicapés (IPEAP)	Mêmes missions que l'IME pour des enfants présentant un polyhandicap.	Assurance maladie
Jardins d'enfants spécialisés	Accueil de jour pour des enfants présentant une déficience intellectuelle entre 0 et 6 ans.	Assurance maladie
Instituts thérapeutiques, éducatifs et pédagogiques (ITEP)	L'éducation adaptée pour enfants avec des troubles de la conduite et du comportement.	Assurance maladie
Établissements pour déficient moteur ou instituts d'éducation motrice (IEM)	L'éducation adaptée pour personnes en situation de handicap moteur.	Assurance maladie
Instituts d'éducation sensorielle pour enfants atteints de déficience visuelle (IESDV) Instituts d'éducation sensorielle pour enfants atteints de déficience auditive (IESDA)	L'éducation adaptée pour personnes en situation de déficience sensorielle.	Assurance maladie

(*Suite*)

Tableau 55.1. Suite.

Types d'établissements	Missions	Financement
Centres d'accueil familial spécialisé (CAFS)	L'hébergement en famille d'accueil pour enfants et adolescents en situation de handicap.	Assurance maladie
Lieu de vie et d'accueil (LVA)	L'hébergement pour enfants ou adultes en situation de handicap dans de petites unités de vie où accompagnateurs et personnes accompagnées vivent sous le même toit.	Conseil départemental
Services d'éducation spéciale et de soins à domicile (SESSAD, SSEFIS, SESSD, SAAAIS, SAFEP)	L'accompagnement à domicile ou au sein de l'école pour enfants et adolescents en situation de handicap.	Assurance maladie
Centres médico-psychopédagogiques (CMPP)	La consultation médicale, psychologique, éducative et sociale pour des enfants et des adolescents, de 0 à 20 ans, présentant des troubles et pathologies variés.	
Centres d'action médico-sociale précoce (CAMSP)	La consultation médicale et paramédicale pour le diagnostic, le traitement et la rééducation des jeunes enfants en situation de handicap avant leur entrée à l'école.	

Source : D'après Rose C, Valette C, Gassier J, Chaudet V. Je réussis le DEASS. Diplôme d'État d'assistant de service social. 2e édition. © Elsevier Masson ; 2019. Reproduction autorisée.

B Les établissements et services pour adultes en situation de handicap (tableau 55.2)

Tableau 55.2. Les établissements pour adultes en situation de handicap.

Types d'établissements	Missions	Financement
Structures d'hébergement		
Foyers d'hébergement pour adultes handicapés	L'hébergement pour adultes en situation de handicap qui exercent une activité en ESAT ou en entreprise adaptée.	Conseil départemental
Foyers occupationnels (FO) ou foyers de vie (FV)	L'hébergement et l'activité pour adultes en situation de handicap pouvant participer à des activités créatives et à des animations sans s'inscrire dans une démarche de rendement.	Conseil départemental
Foyers d'accueil médicalisés pour adultes handicapés (FAM)	L'hébergement pour adultes en situation de handicap ayant besoin de l'assistance d'une tierce personne pour effectuer les actes essentiels de la vie courante et d'un suivi médical régulier.	Conseil départemental + assurance maladie
Maisons d'accueil spécialisées (MAS)	L'hébergement pour adultes en situation de handicap, gravement dépendants.	Assurance maladie
Lieu de vie et d'accueil (LVA)	L'hébergement pour enfants ou adultes en situation de handicap dans de petites unités de vie où accompagnateurs et personnes accompagnées vivent sous le même toit.	Conseil départemental
Accueils temporaires pour personnes handicapées	L'hébergement, l'activité et, si besoin, le soin pour adultes handicapés pour une durée déterminée, soit dans le cadre d'un séjour de vacances, de répit pour les aidants naturels ou d'un séjour de rupture.	Conseil départemental et/ou assurance maladie selon le type d'établissement de rattachement

(*Suite*)

Tableau 55.2. Suite.

Types d'établissements	Missions	Financement
Structures d'activités		
Entreprises adaptées (EA)	L'emploi des adultes handicapées dans une entreprise du milieu ordinaire dont le fonctionnement est particulièrement adapté aux travailleurs handicapés. L'entreprise adaptée permet aux travailleurs handicapés de travailler dans des conditions adaptées à leurs possibilités. Contrairement aux ESAT, l'entreprise adaptée (EA) est une entreprise du milieu ordinaire.	Financement analogue à celui d'une entreprise en milieu ordinaire : produits de leurs activités, de leurs productions et de leurs services + aides de l'État (aides aux postes, subventions spécifiques)
Établissements et services d'aide par le travail (ESAT)	L'emploi des adultes handicapés dans une entreprise permettant un encadrement spécifique pour les travailleurs handicapés.	État + bénéfices de la production
Unités d'évaluation et de réentraînement et d'orientation socioprofessionnelle (UEROS)	La réinsertion professionnelle des adultes handicapés suite à un accident (AVC, trauma crânien, accident de la route...).	Assurance maladie
Centres de rééducation professionnelle (CRP)	La formation professionnelle des personnes handicapées.	
Centre d'accueil de jour (CAJ) ou Atelier occupationnel.	Accueil de jour et propositions d'activités pour des personnes handicapées.	Conseil départemental

(*Suite*)

Tableau 55.2. Suite.

Types d'établissements	Missions	Financement
Groupe d'entraide mutuelle (GEM)	Un espace de rencontres, d'échanges et de soutien entre des personnes partageant un handicap similaire.	Assurance maladie + collectivités locales + mutuelles + cotisations des adhérents des GEM
Aide à domicile		
Services d'accompagnement à la vie sociale (SAVS)	Accompagnement à domicile des adultes en situation de handicap, pour la vie sociale.	Conseil départemental
Services d'accompagnement médico-social pour adultes handicapés (SAMSAH)	Accompagnement à domicile des adultes en situation de handicap. Cet accompagnement porte comme pour les SAVS sur la vie quotidienne et sociale, mais également sur des besoins plus médico-sociaux ou sanitaires.	Conseil départemental + assurance maladie
Services d'aide et d'accompagnement à domicile (SAAD)	Accompagnement à domicile des personnes âgées et handicapées pour les activités de la vie quotidienne (toilette, repas, ménage...).	Conseil départemental
Service de soins infirmiers à domicile (SSIAD)	Accompagnement à domicile des personnes âgées et handicapées pour dispenser des soins infirmiers, permettant le maintien à domicile.	Assurance maladie
Services polyvalents d'aide et de soins à domicile (SPASAD)	Services cumulant les missions d'un SAAD et d'un SSIAD, assurant donc à la fois l'accompagnement aux soins et aux activités de la vie quotidienne.	Conseil départemental + assurance maladie

Source : D'après Rose C, Valette C, Gassier J, Chaudet V. Je réussis le DEASS. Diplôme d'État d'assistant de service social. 2e édition. © Elsevier Masson ; 2019. Reproduction autorisée.

C Le secteur « enfance – famille – jeunesse » (tableau 55.3)

Tableau 55.3. Les établissements du secteur « enfance – famille – jeunesse ».

Types d'établissements	Missions	Financement
Crèches, haltes garderies, jardins d'enfants	La garde d'enfants d'âge préscolaire.	Conseil départemental CAF/ municipalité/ famille
Maisons familiales de vacances	Les loisirs et vacances	CAF/ municipalité/ famille
Établissements d'accueil mère-enfant	L'accueil des femmes enceintes ou les mères isolées accompagnées d'enfants de moins de 3 ans et qui ont besoin d'un soutien matériel et psychologique, dans le but d'éviter les abandons d'enfants.	Conseil départemental
Pouponnières à caractère social	L'accueil 24 h/24, en urgence, des enfants séparés de leurs parents soit pour un accueil temporaire, soit par décision de justice.	Conseil départemental
Foyers de l'enfance	L'accueil, l'observation et l'orientation de mineurs en difficulté ou en danger confiés par sa famille ou par mesure judiciaire au service de l'Aide sociale à l'enfance.	Conseil départemental
Maisons d'enfants à caractère social (MECS)	L'accueil des mineurs confiés à l'ASE, dans le cadre de la protection administrative ou judiciaire, pour une moyenne ou longue durée.	Conseil départemental
Centres de placement familial socio-éducatif (CPFSE)	Prise en charge d'un enfant dans une autre famille (dite « famille d'accueil ») que la sienne, afin de résoudre une situation de danger le concernant.	Conseil départemental
Équipes de prévention	Intervention éducative et sociale, auprès de jeunes, en individuel et en collectif, au sein de leur quartier.	Conseil départemental

(Suite)

Tableau 55.3. Suite.

Types d'établissements	Missions	Financement
Services d'action éducative en milieu ouvert (AEMO)	Protection des enfants vivant dans leur milieu familial à la demande de l'Aide sociale à l'enfance ou de l'autorité judiciaire.	État
Services éducatifs auprès des tribunaux (SEAT)	Permanence éducative au sein des tribunaux les plus importants. Dans les juridictions plus petites, cette mission est exercée par les éducateurs de milieu ouvert. Ils recueillent des renseignements sur le mineur et recherchent des solutions alternatives à l'incarcération qu'ils proposent aux magistrats.	État
Centres éducatifs renforcés (CER)	L'accueil collectif des mineurs délinquants en grande difficulté ou en voie de marginalisation qui ont besoin, pour un temps limité, d'être éloignés de leur milieu habituel.	État
Centres éducatifs fermés (CEF)	L'accueil des mineurs délinquants (crimes ou délits) multirécidivistes de 13 à 18 ans : mineurs placés en application d'un contrôle judiciaire ou d'un sursis avec mise à l'épreuve ou, dans le cadre de l'aménagement de leur peine d'incarcération, à la suite d'une libération conditionnelle ou d'un placement à l'extérieur. C'est un dispositif éducatif, alternatif à la détention.	État
Réseaux d'écoute, d'appui et d'accompagnement des parents (REAAP)	L'aide à la parentalité.	Conseil départemental

Source : D'après Rose C, Valette C, Gassier J, Chaudet V. Je réussis le DEASS. Diplôme d'État d'assistant de service social. 2e édition. © Elsevier Masson ; 2019. Reproduction autorisée.

D Le secteur de l'insertion, de l'exclusion et l'accompagnement des personnes en difficulté (tableau 55.4)

Tableau 55.4. Les établissements du secteur de la lutte contre l'exclusion.

Types d'établissements	Missions	Financement
Hébergement des personnes sans domicile		
Service téléphonique 115	Permanence téléphonique pour les personnes sans domicile.	État
Équipes mobiles d'intervention (dont SAMU social et maraudes)	Rencontre, aide (fourniture de repas, de boissons chaudes, de couvertures…) et proposition de solution d'hébergement (notamment en période hivernale) pour les personnes sans domicile.	État
Centre d'hébergement d'urgence (CHU) et hôtel social.	Hébergement à la nuitée des personnes sans domicile.	État
Lieux d'accueil de jour	Accueil des personnes sans domicile en journée.	État
Centres d'hébergement et de réinsertion sociale (CHRS)	L'hébergement et l'accompagnement des adultes et familles en difficulté sur une durée déterminée en vue de l'obtention d'une situation de logement plus pérenne.	État
Maisons relais (ou pensions de famille)	Logement pour des personnes dont l'isolement social ou affectif, le faible niveau de ressources et une situation personnelle difficile rendent impossible une insertion dans un logement indépendant.	État
Lits halte soins santé et lits d'accueil médicalisé	L'hébergement des personnes sans domicile nécessitant des soins infirmiers et médicaux.	Assurance maladie
Appartements de coordination thérapeutique (ACT)	L'accueil et l'hébergement des personnes atteintes d'une maladie chronique grave en situation de précarité sociale	Assurance maladie

(Suite)

Tableau 55.4. Suite.

Types d'établissements	Missions	Financement
Accueil et hébergement des personnes venant de l'étranger		
Centres d'accueil des demandeurs d'asile (CADA)	Accueil, hébergement et accompagnement social des demandeurs d'asile durant la durée de la procédure pour obtenir ou non le statut de réfugiés.	État
Centres provisoires d'hébergements (CPH)	Hébergement temporaire des personnes ayant reçu le statut de réfugiés.	État
Foyers de travailleurs migrants (FTM)	Hébergement des travailleurs d'origine étrangère.	État + autofinancement
Accompagnement vers l'emploi		
Adaptation à la vie active (AVA)	Accompagnement pour l'apprentissage ou le réapprentissage des règles nécessaires à l'exercice d'une activité professionnelle.	État
Structures d'insertion par l'activité économique (ateliers et chantiers d'insertion, entreprises d'insertion et entreprises de travail temporaire d'insertion)	L'insertion professionnelle des personnes éloignées de l'emploi : demandeurs d'emploi de longue durée, allocataires de minima sociaux, jeunes sans qualification, etc.	Conseil départemental + bénéfices de la production + État
Régies de quartier	Participer au développement d'un territoire, sur des quartiers prioritaires, par l'insertion économique des personnes éloignées de l'emploi et la création de liens sociaux sur ce territoire.	Bénéfices de la production + conseil régional

Source : D'après Rose C, Valette C, Gassier J, Chaudet V. Je réussis le DEASS. Diplôme d'État d'assistant de service social. 2e édition. © Elsevier Masson ; 2019. Reproduction autorisée.

Rôle de l'ASS

L'assistant social est un acteur important de l'orientation des publics. Par le biais des rapports qu'il peut rédiger ou des notes sociales qu'il est amené à produire, il a une influence sur le devenir des personnes.
Il est de ce fait nécessaire qu'il ait une connaissance pointue des dispositifs qui concernent le public qu'il accompagne pour prendre sa juste place dans leur orientation et être le plus pertinent possible dans ses écrits.

Situation

John est un travailleur ESAT, vivant en foyer d'hébergement.
Il arrive à l'âge de la retraite et va prochainement quitter l'ESAT. De ce fait, il ne peut rester dans le foyer qui est réservé aux travailleurs ESAT.
Pour construire son projet pour cette nouvelle étape de sa vie, John a besoin d'avoir avec lui des professionnels qui connaissent bien l'ensemble des possibilités qui s'offrent à lui pour son lieu de vie (foyer de vie, service d'accompagnement à la vie sociale, appartements partagés, maison de retraite...), mais aussi pour son activité (maison de quartier, centres sociaux culturels, groupe d'entraide mutuelle [GEM]...).
Trouver des professionnels qui connaissent réellement l'ensemble du système et ce qui existe effectivement sur le territoire est ce qui lui permettra d'aborder avec le plus de confiance possible son avenir.

56 Les juridictions françaises

Définition

Juridiction

En France, l'ensemble des tribunaux, conseils et cours où siègent un ou plusieurs juges sont appelés « juridictions ». Celles-ci ont des compétences différentes en matière de justice.
Il existe deux ordres de juridiction :

- **l'ordre judiciaire**, qui gère les litiges opposant les citoyens entre eux et sanctionne les auteurs d'infractions aux lois pénales ;
- **l'ordre administratif**, pour les litiges opposant un citoyen à l'État, à une collectivité territoriale ou à un organisme chargé d'une mission de service public.

Notions

A Les juridictions de l'ordre judiciaire

a Le tribunal de grande instance (TGI)

La juridiction de principe s'appelle le « tribunal de grande instance » ; il en existe au moins un par département, mais souvent plus. Pour chaque affaire, une chambre du TGI est saisie, composée de trois magistrats.

b Le tribunal pour enfants

Le tribunal pour enfants est une formation du tribunal de grande instance. Il juge les auteurs de contraventions de cinquième classe, de délits et de crimes, qui étaient mineurs au moment des faits. S'agissant des crimes, les mineurs de plus de 16 ans relèvent toutefois de la cour d'assises des mineurs.

c Les juridictions dites « d'exception »

Il en existe plusieurs qui auront un champ de compétences déterminé :

- le *tribunal d'instance* (TI) juge, sauf exception, des litiges inférieurs à 10 000 euros ;
- le *tribunal de commerce* est compétent pour les litiges entre commerçants.

d La cour d'appel

Si la décision rendue par une des cours ne satisfait pas l'une des deux parties, il est alors possible de faire appel. Cette possibilité est un principe essentiel de l'organisation judiciaire française.
Si l'une des parties n'est toujours pas satisfaite, il existe une dernière voie de recours, il s'agit du « pourvoi en cassation ».

e La Cour de cassation

Cette cour siège à Paris et constitue la juridiction suprême de l'ordre judiciaire. Néanmoins, la Cour de cassation ne va pas reprendre toute l'affaire, elle se contente de vérifier que le droit a bien été appliqué, elle ne réexamine pas les faits. Si la Cour de cassation approuve la position de la juridiction, elle rejette le pourvoi et la décision devient définitive. Si, au contraire, elle estime qu'il y a une mauvaise application du droit, elle va casser la décision rendue, mais ne va pas résoudre le litige. Elle va renvoyer l'affaire devant une nouvelle juridiction qui tiendra en principe compte de la décision de la Cour de cassation.

f Les contraventions au tribunal de police

Les infractions les moins graves sont les contraventions ; elles relèvent du tribunal de police.
Brûler un feu rouge, ne pas respecter un stop, voyager en train sans titre de transport sont des contraventions. Seule une amende pouvant aller jusqu'à 3 000 euros est encourue.

g Les délits au tribunal correctionnel

Les délits sont justiciables du tribunal correctionnel. En plus d'une peine d'amende, le délinquant peut encourir jusqu'à dix ans d'emprisonnement. Le vol, l'escroquerie, l'homicide involontaire sont quelques exemples de délits.

h Les crimes à la cour d'assises

Les infractions les plus graves sont bien évidemment les crimes, qui relèvent d'une juridiction originale, la cour d'assises. En effet, elle se distingue des autres juridictions en ce sens qu'outre trois magistrats professionnels, elle se compose de six jurés choisis parmi les citoyens inscrits sur les listes électorales et âgés d'au moins 23 ans.

B Les juridictions de l'ordre administratif

a Le tribunal administratif

En première instance, on trouve le tribunal administratif, dont le territoire correspond à plusieurs départements.

b La cour administrative d'appel

Elle examine les appels dirigés contre les jugements des tribunaux administratifs. Il en existe actuellement huit en France, ce qui implique un ressort territorial assez large.

c Le Conseil d'État

Le pourvoi en cassation sera quant à lui porté devant le Conseil d'État, qui siège à Paris, et qui est la juridiction suprême de l'ordre administratif. Il peut être saisi pour se prononcer sur la validité de certains actes pris par les ministres. En tant que « conseiller du gouvernement », il est également chargé d'examiner et de donner son avis sur les projets de lois et de décrets les plus importants.

Rôle de l'ASS

Le lien de l'ASS avec la justice peut être de quatre ordres :

- il peut être celui qui saisit la justice, par exemple, dans les situations de maltraitance ;
- il peut être appelé à témoigner dans des procès ;
- il est le professionnel qui accompagne le projet de réinsertion de la personne après une peine de prison ;
- il peut accompagner la personne à faire valoir ses droits face aux juridictions administratives.

Cette multiplicité des rôles possibles rend difficile l'établissement d'un lien de confiance avec la personne car le travailleur social peut à la fois être celui qui participe de l'ordre judiciaire et celui qui est au côté de la personne face à cet ordre judiciaire.

Il importe donc d'être d'une grande clarté vis-à-vis de la personne accompagnée, de bien nommer son rôle et surtout de ne pas entrer dans un système de relation où il devrait choisir entre deux côtés, celui de l'usager ou celui de la justice. L'ASS est une sorte de funambule : toujours aux côtés de la personne accompagnée mais au nom d'un cadre institutionnel.

SECTION 13

La loi 2002-2 de rénovation de l'action sociale

Karolina Mrozik-Demont,
Guillaume Demont

57 La loi de rénovation de l'action sociale (loi 2002-2)

Définition

La rénovation de l'action sociale

La loi du 2 janvier 2002, dite « loi 2002-2 » car c'est la deuxième loi à avoir été votée en 2002, visait à réformer en profondeur la loi de 1975 qui organisait le secteur social et médico-social.

Elle peut se définir en cinq grandes orientations :

- **promouvoir le droit des usagers**, en définissant les droits fondamentaux des personnes, de leur entourage et de leur famille ;
- **diversifier les missions et l'offre**, en diversifiant les modes de prise en charge (permanent ou temporaire, avec ou sans hébergement, à temps complet ou à temps partiel...). En outre, la loi intègre de nouvelles catégories d'établissements et de services, comme les foyers d'accueil médicalisés (FAM), les centres de soins, d'accompagnement et de prévention en addictologie (CSAPA), les appartements de coordination thérapeutique, les équipes mobiles... ;
- **piloter des dispositifs**, en réformant les modalités de planification et de pilotage des dispositifs. Elle prévoit la mise en place de schémas départementaux, régionaux, et nationaux pour planifier l'ouverture d'établissements et de services en fonction de l'évolution des besoins constatés. La loi réforme également les procédures d'autorisation et de financement, en fonction des schémas de planification, d'une part, des procédures d'évaluations internes et externes, d'autre part ;
- **coordonner les différents acteurs**, en précisant les relations entre l'État et les départements, les modalités de coopération entre établissements et les relations entre les décideurs et les établissements ;
- **rénover le statut des établissements publics**, qui peuvent être communaux (gérés par le CCAS), intercommunaux, départementaux (gérés par le conseil départemental), interdépartementaux ou nationaux (l'institut des jeunes aveugles et l'institut des jeunes sourds), en revoyant la gouvernance de ces établissements.

Notions

A Les sept outils de la loi

Pour faire vivre les sept principes qui seront décrits plus bas, la loi indique sept outils que chaque établissement ou service social et médico-social doit obligatoirement mettre en place :

- le livret d'accueil ;
- la charte des droits et libertés de la personne accueillie ;
- le règlement de fonctionnement ;
- le contrat de séjour ;
- le conseil de la vie sociale ;
- le projet d'établissement ;
- la personne qualifiée.

Les sept fiches suivantes décriront de manière approfondie chacun de ces outils.

B L'évaluation

Tous les établissements et services sociaux et médico-sociaux sont tenus de procéder à des évaluations régulières de leurs activités et de la qualité de leur accompagnement.

Dans ce but, la loi crée une agence, chargée d'organiser ces évaluations et de publier des recommandations de bonnes pratiques qui permettent à ces structures de trouver des références de pratiques à partir desquelles évaluer leur propre action. Cette agence se nommait l'Agence nationale de l'évaluation et de la qualité des établissements et services sociaux et médico-sociaux (ANESM). Depuis le 1er avril 2018, cette agence a été absorbée par la Haute Autorité de santé (HAS).

Cette évaluation systématique de tout établissement et service se déroule en deux temps : l'évaluation interne et l'évaluation externe.

a L'évaluation interne

L'évaluation interne est conduite par la structure elle-même en associant les professionnels, les personnes accompagnées et les familles et/ou représentants légaux.

Cette évaluation s'appuie sur une analyse des pratiques et le recueil du point de vue des différents acteurs.

À l'issue de cette étape participative, les points forts et points faibles sont mis en avant et un plan d'amélioration continue de la qualité de l'accompagnement est élaboré.
L'évaluation interne doit être réalisée tous les cinq ans dans chaque structure.

b L'évaluation externe

L'évaluation externe est réalisée par un organisme habilité. Cet organisme est choisi par la structure évaluée à partir de la liste publiée par la HAS.
Cette évaluation porte d'une part sur l'évaluation interne (évaluation du processus d'évaluation mis en place, des recommandations, de leur mise en œuvre...), et d'autre part sur un cahier des charges spécifique.
Le rythme des évaluations externes est lié aux procédures d'autorisation et d'agrément des établissements et services. Le rapport de l'évaluation externe doit être communiqué aux autorités avant le renouvellement de l'autorisation de la structure ou la révision de son contrat pluriannuels d'objectifs et de moyens (CPOM), fixé entre l'établissement et son financeur pour définir pour plusieurs années les autorisations dont dispose l'établissement, les activités et missions qui lui sont reconnues ainsi que les financements octroyés.

Rôle de l'ASS

La loi de 2002-2, dans son article 7, définit sept principes de l'action sociale qui doivent gouverner à la fois le fonctionnement de tout établissement et service, mais également l'action de chaque professionnel, dont les travailleurs sociaux. Ces sept principes sont à la fois une boussole pour orienter ses choix d'action et une grille pour relire sa pratique et l'améliorer :

- le respect de la dignité, de l'intégrité, de la vie privée, de l'intimité et de la sécurité de la personne accompagnée ;
- le libre choix entre les prestations domicile/établissement ;
- une prise en charge ou un accompagnement individualisé et de qualité, respectant un consentement éclairé ;
- la confidentialité des données concernant la personne ;
- le libre accès de la personne à toute information la concernant ;
- l'information sur les droits fondamentaux et les voies de recours en cas de désaccord avec l'établissement ou le service ;
- la participation directe de la personne au projet d'accueil et d'accompagnement.

58 Le livret d'accueil

Définitions

Accueil et admission

La remise du livret d'accueil est un des éléments de la procédure d'admission d'un établissement. Mais il ne faut pas en déduire que l'accueil et l'admission relèvent d'une même démarche. Il convient de distinguer soigneusement ces deux termes.

Dans les institutions, on parle d'« entretien d'admission » (voire « de préadmission »), de « dossier d'admission », ou de « commission d'admission ». Il y a un protocole d'admission défini qui permet de s'assurer que chaque candidat est traité équitablement et que l'établissement recueille les informations nécessaires à cette admission. On perçoit ainsi que cela relève d'une démarche purement administrative qui va contribuer à dépersonnaliser le candidat. Ainsi, en foyer de vie, les professionnels peuvent être amenés à relever l'âge, le poids, à remplir des grilles lors de l'arrivée d'un résident.

L'accueil est la démarche qui succède à l'admission. En dépit d'expressions et de protocoles qui se répandent dans les institutions, l'accueil ne peut pas se décréter. Il consiste à être attentif à l'autre, à laisser surgir l'inattendu et à se laisser surprendre par l'autre pour rendre possible la rencontre. De même, l'accueil est réciproque, on ne peut accueillir que celui qui accueille l'hospitalité qui lui est proposée.

Notions

Le livret d'accueil

Conformément à la loi 2002-2, dans chaque établissement, service, social ou médico-social, et lieu de vie et d'accueil, un livret d'accueil doit être remis à la personne accompagnée lors de son admission. Ce livret comporte en annexe les documents qui seront décrits dans les fiches suivantes : la charte des droits et libertés des personnes accueillies et le règlement de fonctionnement.

Les établissements ou services et lieux de vie et d'accueil adaptent le contenu, la forme et les modalités de communication du livret d'accueil en fonction de son fonctionnement propre. De manière générale, on trouve précisément dans ce livret :

- la description de l'établissement ou du service ;
- le coût de la prise en charge ;
- les engagements de l'établissement ;
- les activités proposées ;
- les modalités de fonctionnement (horaires, jours d'ouverture...) ;
- les valeurs de l'établissement ;
- les instances de participation des usagers.

Rôle de l'ASS

L'ASS est rarement celui qui remet le livret d'accueil, ce rôle est en général dévolu à l'équipe de direction.
En revanche, son rôle est essentiel dans l'accueil de la personne dans l'institution. Il est alors utile d'utiliser ce livret comme outil de dialogue pour parler de l'institution, de son fonctionnement, des habitudes, du rôle de chacun...

Situation

Eylem arrive dans un CADA. Elle ne parle ni français ni anglais. Heureusement, le livret d'accueil du CADA est fait avec pictogrammes et photographies, ce qui aide grandement toute l'équipe à dialoguer avec Eylem malgré les différences de langue.

59 La charte des droits et libertés de la personne accueillie

Définition

Une charte

Une charte est un document institutionnel listant l'ensemble des principes fondamentaux qui rassemblent les membres de l'institution. Ainsi, il existe une *Charte des Nations unies*, décrivant les valeurs auxquelles adhèrent l'ensemble des nations, une *charte d'éthique professionnelle des éducateurs spécialisés*...
La *charte des droits et libertés de la personne accueillie* définit ainsi l'ensemble des principes fondamentaux que les établissements et services sociaux et médico-sociaux s'engagent à poursuivre dans le cadre de leurs actions d'accueil et d'accompagnement.

Notions

La charte des droits et libertés de la personne accueillie

Le but de cette charte est de rendre effectif les droits fondamentaux des personnes accompagnées par les institutions ainsi que de prévenir la maltraitance. Cette charte est composée de douze articles :

Article 1er – Principe de non-discrimination.
Article 2 – Droit à une prise en charge ou à un accompagnement adapté.
Article 3 – Droit à l'information.
Article 4 – Principe du libre choix, du consentement éclairé et de la participation de la personne.
Article 5 – Droit à la renonciation.
Article 6 – Droit au respect des liens familiaux.
Article 7 – Droit à la protection.
Article 8 – Droit à l'autonomie.
Article 9 – Principe de prévention et de soutien.

Article 10 – Droit à l'exercice des droits civiques attribués à la personne accueillie.

Article 11 – Droit à la pratique religieuse.

Article 12 – Respect de la dignité de la personne et de son intimité.

Cette charte est un document écrit dans le texte de la loi, il doit obligatoirement être affiché dans son intégralité dans chaque établissement pour être accessible aux personnes accueillies.

Rôle de l'ASS

Rendre ce document accessible aux personnes accompagnées est non seulement obligatoire, mais également important. Quand le travailleur social et la personne accompagnée connaissent de la même façon les droits et libertés du second, les phénomènes de domination et de prise de pouvoir surviennent plus difficilement.

Mais pour ce faire, il ne faut pas se contenter d'afficher cette charte, il faut la rendre accessible et vivante. Ce pour deux raisons :

- même si le texte de la charte est relativement clair, il demeure qu'un certain nombre de personnes accueillies et accompagnées n'ont pas accès à l'écrit ou maîtrisent trop mal la langue française pour la comprendre ;
- un texte affiché finit par faire partie de la décoration et plus personne n'y prend garde.

L'ASS va donc avoir pour rôle de construire avec les personnes des adaptations (réécriture en français facile à lire et à comprendre, traduction, choix de pictogrammes ou photographies permettant de mieux saisir le contenu...) et de proposer des temps collectifs pour échanger sur la charte, afin de réactualiser ses principes dans le vécu institutionnel.

Situation

Dans un hôpital psychiatrique pour mineurs, il y a une demi-journée par semaine consacrée au développement des compétences citoyennes. Habituellement, pendant ce créneau, les jeunes reçoivent des cours d'éducation civique.

L'enseignante qui intervient dans l'hôpital est partie, en attendant le recrutement d'un nouvel enseignant, Gaëlle, l'assistante sociale du service, prend le relais pour ce temps autour de la citoyenneté. Elle décide de travailler autour de la charte des droits et libertés. Elle propose aux jeunes de faire une minisérie filmée sur la charte. Chaque article est lu ensemble, discuté, le groupe cherche des exemples pour comprendre quand l'article est respecté et quand il ne l'est pas, puis il écrit ensemble un scénario pour une saynète représentant l'article en question et tourne la séquence devant la caméra.

À la fin de ce travail, quand les 12 articles de la charte ont donné lieu à 12 épisodes de la série, les jeunes expriment qu'ils ont bien compris ce qu'était ce document et quels étaient leurs droits. L'un d'eux dit par ailleurs que c'est dommage d'avoir attendu si longtemps avant de leur parler de leurs droits. Pourtant, la charte est affichée avec des pictogrammes à l'entrée du bâtiment depuis des années.

Cet exemple montre que l'affichage ne peut suffire pour rendre la charte accessible, le travail de l'ASS est de trouver les moyens de la rendre vivante pour que les personnes accompagnées se l'approprient.

60 Le règlement de fonctionnement

Définition

Règlement

Le mot «règlement» définit une action, celle de régler. Tout comme le code de la route est ce qui permet de régler la circulation, de permettre à l'ensemble des usagers de la route de partager un même espace et d'y circuler de la manière la plus sûre et la plus fluide possible, le règlement de fonctionnement est ce qui permet à l'ensemble des usagers de l'institution de partager l'espace de l'institution dans le respect des droits et liberté de chacun en permettant à l'institution d'assurer sa mission le plus efficacement possible.
Un règlement ne fait pas office de loi, il prend place dans un contrat qui engage les deux parties. Ainsi, le règlement intérieur a du sens par rapport au contrat de travail, un règlement commercial par rapport à un contrat de clientèle, et le règlement intérieur par rapport au contrat de séjour (voir fiche suivante). Le non-respect du règlement remet ainsi en cause le contrat.

Notions

Le règlement de fonctionnement

Au sein de l'institution, le règlement de fonctionnement s'adresse à toute personne accueillie, salariée, ou autre personne intervenant à titre payant ou bénévole dans l'établissement.
Ce règlement est annexé au livret d'accueil, mais il doit de manière générale être remis à tout nouveau salarié, bénévole, partenaire...
Ce règlement de fonctionnement doit préciser le fonctionnement de l'établissement ou service ainsi que ses règles. Il porte notamment sur :

- l'organigramme;
- les conditions et procédures d'admission;
- les locaux en distinguant ce qui est collectif et privé, ainsi que les locaux à accès limité (les bureaux, locaux techniques...);

- les fonctionnements de l'établissement (horaires, qui peut pénétrer dans l'établissement et à quelles conditions, comment est composée l'équipe et le rôle de chacun...);
- les lieux d'expression et les modalités de gestion des désaccords avec l'institution;
- les procédures pour accéder aux informations concernant l'usager (les dossiers);
- les obligations et interdits;
- les possibilités de communication vers l'extérieur (usage du téléphone, de l'Internet, gestion du courrier...);
- les transports et les déplacements;
- le droit à l'image;
- la gestion de l'argent;
- les sanctions.

Le règlement doit être révisé tous les cinq ans et être soumis à la consultation des représentants du personnel et du conseil de la vie sociale.

Rôle de l'ASS

On ne peut pas faire appliquer un règlement qui n'est pas compris. Comme avec la charte des droits et libertés, l'ASS sera attentif à rendre le règlement de fonctionnement accessible, par un travail de réécriture et vivant par une mise en dialogue régulière de ce règlement.

61 Le contrat de séjour

Définition

Le contrat

Ce mot est un terme de droit. Le Code civil le définit ainsi dans son article 1101 :

> Le contrat est une convention par laquelle une ou plusieurs personnes s'obligent, envers une ou plusieurs autres, à donner, à faire ou à ne pas faire quelque chose.

Le contrat est aujourd'hui un outil fréquemment utilisé dans le travail social. Ce contrat peut avoir une forme légalement instituée, comme avec le *contrat de séjour* ou le *contrat d'engagement réciproque*, relatif au RSA. Il peut aussi recouvrir une forme d'engagement moral, de « donnant-donnant », entre l'institution et l'usager, ou entre l'ASS et la personne accompagnée, sans support légal spécifique.

Notions

Le contrat de séjour

Donne les droits et obligations de l'établissement et de la personne, il est signé à égale responsabilité entre les deux parties. Le contrat de séjour doit notamment préciser :

- la définition avec le résident (ou son représentant légal) des objectifs de la prise en charge ;
- la description des conditions de séjour et d'accueil ;
- la participation financière, y compris en cas d'absence du résident ou d'hospitalisation ;
- la liste des prestations offertes (logement, restauration, blanchissage, surveillance médicale, animations...).

Il peut aussi s'appeler « contrat de soutien et d'aide par le travail » en ESAT, ou « document individuel de prise en charge », s'il n'y a pas d'hébergement ou si la personne refuse de signer le contrat de séjour.

Il y a des avenants au contrat de séjour, dont, dans les six mois, obligatoirement, un avenant individualisant la prise en charge, revu tous les ans.

Rôle de l'ASS

L'utilisation des contrats en travail social

Il convient de conserver une vigilance avec cet outil, en gardant en mémoire qu'il y a une relation asymétrique entre l'usager et l'institution ou entre la personne accompagnée et l'ASS. De ce fait, il est beaucoup plus facile pour l'institution ou l'ASS d'imposer l'accord que pour la personne de faire valoir son intérêt dans cet accord. De même, certains contrats ressemblent davantage à une liste de devoirs, l'engagement de l'institution ou de l'ASS n'étant pas mentionné, voire à une forme de « chantage » à l'admission, l'usager devant accepter une liste d'engagements pour pouvoir rester dans la structure.

Le contrat peut être un bon outil d'accompagnement, mais à condition de ne pas être perverti. Si l'ASS passe un contrat avec la personne, il doit très sérieusement réfléchir à sa propre part d'engagement dans le contrat : l'effort demandé à la personne est-il réellement proportionné à l'effort auquel l'ASS s'engage également.

62 Le conseil de la vie sociale (CVS)

Définition

Les instances de participation

La participation désigne le fait de prendre part ou d'avoir part à une action collective, de participer à la prise de décision qui concerne chacun et chacune. Ce principe de la participation engage ainsi les institutions à accorder une place à part entière aux usagers et à outiller les professionnels pour recueillir leurs paroles.

D'une certaine façon, la loi 2002-2 rend obligatoire cette participation en imposant aux établissements de mettre en place un conseil de la vie sociale (CVS) ou une autre forme de participation.

Les différentes formes de participation prévues à l'article L. 311-6 du Code de l'action sociale et des familles (CASF) sont instituées dans les conditions suivantes :

Le CVS est obligatoire lorsque l'établissement ou le service assure un hébergement ou un accueil de jour continu ou une activité d'aide par le travail.

Il n'est pas obligatoire lorsque l'établissement ou le service accueille majoritairement des mineurs de moins de 11 ans, dans des lieux de vie et d'accueil (LVA), dans des établissements assurant uniquement des accueils temporaires. Dans ces situations où le CVS n'est pas mis en place, l'établissement doit instituer un groupe d'expression ou toute autre forme de participation.

Notions

A Composition du CVS

Le conseil de la vie sociale comprend au moins :

- deux représentants des personnes accompagnées ;
- un représentant des titulaires de l'exercice de l'autorité parentale à l'égard des mineurs, ou un représentant des représentants légaux des

personnes accueillies dans les établissements recevant des personnes majeures ;
- un représentant du personnel ;
- un représentant de l'organisme gestionnaire.

Le CVS élit en son sein un président parmi les personnes accompagnées. Le président suppléant est élu parmi les membres représentant soit les personnes accompagnées, soit les titulaires de l'exercice de l'autorité parentale ou les représentants légaux.

Le directeur ou son représentant siège au CVS avec une voix consultative.

B Rôle du CVS

Le CVS se préoccupe des questions générales liées à la vie de l'établissement. Il n'est pas une instance de décision, mais de consultation : il donne son avis et peut faire des propositions sur les questions suivantes :
- le règlement de fonctionnement et le projet d'établissement ;
- l'organisation interne, les dispositions du suivi médical et thérapeutique, la vie quotidienne de l'établissement, les activités, l'animation... ;
- les mesures tendant à associer au fonctionnement les personnes accompagnées, familles et personnels ;
- les projets de travaux et d'équipement ainsi que leur suivi ;
- la fermeture totale ou partielle de l'établissement et les dates de congés ;
- l'affectation des locaux collectifs et leur entretien ;
- il doit recevoir les attentes et souhaits des usagers en sollicitant les familles et les personnes accompagnées.

Rôle de l'ASS

Dans de nombreux établissements, notamment accueillant des personnes déficientes intellectuelles ou des enfants, la participation des personnes accompagnées ne leur rend pas hommage. La réunion du CVS y est essentiellement un dialogue entre les détenteurs de l'autorité parentale ou les représentants légaux et les représentants de l'établissement, et ces personnes ne parviennent pas à trouver leur place.

Ces travers viennent dans des situations où l'établissement a détourné le rôle du CVS en en faisant le lieu d'expression des familles et représentants légaux. Or, la loi est claire, le CVS est le lieu d'expression des personnes accompagnées. Mais pour que cela soit possible, il faut que chaque personne représentant les usagers soit bien accompagnée à exercer ce rôle du début du processus jusqu'à la fin. La figure 62.1 indique le rôle de l'ASS à chaque étape du CVS :

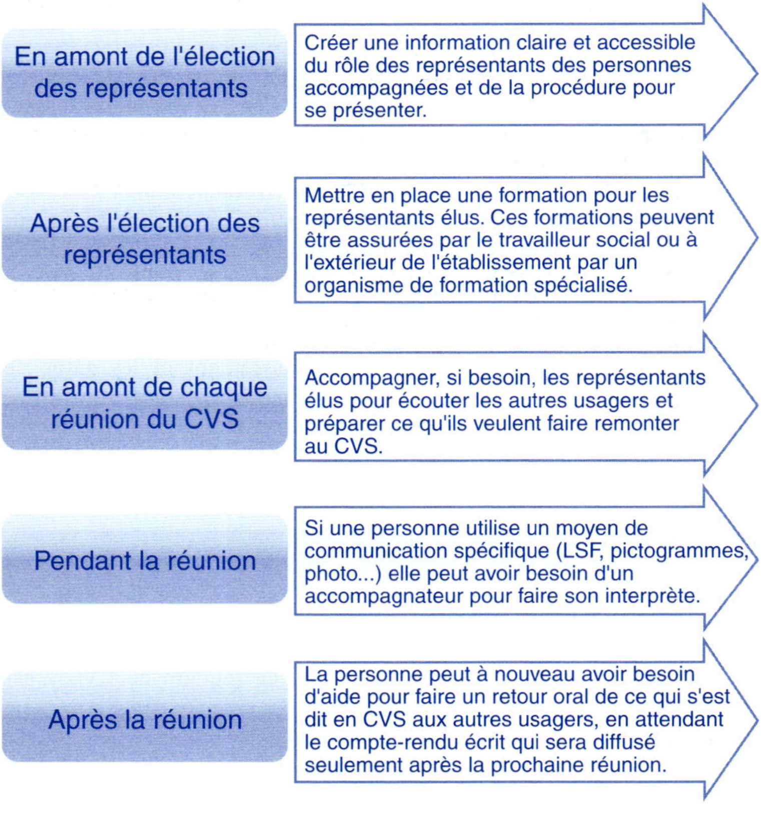

Figure 62.1 Rôle de l'ASS par rapport au CVS.

Situation

Dans un centre d'accueil de jour (CAJ), la semaine qui précède une réunion de CVS voit le programme d'activités modifié : un ou plusieurs créneaux de la semaine sont dégagés pour les rencontres avec les délégués.

Ces rencontres sont animées par les délégués des usagers élus et réunissent tous les volontaires, avec la présence d'un travailleur social qui n'intervient pas dans les échanges mais aide les délégués à animer ce temps.

À travers l'utilisation de photolangage, d'échanges en petits groupes, de théâtre-forum, les participants abordent les questions qu'ils aimeraient voir aborder en CVS. Un compte rendu est fait à la fin de la rencontre d'une façon qui permettra aux délégués de s'en rappeler le jour du CVS (pour ceux qui savent lire, l'écrit peut suffire, pour d'autre, on utilise des pictogrammes ou on garde les photos du photolangage…).

Pour animer ces rencontres, les délégués ont eu une formation animée par un travailleur social. Ils ont alors appris :

- *le rôle et le fonctionnement du CVS ;*
- *les techniques d'animation d'un groupe (animation d'un photolangage, d'un théâtre-forum, de petits groupes);*
- *les techniques de prise de parole en public.*

63 Le projet d'établissement

Définitions

A Établissement, structure ou institution ?

Ces trois mots sont souvent utilisés comme synonymes. Pourtant, s'ils peuvent référer au même objet, un espace d'accompagnement, de soins, de vie ou d'activités, ils n'en disent pas tout à fait la même chose. Il est donc important de savoir les distinguer.

B Établissement

L'établissement désigne l'espace d'accompagnement dans sa réalité matérielle, avec ses murs, son projet, son règlement, son fonctionnement...
Ainsi, on pourra parler d'un établissement concernant un foyer, un atelier, une école, un hôpital, mais pas pour des actions de prévention spécialisée, d'AEMO, de SESSAD, de maraude... Il n'y a pas d'établissement sans murs.
Sortir de l'établissement signifie donc aller vers l'extérieur physique, en promenade, en camps de vacances, en transfert, mais ne signifie pas de sortir du contrôle et de la responsabilité de cet établissement.

C Structure

La structure désigne également l'espace d'accompagnement, comme l'établissement, mais dans sa réalité juridique et administrative. La structure est donc immatérielle et elle désignera autant des actions « dans les murs » (foyer, atelier, école, hôpital...) qu'« hors les murs » (action à domicile, dans la rue, itinérante...).
Sortir de la structure veut dire sortir de la responsabilité juridique et administrative de la structure. Ceci peut concerner des séjours de rupture ou de vacances, sous une responsabilité tierce, le renvoi de la structure...

D Institution

L'institution désigne quelque chose aux contours beaucoup plus flous. Quand ce terme désigne un espace d'accompagnement, de soins, de vie ou d'activités, il réfère au fait que cet espace est institué par quelque chose de plus grand que lui.

Ainsi, un hôpital est une institution inscrite dans d'autres institutions, explicitement : les agences régionales de santé, l'État, le ministère de la Santé... Mais il est aussi issu d'institutions implicites : une politique de santé, des représentations sociales déterminant ce que veut dire être en bonne santé...
Si on peut sortir de l'établissement ou de la structure, il n'est pas possible de sortir de l'institution. L'institution est immatérielle et tentaculaire, elle s'insinue dans tous les aspects de la vie.

Notions

Le projet d'établissement

La loi 2002-2 stipule que « pour chaque établissement ou service social ou médico-social, il est élaboré un projet d'établissement ou de service, qui définit ses objectifs, notamment en matière de coordination, de coopération et d'évaluation des activités et de la qualité des prestations, ainsi que ses modalités d'organisation et de fonctionnement. [...] Ce projet est établi pour une durée maximale de cinq ans après consultation du conseil de la vie sociale ou, le cas échéant, après mise en œuvre d'une autre forme de participation » (art. L. 311-8 du Code de l'action sociale et des familles).
L'élaboration d'un projet d'établissement comme sa réélaboration, tous les cinq ans, doivent s'appuyer sur la participation de l'ensemble des parties prenantes de l'établissement : les professionnels, les personnes accompagnées, les familles ou représentants légaux, le cas échéant, les bénévoles.
Ce projet permet à l'établissement de positionner son identité, sa structure, son fonctionnement, sa culture institutionnelle, son organisation, mais aussi à définir les lignes stratégiques pour son évolution à l'avenir (dans les 5 ans), en fonction de l'évolution du public, du territoire, du cadre législatif...
Le projet d'établissement traite généralement des sujets suivants, de manière plus ou moins approfondie :

- l'histoire et le projet de l'association ou organisme gestionnaire ;
- les missions ;
- le public accueilli ou accompagné ;
- la relation avec les parents, la famille et l'entourage ;
- l'organisation ;

- les principes d'intervention ;
- les intervenants (professionnels, bénévoles ou autres) et les compétences mobilisées ;
- les objectifs d'évolution, de progression et de développement.

Rôle de l'ASS

Contrairement au CVS, décrit dans la fiche précédente, où le rôle de l'ASS est de favoriser la participation exclusive de la personne accompagnée, pour le projet d'établissement, il va devoir être garant à la fois de la participation de la personne que de la sienne propre.
Son rôle sera donc :

- d'animer des temps de travail avec les personnes pour leur permettre de formuler leur propre vision de l'établissement, de son identité comme de ses projets ;
- de participer lui-même à des temps de travail pour exprimer sa propre vision de l'établissement.

64 La personne qualifiée

Définition

Personne qualifiée ou médiateur ?

La loi institue la possibilité pour toute personne, usagère d'un établissement social ou médico-social, de recourir à une personne qualifiée pour l'aider à faire valoir ses droits ou ceux de son représentant légal pour la résolution d'un conflit rencontré dans le cadre de sa prise en charge.
Certains textes présentant la loi 2002-2 utilisent l'expression médiateur à la place de celle utilisée par la loi de « personne qualifiée ». Ceci est un abus de langage, le terme « médiateur » n'est présent à aucun moment dans ce texte de loi. Le rôle de la personne qualifiée n'est pas de permettre de trouver un compromis ou de résoudre le conflit, mais de faire valoir les droits de la personne. Il n'est pas un médiateur mais un défenseur.

Notions

Les missions de la personne qualifiée

La personne qualifiée peut intervenir sur toute question concernant le respect des droits, tels que définis par la Charte, de la personne au sein de la structure :

- le respect de la dignité, de l'intégrité, de la vie privée, de l'intimité, et de la sécurité de l'usager ;
- le libre choix entre les prestations (accompagnement à domicile ou en établissement) ;
- la prise en charge ou l'accompagnement individualisé et de qualité, respectant un consentement éclairé ;
- la confidentialité des données concernant l'usager ;
- l'accès à l'information ;
- l'information sur les droits fondamentaux, les protections particulières légales et contractuelles et les recours dont l'usager bénéficie ;
- la participation directe de l'usager ou avec l'aide de son représentant légal au projet d'accueil et d'accompagnement.

La personne qualifiée n'a pas de pouvoir d'injonction vis-à-vis de la structure d'accueil ou d'accompagnement, mais elle dispose d'une capacité d'alerte en cas de manquement aux droits des usagers. En effet, elle rend compte de son intervention à l'autorité chargée du contrôle de l'établissement ou du service, et, si besoin, à l'autorité judiciaire.

Rôle de l'ASS

Quand la personne ou son représentant ont besoin de saisir la personne qualifiée, c'est que l'établissement ou le service n'a pas réussi à justifier à ses yeux qu'elle respecte ses droits. Ceci est dû, parfois, à un non-respect effectif de ces droits, parfois à un manque de dialogue.
L'ASS n'a aucun rôle vis-à-vis de la personne qualifiée, en revanche, sa place en amont est essentielle pour respecter ces droits de la personne, faire vivre la Charte dans la structure et créer et animer des lieux où la personne pourra s'exprimer.

SECTION 14

Les politiques publiques

Karolina Mrozik-Demont,
Guillaume Demont

65 Les politiques en faveur de la famille

Définitions

La politique familiale

La politique familiale est née au XIXe siècle, pour encourager la natalité, aujourd'hui, ce but a évolué, il s'agit plutôt de donner à chaque famille les moyens d'élever ses enfants.

Les leviers d'action de la politique familiale sont :

- les prestations financières dites « allocations familiales ». Celles-ci sont censées être universelles, c'est-à-dire être attribuées sans aucune condition, ni ressources, ni situations. Or, ce principe d'universalité est régulièrement remis en cause, avec deux tentations : fixer un revenu maximum au-delà duquel une famille ne pourrait plus prétendre à ces allocations et réserver les allocations aux personnes qui les méritent (ainsi, on voit souvent rejaillir des propositions de supprimer les allocations familiales pour des parents ayant démérité d'une façon ou d'une autre) ;
- la fiscalité. Le calcul du quotient familial permet d'alléger l'import sur le revenu des familles avec charge d'enfants ;
- le financement des modes de garde de la petite enfance. En finançant aussi bien les modes de garde collectifs qu'individuels, la politique familiale veut permettre à chaque parent de ne pas être contraint de choisir entre sa vie de parent et sa vie professionnelle et de trouver une organisation qui permette la jonction des deux.

Notions

La Caisse nationale d'allocations familiales (CNAF) et les caisses d'allocations familiales (CAF)

La CNAF et les CAF constituent la branche famille de la Sécurité sociale. Ces caisses sont aujourd'hui des organismes de protection sociale de droit privé, financés par des cotisations patronales et contrôlés par les services de l'État.

Les CAF gèrent les prestations familiales destinées à aider les personnes et les ménages chargés de famille. Leur activité s'inscrit dans le cadre de la politique familiale définie par les pouvoirs publics, à laquelle s'intègre la charge de promouvoir une politique d'accueil de la petite enfance dans le cadre d'objectifs négociés (entre la CNAF, qui coordonne l'action des CAF, l'État et les municipalités avec les contrats « enfance et jeunesse »). En outre, les CAF, impliquées dans des politiques qui touchent plus largement les conditions de vie des familles, notamment dans les domaines du logement, de la lutte contre la précarité et l'exclusion, etc., ont la charge de verser des prestations ayant un caractère plus social (revenu de solidarité active, par exemple).

Rôle de l'ASS

Dans un certain nombre de missions, l'ASS peut être amené à soutenir les parents pour qu'ils concilient un projet d'insertion, professionnel ou de formation, et leur rôle parental. Il est alors absolument nécessaire qu'il se tienne informé de l'ensemble des modes de garde possibles et des aides au financement de ces modes de garde collectifs ou individuels.
Sa mission sera de se faire le relais entre ce qui existe et la famille, non pour se substituer à elle et faire les démarches à sa place, mais pour lui permettre de trouver de l'information fiable dans un système où l'accès à cette information est parfois très complexe.

66 Les politiques de prévention, de protection de l'enfance et la justice des mineurs

Définitions

A La protection de l'enfance

La protection de l'enfance a pour but de prévenir les difficultés auxquelles les parents peuvent être confrontés dans l'exercice de leurs responsabilités éducatives, d'accompagner les familles et d'assurer le cas échéant, selon les modalités adaptées à leurs besoins, une prise en charge partielle ou totale des mineurs.

Le président du conseil départemental a un rôle de coordination de l'ensemble du dispositif de protection de l'enfance. À cet effet, il coordonne tous les services impliqués dans cette mission (PMI, service social départemental, ASE). Il est également chargé de recueillir et d'analyser les informations préoccupantes et de saisir le procureur de la République et le juge des enfants dans des situations de danger imminent et/ou de non-adhésion des parents à l'aide proposée. En outre est placé sous son autorité un Observatoire départemental de la protection de l'enfance qui travaille en liaison avec l'Observatoire national de l'enfance en danger (ONED). L'Observatoire départemental a pour mission de recueillir, d'examiner, d'analyser les données et de formuler des propositions sur la mise en œuvre de la politique de protection de l'enfance dans le département.

Le dispositif départemental d'aide sociale à l'enfance comporte un ensemble d'interventions en faveur des enfants et de leurs parents. Ces interventions se graduent en trois niveaux progressifs (figure 66.1).

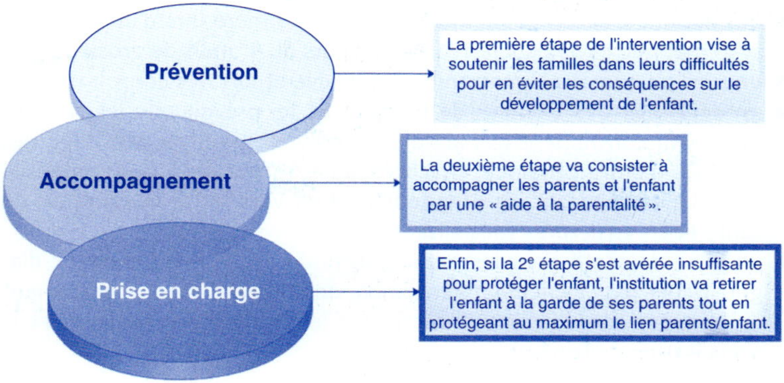

Figure 66.1 Les trois étapes de protection de l'enfant.

Il est important de constater que les niveaux d'intervention se chevauchent, quand on met en place une mesure d'AEMO pour accompagner la famille, les mesures de soutien mises en place précédemment demeurent. De même quand l'enfant est placé dans une MECS, des mesures d'accompagnement à la parentalité demeurent nécessaires pour rendre possible le retour en famille.

B La protection des mineurs étrangers isolés

La protection de l'enfance a essentiellement pour but de prévenir les difficultés que peuvent rencontrer les mineurs privés temporairement ou définitivement de la protection de leur famille et d'assurer leur prise en charge. Il s'agit de prendre en compte leurs besoins fondamentaux, physiques, intellectuels, sociaux et affectifs, ainsi que le respect de leurs droits. Il est à noter que tout mineur sur le territoire français a le droit d'être protégé et secouru (qu'il ait ou non un titre de séjour).

C La protection maternelle et infantile (PMI)

Placée sous la responsabilité du président du conseil départemental, la PMI contribue également à la protection de l'enfance.
La loi du 5 mars 2007, rénovant la protection de l'enfance, met à la charge de la PMI de nouvelles missions qui visent tant la période périnatale, avec des interventions au cœur de la grossesse et postnatales, que l'enfant lui-même avec des actions de dépistage :

- des actions d'accompagnement de la future mère lors d'un entretien systématique psychosocial réalisé au cours du 4e mois de grossesse ;
- un suivi postnatal à la maternité, à domicile et lors des consultations ;
- un dépistage des troubles de l'enfant. La loi prévoit que les services de la PMI contribuent aux actions de prévention et de dépistage des troubles d'ordre physique, psychologique, sensoriel et de l'apprentissage. Le cas échéant, ils orientent l'enfant vers les professionnels de santé et les structures spécialisées ;
- un bilan de santé pour les enfants âgés de 3 à 4 ans. Objectif : diagnostiquer plus facilement l'ensemble des troubles du comportement qui ont des conséquences directes sur les acquisitions scolaires et la socialisation de l'enfant.

Notions

La justice des mineurs

Depuis soixante-dix ans, la justice des mineurs était légiférée par « l'ordonnance de 1945 », un texte produit dans l'immédiat après-guerre. En effet, la guerre avait créé des milliers d'enfants abandonnés qui vagabondaient à travers le pays et vivaient principalement grâce à ce qu'ils parvenaient à voler. Cette ordonnance crée un principe qui est toujours d'actualité dans la législation : en ce qui concerne les mineurs, la priorité doit toujours être donnée aux réponses éducatives sur les réponses judiciaires.

Cette ordonnance a connu de multiples amendements, jusqu'à son abrogation le 1er octobre 2020 où elle est fondue dans un nouveau Code de la justice pénale des mineurs.

Ce code (comme le faisait déjà l'ordonnance de 1945) stipule que la majorité pénale est acquise à 18 ans. Ceci ne signifie pas, comme on l'entend dire parfois, qu'un mineur est irresponsable et ne peut être jugé, mais qu'il est jugé pour ses actes par un juge spécialisé, le juge des mineurs, et selon une procédure spécifique.

En revanche, ce code établit une présomption de discernement à partir de 13 ans. C'est-à-dire qu'à partir de 13 ans, le mineur est présumé comptable de ses actes, la loi estime qu'il dispose des facultés lui permettant d'assumer les actes qu'il a commis en pleine conscience. Il ne faut pas se méprendre non plus, le texte ne dit pas qu'un mineur de moins de 13 ans doit systématiquement être excusé de ses délits, au prétexte qu'il ne dispose pas de toutes ses facultés de discernement. Mais c'est au juge d'estimer la conscience qu'il avait de ce qu'il faisait, au moment où il le faisait. Ce code consacre à nouveau la primauté des réponses éducatives sur les sanctions judiciaires. La procédure de jugement des mineurs est faite en deux étapes :

- une première étape de jugement sur la culpabilité détermine si le jeune est coupable ou non des faits qui lui sont reprochés. À l'issue de cette étape, le juge prononce une période de « mise à l'épreuve éducative » de six à neuf mois ;
- au terme de cette période, selon ce qui en est ressorti, le juge prononce un deuxième jugement, sur la sanction. Celle-ci peut consister en une sanction pénale (incarcération), des travaux d'intérêt général (TIG) ou toute autre mesure éducative.

Rôle de l'ASS

L'information préoccupante

Un dispositif d'alerte, de recueil et de traitement des informations préoccupantes doit permettre de détecter les situations de danger ou de risque de danger pour l'enfant. L'objectif sera alors d'intervenir le plus tôt possible.

Le président du conseil départemental est chargé du recueil et du traitement de ces informations. Les modalités du signalement sont organisées en vue de donner la primauté à l'intervention sociale sur l'intervention judiciaire. La loi du 5 mars 2007, rénovant la protection de l'enfance, encourage à privilégier le travail avec les familles et le maintien de l'enfant à son domicile.

L'ASS participe du dispositif de la protection de l'enfance, il doit transmettre sans délai au président du conseil départemental toute information préoccupante sur un mineur en danger ou risquant de l'être.

Lorsque la cellule de recueil des informations préoccupantes (IP) est saisie, elle peut :

- classer cette IP sans suite si l'inquiétude est sans fondement ;
- saisir le procureur ou le juge pour enfants dans le cas de danger avéré et nécessitant une intervention urgente ;
- saisir le service social départemental qui aura pour mission de rencontrer la famille et d'évaluer la situation.

67 Politique en faveur des personnes âgées

Définitions

A L'entrée dans la « dépendance »

L'entrée dans la dépendance se traduit par :

- la dépendance psychologique. La détérioration mentale est très variable d'un individu à l'autre, elle a des causes variées, dont certaines peuvent être traitées. En revanche, la maladie d'Alzheimer représente une charge lourde pour la famille ;
- la dépendance physique. Elle est liée à un handicap physique. La personne a besoin de quelqu'un pour l'aider à accomplir les gestes de la vie quotidienne (toilette, lever, habillage, repas). Lorsque la famille fait le choix de placer la personne dépendante, elle peut développer de l'inquiétude et une certaine culpabilité.

B Les formes d'aide à la personne âgée

L'aide apportée peut être :

- d'ordre relationnel :
  - les loisirs (club du 3e âge, sorties, rencontre, voyages...),
  - l'écoute et l'aide ;
- d'ordre juridique : la tutelle est envisagée lors d'une incapacité totale de la personne âgée pour l'aider à gérer la totalité des biens ;
- d'ordre matériel :
  - l'accueil en maison de retraite, en foyers-logements,
  - les prestations sociales (par exemple, l'allocation personnalisée d'autonomie [APA]),
  - le portage de repas à domicile, la téléassistance,
  - les services de soins infirmiers à domicile (SSIAD) ou le HAD (hospitalisation à domicile)...

Notions

A L'évaluation de la dépendance

L'autonomie de la personne est évaluée à partir de la grille « autonomie, gérontologie, groupes iso-ressources » (AGGIR). La grille permet de calculer six niveaux de groupes iso-ressources (GIR) :

- GIR 1 : la personne a une perte totale d'autonomie mentale, sociale, corporelle et locomotrice. Une aide continue est indispensable ;
- GIR 2 : la personne a une perte d'autonomie locomotrice (lit ou fauteuil), mais les fonctions mentales sont conservées (ou inversement). Dans ces deux cas, une prise en charge est nécessaire dans les actes de la vie courante ;
- GIR 3 : la personne a une autonomie mentale conservée, mais la fonction locomotrice est partiellement altérée (souvent problème d'élimination). Une aide quotidienne est nécessaire ;
- GIR 4 : la personne a des difficultés uniquement pour les transferts (se lever, se coucher). Une aide partielle est parfois nécessaire pour la toilette quotidienne et l'habillage ;
- GIR 5 : la personne est autonome à l'intérieur du logement, mais elle nécessite une aide ponctuelle pour l'entretien de la maison, pour les repas ;
- GIR 6 : la personne est autonome.

B Les aides financières

a L'allocation de solidarité aux personnes âgées (ASPA)

Les personnes âgées n'ayant pas de ressources suffisantes peuvent bénéficier (sous certaines conditions) de l'ASPA. Cette allocation, mise en place depuis le 24 juin 2004 afin de simplifier les démarches, correspond au regroupement de plusieurs prestations. L'ASPA s'apparente à un « minimum vieillesse » pour les personnes en situation de précarité.

Pour pouvoir prétendre à cette allocation, il faut être âgé d'au moins 65 ans, résider sur le territoire français et ne pas dépasser un plafond de ressources de 833 euros par mois pour une personne seule et de 1 293,54 euros par mois pour un couple.

La demande de l'ASPA s'effectue auprès de la caisse de retraite (caisse d'assurance retraite et de la santé au travail [CARSAT]).

b L'allocation personnalisée d'autonomie (APA)

L'APA s'adresse aux personnes âgées dépendantes à domicile ou en établissement. La gestion de l'APA est assurée par le conseil départemental du département de résidence. Elle relève d'une prestation légale, décentralisée au département.

Le montant de l'APA est fonction du degré de dépendance et des ressources de la personne âgée.

Pour percevoir cette allocation, la personne doit :

- avoir au moins 60 ans ;
- résider en France et attester d'une résidence régulière et stable ;
- présenter un certain nombre de dépendances permettant de constater une certaine perte d'autonomie correspondant aux classes 1 à 4 de la grille AGGIR.

C La loi du 28 décembre 2015 relative à l'adaptation de la société au vieillissement (dite « loi autonomie »)

D'ici une trentaine d'années, la France comptera plus de 5 millions de personnes âgées de 85 ans et plus, soit quatre fois plus qu'aujourd'hui. Cette évolution démographique a conduit le législateur à s'intéresser de près à cette situation pour anticiper l'avenir. Les débats ont abouti à la loi du 28 décembre 2015 (n° 2015-1776), loi dite d'« adaptation de la société au vieillissement ».

Cette loi anticipe la perte d'autonomie, prévoit l'accompagnement des personnes en perte d'autonomie et l'adaptation de la société face à ce phénomène démographique inédit (un tiers des Français aura plus de 60 ans en 2060).

a Premier pilier : anticipation de la perte d'autonomie et prévention de la dépendance

- Combattre les facteurs de risque de la perte d'autonomie : inégalités sociales, santé.
- Faciliter l'accès aux aides techniques et aux actions collectives.
- Mobiliser contre l'isolement.
- Favoriser une meilleure nutrition, un meilleur usage du médicament.
- Développer des réponses sanitaires mieux adaptées.
- Prévenir le suicide.

b Deuxième pilier : adaptation de toutes les politiques publiques au vieillissement

- Reconnaître l'engagement des seniors dans la vie associative.
- Assurer le respect de leurs droits, notamment en cas de perte d'autonomie.
- Rénover l'habitat collectif pour personnes âgées.
- Adapter quatre-vingt mille logements privés.

c Troisième pilier : amélioration de la prise en charge des personnes en perte d'autonomie

- Augmenter le nombre de bénéficiaires de l'allocation personnalisée d'autonomie (APA) à domicile.
- Réduire les charges pour les personnes âgées les plus modestes.
- Soutenir davantage les aidants.
- Moderniser les services d'aide à domicile.
- Améliorer la qualité des prises en charge.
- Favoriser la représentation et la participation des personnes âgées à l'élaboration des politiques publiques les concernant.
- Mettre en place un financement solidaire de l'accompagnement de la perte d'autonomie.

Rôle de l'ASS

L'entrée dans la dépendance amène la personne âgée à entrer dans un univers qui lui était souvent étranger : celui des services sociaux et médico-sociaux. De nombreuses personnes ne savent pas s'orienter entre la diversité des interlocuteurs, les aides existantes, les démarches à accomplir...

L'assistant de service social est là en tant que médiateur, pour aider ces personnes à maîtriser le système et pour réduire le plus possible les interlocuteurs et les démarches à accomplir.

68 Politiques en direction des personnes en situation de handicap

Définition

La politique de la France en faveur des personnes en situation de handicap est définie par la loi du 11 février 2005 dite « loi pour l'égalité des droits et des chances, la participation et la citoyenneté des personnes handicapées ».

Une définition du handicap

La loi apporte une définition du handicap. Selon elle (art. 2), constitue un handicap « toute limitation d'activité ou restriction de participation à la vie en société subie dans son environnement par une personne en raison d'une altération substantielle, durable ou définitive d'une ou plusieurs fonctions physiques, sensorielles, mentales, cognitives ou psychiques, d'un polyhandicap ou d'un trouble de santé invalidant ».

Notions

A Un droit à la compensation

La loi de 2005 crée un nouveau droit : « La personne handicapée a droit à la compensation des conséquences de son handicap, quels que soient l'origine et la nature de sa déficience, son âge ou son mode de vie » (art. L. 114-1-1 du CASF). Il s'agit de la prestation de compensation du handicap (PCH), qui complète d'autres prestations sociales (l'allocation d'éducation de l'enfant handicapé [AEEH], l'allocation adulte handicapé [AAH]) afin de couvrir un ensemble de besoins liés au handicap.

B Un droit à la mobilité

Toute personne, même à mobilité réduite ou non voyante, doit pouvoir se déplacer de son domicile à n'importe quel point de son environnement. C'est ce que la loi appelle « la chaîne du déplacement » : la personne handicapée doit pouvoir accéder à tous les bâtiments privés ou publics et évoluer de manière continue, sans rupture.

De ce fait la loi de 2005 impose une accessibilité totale au bâti (tous les lieux publics ou accueillant du public dans un premier temps, mais également toute nouvelle construction de logements destinés à être loués ou vendus).

En outre, toute commune de plus de cinq mille habitants doit avoir une Commission communale pour l'accessibilité aux personnes handicapées (CCAPH) associant les personnes handicapées à la mise en œuvre de l'accessibilité.

C La maison départementale des personnes handicapées (MDPH)

La loi de 2005 institue également les MDPH, qui permettent « un accès unique aux droits et prestations (ainsi qu'à) toutes les possibilités d'appui dans l'accès à la formation, à l'emploi et à l'orientation vers des établissements et services ainsi que de faciliter les démarches des personnes handicapées et de leur famille » (art. L. 146-3 du CASF).

Également créée par la loi 2005, la Commission des droits et de l'autonomie des personnes handicapées (CDAPH) est constituée d'une équipe pluridisciplinaire qui siège dans chaque MDPH. Cette commission reçoit et étudie chaque demande de reconnaissance de handicap et décide de l'octroi (ou non) des diverses prestations liées au handicap.

D Handicap et scolarisation

Depuis la loi 2005, chaque enfant ou adolescent porteur de handicap ou d'un trouble invalidant de la santé est inscrit dans l'école primaire ou le collège « le plus proche de son domicile (lequel) constitue son établissement de référence » (art. D. 351-3 du Code de l'éducation). Pour organiser et rendre possible cette scolarisation, un projet personnalisé de scolarisation (PPS) est élaboré.

E Handicap et emploi

La loi affirme le principe de non-discrimination à l'embauche. En outre, elle renforce les sanctions financières pour les employeurs qui ne respectent pas l'obligation des 6 %.

Rôle de l'ASS

Le travailleur social a une place évidente à prendre dans la mise en œuvre de la politique du handicap.

- Il peut participer aux instances définies par la loi de 2005 : il peut participer aux commissions de la MDPH ou représenter son établissement auprès de la CCAPH.
- Il apporte une aide à la réalisation du projet d'insertion professionnelle de la personne, en l'aidant à se préparer (c'est notamment son rôle dans les IMPRO), en l'accompagnant dans ses démarches vis-à-vis du Pôle emploi, de Cap emploi, de la mission locale ou directement vers les employeurs.
- En l'accompagnant pour solliciter les prestations auxquelles il peut prétendre.
- En lui permettant de rendre effectif son droit de vote lors des élections (notamment en rendant accessible les programmes électoraux, pour des publics non voyants, non lecteurs ou ayant une déficience intellectuelle).
- ...

69 Politiques de protection juridique des majeurs

Définitions

La protection juridique des majeurs est cadrée par la loi du 5 mars 2007. Celle-ci s'appuie sur trois grands principes.

A Le principe de nécessité

Un médecin agréé doit préalablement donner son avis pour la mise sous protection d'un majeur. Ce médecin doit constater l'altération des capacités psychiques ou physiques de la personne, altération l'empêchant de veiller à ses intérêts et/ou d'exprimer sa volonté.

B Le principe de subsidiarité

Il s'agit de pallier les actes dont la personne ne peut pas assurer la responsabilité. En vertu de ce principe de subsidiarité, le majeur continue de réaliser seul les actes dont il peut assumer la responsabilité et le mandataire nommé par le juge agira seulement pour les actes pour lesquels l'incapacité a été médicalement constatée.
Sauf avis médical contraire, l'audition de la personne concernée est indispensable avant la mise en place d'une mesure de tutelle.

C Le principe de proportionnalité

La mesure de protection doit être une réponse à un besoin effectif. De ce fait, le juge doit en premier lieu envisager la mesure la moins contraignante, et seulement si elle est manifestement insuffisante, il prescrit une mesure plus contraignante.

Notions

La loi du 5 mars 2007 prend en compte trois situations possibles qui rendent nécessaires la mise en place de mesures de protection.

A Si l'altération des facultés personnelles est médicalement constatée

Quand un médecin constate une incapacité de la personne à veiller par elle-même à ses intérêts ou à faire valoir sa volonté propre, il peut émettre un avis au juge des tutelles (ou au procureur dans le cas d'une mesure de sauvegarde de justice), pour que soit prononcée une mesure de protection, selon le principe de proportionnalité (voir la mémo-fiche « Politiques de protection juridique des majeurs » pour plus de renseignements sur chacune de ces mesures) :

- **sauvegarde de justice :** mesure temporaire liée à une altération temporaire des facultés de la personne et donnant lieu à des mesures spécifiées par le juge des tutelles ;
- **curatelle :** elle n'est mise en place que si une mesure de sauvegarde de justice s'avère insuffisante. C'est une mesure d'assistance et de contrôle. La personne garde la capacité d'agir par elle-même, mais elle a besoin d'être assistée ou contrôlée dans les actes de la vie civile ;
- **curatelle renforcée** : le curateur règle les factures et laisse à disposition le solde à la personne ;
- **tutelle :** elle n'est mise en place que si la curatelle, y compris renforcée, s'avère insuffisante. Il s'agit d'une mesure de représentation.

B Si la santé ou la sécurité de la personne est compromise en raison de difficultés à gérer ses prestations sociales

- **Mesure d'accompagnement social personnalisé (MASP) :** cette mesure peut être proposée par le conseil départemental. Il s'agit d'une mesure contractuelle de conseil. Un professionnel est nommé pour conseiller la personne sur la gestion des prestations sociales qu'elle reçoit (APL, APA, AAH, PCH, RSA, allocations familiales).
- **Mesure d'accompagnement judiciaire (MAJ) :** c'est une mesure décidée par le juge des tutelles. Les prestations sociales (APL, APA, AAH, PCH, RSA, allocations familiales) sont versées directement sur un compte géré par un professionnel qui laisse à la disposition de la personne le solde après paiement des factures.

Parallèlement, le juge ordonne une action éducative pour aider la personne à devenir plus autonome dans la gestion de ses prestations.

C Le mandat de protection future

Toute personne majeure qui n'est pas sous une mesure de protection peut choisir celui ou celle qui le représentera le jour où il ne sera plus en capacité de veiller lui-même à ses intérêts ou de faire valoir sa volonté.

Rôle de l'ASS

Dans l'accompagnement des personnes sous mesures de protection, il est important que l'ASS comprenne les restrictions qui s'imposent à la personne accompagnée. Le tableau ci-dessous explique les différences entre la tutelle et la curatelle dans un certain nombre de domaines de la vie (tableau 69.1).

Tableau 69.1. **Curatelle et tutelle dans la vie quotidienne.**

	Curatelle	Tutelle
Gestion des biens	La personne sous curatelle peut gérer et administrer ses biens librement mais elle doit être assistée de son curateur pour tous les actes de disposition (par exemple, faire une donation, faire un emprunt, hypothéquer ses biens…).	Le tuteur perçoit les revenus du majeur et assure ses dépenses, sur la base d'un budget défini à l'avance avec le juge. Les sommes laissées à disposition du majeur protégé sont déterminées au vu de la situation. Les actes de disposition (par exemple, vente immobilière, donation, emprunt) nécessitent l'autorisation écrite du juge des tutelles.
Santé	En matière de santé, la personne sous curatelle reçoit elle-même l'information sur son état de santé et consent seule aux actes médicaux. Le curateur n'a pas à intervenir, mais peut la conseiller.	En matière de santé, la personne sous tutelle doit recevoir une information adaptée à son degré de compréhension quant aux conséquences et aux risques d'un examen, d'un traitement ou d'une intervention… Le tuteur reçoit également une information précise de la part du médecin. Le majeur en tutelle peut refuser un acte, le médecin est tenu de respecter ce refus, sauf danger immédiat pour sa vie.

(Suite)

Tableau 69.1. Suite.

	Curatelle	Tutelle
Mariage/ PACS	La personne sous curatelle peut, avec l'aide de son curateur : • se marier ; • conclure un pacte civil de solidarité (PACS) ou modifier une convention de PACS. Cette assistance n'est pas requise lors de l'enregistrement de la déclaration au greffe du tribunal d'instance.	La personne protégée par une mesure de tutelle ne peut se marier ou conclure un PACS qu'après l'audition des futurs conjoints par le juge des tutelles et l'autorisation de ce dernier, ou du conseil de famille s'il a été constitué. Le juge peut éventuellement prendre avis auprès des parents et de l'entourage.
Droit de vote et droits civiques	La personne sous curatelle comme sous tutelle conserve son droit de vote. En revanche, il lui est interdit d'être juré et elle est inéligible.	

70 Politiques de lutte contre la pauvreté et l'exclusion

Définitions

A Précarité

« L'absence d'une ou plusieurs des sécurités, notamment celles de l'emploi, permettant aux personnes et familles d'assumer leurs obligations professionnelles, familiales et sociales et de jouir de leurs droits fondamentaux. Elle conduit à la grande pauvreté quand elle affecte plusieurs domaines de l'existence, qu'elle devient persistante, qu'elle compromet les chances de réassumer ses responsabilités et de reconquérir ses droits par soi-même dans un avenir prévisible[108]. »

B Pauvreté

« Un individu (ou un ménage) est considéré comme pauvre lorsqu'il vit dans un ménage dont le niveau de vie est inférieur au seuil de pauvreté. [...] Dans l'approche en termes relatifs, le seuil de pauvreté est déterminé par rapport à la distribution des niveaux de vie de l'ensemble de la population. Eurostat et les pays européens utilisent en général un seuil à 60 % de la médiane des niveaux de vie » (INSEE).

Pour l'ONPES[109], la pauvreté est :

- **conventionnelle :** les seuils sont définis au niveau national et international ;
- **relative :** les « modes de vie acceptables » sont variables dans l'espace et dans le temps ;
- **multidimensionnelle :** ne peut pas être uniquement définie du point de vue monétaire.

108 Wresinski J. Rapport au Conseil économique et social. 1987.

109 Mesures et évolution de la pauvreté. Rapport 2007-2008. Observatoire national de la pauvreté et de l'exclusion sociale.

C Les politiques de lutte contre les exclusions

Politiques sociales qui développent des mesures dans les domaines suivants : le logement, l'insertion économique et sociale, lutte contre l'illettrisme, la promotion de la culture, de l'éducation, de la citoyenneté... À travers ces politiques, « ce qui est en jeu, ce ne sont pas "les problèmes des exclus", mais une nouvelle question sociale, la question de la déliquescence du statut salarial et des protections qui lui ont été progressivement attachées, entraînant l'effondrement du projet social-démocrate de "progrès social" continu résultant d'un consensus sous arbitrage de l'État et relatif au partage et à la redistribution du revenu[110] ».

Notions

A Le revenu minimum d'insertion (RMI)

Le RMI est mis en place le 1er décembre 1988 pour les personnes (âgées de 25 ans minimum) sans ressources ou ayant des ressources inférieures au plafond fixé par la loi. Le RMI a été remplacé par le revenu de solidarité active (RSA) le 1er décembre 2008 qui se substitue au RMI et à l'allocation de parent isolé (API). C'est une prestation « hybride », assurant à la fois une fonction de minimum social (RSA-socle) et de complément de revenu pour des travailleurs vivant dans des foyers aux revenus modestes (RSA-activité). Le RSA s'articule autour de deux principes :

- assurer un *minimum de revenu* pour les personnes qui ne travaillent pas ;
- pour les personnes qui travaillent, il permet un *complément de salaire* si celui-ci est en dessous d'un montant fixé par la loi.

B Le Conseil national des politiques de lutte contre la pauvreté et l'exclusion sociale (CNLE)

Le CNLE est une instance représentative des principaux acteurs et décideurs, associatifs et institutionnels, est chargé d'animer les réflexions sur la coordination des politiques d'insertion sur le plan national et local ; de proposer ou réaliser toutes études sur les phénomènes de pauvreté et de précarité ; de faire des propositions sur les problèmes posés par la pauvreté[111].

---

110 Lafore R. Exclusion, insertion, intégration, fracture sociale, cohésion sociale : le poids des maux. Revue de droit sanitaire et social 1996. 32(4) : 819.

111 Pour en savoir plus sur l'actualité et les recherches du CNLE : www.cnle.gouv.fr (dernière consultation : novembre 2018).

La lutte contre l'exclusion (loi du 29 juillet 1998) s'articule autour de deux axes principaux :

- l'*accès aux droits* : plutôt que de créer de nouveaux droits, il s'agit de faciliter l'accès aux droits existants. Il est question de créer des procédures et des conditions qui permettront aux personnes fragilisées de garantir l'accession à leurs droits fondamentaux ;
- la *prévention de l'exclusion* : la loi confirme la diversité et la complexité des phénomènes d'exclusion qu'elle souhaite combattre (santé, logement, finance, famille).

C La couverture maladie universelle (CMU)

La CMU est mise en place par la loi du 27 juillet 1999. La CMU « garantit à tous une prise en charge des soins par un régime d'assurance maladie, et aux personnes dont les revenus sont les plus faibles le droit à une protection assurance complémentaire et à la dispense d'avance des frais tiers payant ».

Les bénéficiaires ont alors droit à :

- la couverture obligatoire ;
- une complémentaire gratuite (exonérée du ticket modérateur) ;
- la dispense d'avance de frais.

Le 1er janvier 2016, la protection universelle maladie (PUMA) est entrée en application, en remplacement de la CMU de base. La CMU-C (complémentaire) est remplacée au 1er novembre 2019 par la Complémentaire santé solidaire.

D La Haute Autorité de lutte contre les discriminations et pour l'égalité (HALDE)

La HALDE est créée par la loi du 30 décembre 2004, la HALDE est une instance administrative indépendante, « compétente pour connaître de toutes les discriminations, directes ou indirectes, prohibées par la loi ou par un engagement international auquel la France est partie ». Elle informe et assiste des personnes discriminées (leur âge, leur sexe, leur origine, leur orientation sexuelle, leur apparence, leur état de santé, leur handicap, leur opinion, leur religion...).

Depuis le 29 mars 2011, le *Défenseur des droits* succède à la HALDE, mais également au médiateur de la République, au défenseur des enfants, à la Commission nationale de déontologie de la sécurité (CNDS) dans leurs droits et obligations au titre de leurs activités respectives. Il a *pour mission de* :

- défendre les droits et libertés individuels dans le cadre des relations avec les administrations ;
- promouvoir l'intérêt supérieur et les droits de l'enfant ;
- lutter contre les discriminations prohibées par la loi et promouvoir l'égalité ;
- veiller au respect de la déontologie par les personnes exerçant des activités de sécurité.

E L'égalité des chances

La loi du 31 mars 2006 dégage alors cinq axes prioritaires afin de lutter contre les discriminations :

- *Titre I. Mesures en faveur de l'éducation, de l'emploi et du développement économique* : en favorisant l'emploi des jeunes issus des zones urbaines sensibles.
- *Titre II. Mesures relatives à l'égalité des chances et à la lutte contre les discriminations.*
- *Titre III. Contrat de responsabilité parentale* : en encourageant les parents à exercer leur autorité parentale.
- *Titre IV. Lutter contre les incivilités :* en renforçant le pouvoir des maires face aux délits et incivilités.
- *Titre V. Service civil volontaire :* en permettant l'acquisition d'une formation civique professionnelle.

F Le droit au logement opposable (loi DALO)

La loi DALO du 5 mars 2007 désigne l'État comme *garant du droit au logement*. Elle s'adresse aux personnes qui ne peuvent accéder par leurs propres moyens à un logement convenable. La loi permet également à la personne accueillie au sein d'un hébergement d'urgence la possibilité d'y rester jusqu'à ce qu'un hébergement décent, stable et adapté à sa situation lui soit proposé.

Afin de bénéficier de ce dispositif, la personne doit se trouver dans l'une des situations suivantes :

- être *menacée d'expulsion* ;
- être *sans logement* ;
- vivre *dans un logement insalubre ou dangereux* ;
- vivre *dans un logement trop exigu* (trop d'habitants), notamment pour une personne qui présente un handicap et/ou avec un enfant ;
- être *demandeur d'un logement social* depuis une période très longue.

La loi instaure deux recours possibles aux personnes mal logées :

- un *recours amiable* depuis le 1er janvier 2008 devant une commission de médiation ;
- un *recours contentieux* depuis le 1er janvier 2012 (selon le cas) devant le tribunal administratif.

G Le décret du 20 mai 2009

Le décret du 20 mai 2009 relatif à la mesure de la pauvreté met en exergue onze objectifs thématiques de lutte contre la pauvreté : lutter contre la pauvreté monétaire et les inégalités, la pauvreté des enfants, des jeunes, des personnes âgées et des personnes qui ont un emploi, le cumul des difficultés des conditions de vie et l'exclusion bancaire ; favoriser l'accès à l'emploi, au logement et le maintien dans le logement, l'accès à l'éducation, à la formation et aux soins.

H Le plan de lutte contre la pauvreté (septembre 2018)

Il s'appuie notamment sur les conclusions de la délégation interministérielle à la prévention et à la lutte contre la pauvreté des enfants et des jeunes. Il s'articule autour de cinq engagements phares :

- l'égalité des chances dès les premiers pas en développant des modes d'accueil, notamment pour les familles en situation de pauvreté ;
- garantir les droits fondamentaux de l'enfant. L'objectif est de « diviser par deux d'ici à 2022 le taux de privation matérielle des enfants pauvres[112] » ;
- la formation des jeunes, encouragée en luttant contre le décrochage scolaire ;
- des droits sociaux plus équitables et plus accessibles à travers une refonte des aides sociales ;
- l'accompagnement vers l'emploi en développant l'insertion professionnelle pour les personnes bénéficiant des minima sociaux.

I Le surendettement

- La loi Neiertz de 1989 : vise à prévenir et accompagner les personnes en situation de surendettement en proposant une procédure amiable du passif par une commission départementale. Si celle-ci ne permet pas la résolution de la situation, une procédure judiciaire sera alors engagée

112 https://solidarites-sante.gouv.fr/IMG/pdf/dp_annonce_strategie_v26_pages.pdf (dernière consultation : novembre 2018).

et un plan de redressement sera élaboré après avoir étudié les capacités de remboursement du débiteur. Il s'agit également de responsabiliser les établissements de crédit en créant le fichier national des incidents de remboursement des crédits aux particuliers (FICP).

- La loi Borloo du 1er août 2003 : établit la procédure de rétablissement personnel et permet ainsi au débiteur d'obtenir des délais de remboursement, voire de diminuer le montant, d'effacer une partie ou la totalité des dettes (sous certaines conditions). Cette loi instaure également la présence d'un juriste et d'un travailleur social lors de la commission de surendettement.
- La loi Chatel du 3 janvier 2008 : renforce la protection du consommateur en augmentant l'information concernant le crédit et en réglementant les organismes de crédit.
- La loi Lagarde du 1er novembre 2010 : vise à faciliter le rebond des personnes surendettées.
- La loi pour l'accès au logement et un urbanisme rénové (ALUR) du 24 mars 2014 : permet une action coordonnée entre la commission de surendettement et la commission en charge de la prévention des expulsions locatives.
- La loi Sapin du 9 décembre 2016 : en cas d'absence de bien immobilier dans le dossier de surendettement, la phase amiable de conciliation est supprimée.

Rôle de l'ASS

- Saisir les enjeux à l'œuvre dans les politiques publiques.
- Actualiser ses connaissances sur la législation et la réglementation dans les différents champs d'intervention.
- Soutenir la parole de la personne dans l'expression de ses besoins dans des instances décisionnelles.
- Faire remonter les difficultés d'accès et d'application des droits fondamentaux.

71 Politiques de l'immigration

Définitions

A Immigration et émigration

L'immigration et l'émigration sont deux phénomènes complémentaires :

- l'émigré est celui qui quitte son pays de façon durable ;
- l'immigré est celui qui vient dans un pays de façon durable.

Parfois, pour désigner les Français dont les parents ou grands-parents sont originaires d'un autre pays, les médias parlent d'immigrés de la deuxième ou de la troisième génération. Démographiquement, cette expression est un contresens, un citoyen français ne peut être un immigré de quelque génération que ce soit, c'est donc une façon de stigmatiser certaines personnes et, implicitement, de ne pas leur reconnaître leur citoyenneté.

B Insertion, inclusion, intégration

Pour parler de la participation d'une personne à la vie d'une société, on peut employer trois mots parfois difficiles à distinguer : l'insertion, l'inclusion et l'intégration. En fait, pour comprendre ces termes, il peut être utile de passer par leur contraire : la désertion, l'exclusion et la désintégration.

a L'insertion

L'insertion est l'opposé de la désertion. Ce dernier mot désigne le fait de fuir, notamment ses obligations. La désertion est une démarche volontaire de se mettre à distance de la communauté. L'insertion est donc l'inverse, ce terme va désigner la volonté et les efforts de l'individu pour faire partie de la communauté.

b L'inclusion

L'inclusion est l'opposé de l'exclusion, c'est-à-dire du mouvement fait par la communauté pour mettre à distance un individu. En ce sens, l'inclusion est l'inverse de l'insertion (et non un synonyme comme on a parfois tendance à le penser) : il s'agit de la volonté et des efforts faits par la communauté pour que l'individu y prenne sa place.

c L'intégration

Le dernier terme, l'intégration, est l'opposé de la désintégration, c'est-à-dire de ce qui va fragmenter et faire éclater la communauté. Les forces désintégratrices sont la désertion et l'exclusion, l'intégration va être un mouvement conjoint d'insertion et d'inclusion : à l'effort individuel de chacun pour faire partie de la communauté va correspondre l'effort du collectif pour accueillir l'individu, c'est ce mouvement permanent qui permet à la communauté de rester vivante. Quand le mouvement s'arrête, quand l'accueil ne fait pas le pendant aux efforts de l'individu ou quand l'individu ne fait pas les démarches qu'impliquerait l'accueil de la communauté, les forces désintégratrices du social reprennent le dessus.

Notions

A Les diverses situations d'immigration

a La mobilité communautaire

Les citoyens de l'Union européenne ont une liberté de circulation dans l'espace européen. Cette liberté leur permet de travailler, de s'installer, de participer aux élections locales et européennes, de devenir fonctionnaires. En revanche, n'étant pas citoyens de la nation, ils ne peuvent participer aux élections nationales (législatives et présidentielles).

b Le droit d'asile

Quand une personne est menacée dans son pays, en raison de ses choix politiques, de son appartenance ethnique ou de son orientation sexuelle, la convention de Genève impose à tout pays où cette personne en fait la demande de l'accueillir en lui octroyant le statut de « réfugié ».
Ce n'est pas le fait de faire la demande qui permet d'obtenir le statut de réfugié, mais le fait que la situation de danger dans le pays d'origine soit reconnue. Il y a trois raisons pour être débouté du droit d'asile en France :

- si la personne a transité par un autre pays de l'Union européenne : en effet, selon le traité de Dublin, le demandeur d'asile doit faire sa demande d'asile dans le premier pays de l'Union ou il pose les pieds ;
- si la personne est originaire d'un pays « sûr » : il y a une liste de pays qui sont reconnus par l'État comme respectant pleinement le droit des opposants politiques, des minorités et des lesbiens, gays, bisexuels et transsexuels (LGBT). Par exemple, un citoyen d'un autre pays de l'Union européenne ou canadien ne peut demander l'asile en France ;

- si la situation de danger n'est pas reconnue par l'administration en charge d'étudier les demandes d'asile (l'office français de protection des réfugiés et apatrides [OFPRA]).

c L'immigration pour des raisons professionnelles

On parle également « d'immigration économique ». Une personne peut quitter son pays parce qu'une opportunité professionnelle s'offre à elle ou pour fuir le manque de perspectives dans son pays.
Dans les deux cas, il faut qu'elle fasse une demande de titre de séjour pour pouvoir venir travailler en France. Ce titre de séjour lui donne la possibilité de travailler et de s'installer en France pour la durée indiquée dessus.

d L'immigration pour regroupement familial

Un Français ayant épousé une étrangère, ou une personne immigrée en situation légale sur le territoire, peut demander à ce que ses proches (conjoint et enfants) puissent venir légalement s'installer sur le territoire français.
Si cette demande lui est accordée, ses proches reçoivent un titre de séjour qui les autorise également à s'installer et à travailler en France pour la durée indiquée sur le document.

B Le travail social avec les personnes immigrées

Le travail social avec les personnes immigrées peut amener à rencontrer ou accompagner des personnes dont le séjour en France n'est pas régularisé. Dans ce cas, une réflexion sur la posture professionnelle se pose pour faire face à ce grand écart entre le droit et l'éthique.

a Le problème de la levée du secret professionnel : jusqu'où ne pas dire ?

Une question sensible a été mise sur le devant de la scène en 2008, suite à la dénonciation d'un « sans-papiers » par une assistante de service social de Besançon. La question a été de savoir si cette dénonciation représentait une violation du secret professionnel. L'Association nationale des assistants de service social (ANAS) a clairement dénoncé et condamné ce geste en s'appuyant sur le Code de l'action sociale qui précise que la dénonciation d'un « sans-papiers » n'est pas un cas de dispense du secret professionnel. En effet, seule la présence d'un enfant en danger peut justifier la levée du secret professionnel.

b Les personnes exclues du RSA

Le Groupe d'information et de soutien des immigrés (GISTI) juge que les conditions d'attribution du RSA aux étrangers extracommunautaires semblent être « exorbitantes et discriminatoires ». Afin de bénéficier du RSA, le texte de loi stipule que l'étranger non communautaire devra être titulaire, depuis au moins cinq ans, d'un titre de séjour autorisant à travailler.

Le GISTI dit que leur accompagnement par les travailleurs sociaux sera plus complexe. L'association a donc fait appel en 2008 de cette mesure devant la Haute Autorité de lutte contre les discriminations et pour l'égalité (HALDE) qui a confirmé l'analyse du GISTI sur l'existence d'une discrimination de traitement entre les Français et les étrangers, mais également entre les étrangers eux-mêmes.

Rôle de l'ASS

L'ASS, un acteur de l'intégration

Le travailleur social est également un travailleur du social, son travail consiste à participer à l'intégrité du corps social en luttant contre les forces désintégratrices du social.

Il est un acteur clé de ce processus d'intégration. En effet, la personne immigrée, en dépit de sa bonne volonté, ne peut trouver par elle-même les démarches qui lui permettront d'aller vers le corps social, elle a besoin de l'aide de quelqu'un connaissant la société d'accueil qui peut l'aider à comprendre les codes, trouver les lieux où elle pourra prendre des cours de français, comprendre le fonctionnement administratif, entrer dans une démarche interculturelle...

De même, la société a besoin que quelqu'un fasse l'interface et aide la personne à faire valoir ses droits, la mette en lien avec des associations... Dans ce double mouvement d'insertion et d'inclusion, il y a besoin d'un embrayeur qui facilite le mouvement, c'est le rôle du travailleur social.

72 Politique de la ville

Définition

La politique de la ville

Elle consiste en un ensemble d'actions de l'État visant la revalorisation de certains quartiers urbains (les zones urbaines en difficulté) et la réduction des inégalités sociales entre territoires. Elle comprend des mesures législatives et réglementaires dans le domaine de l'action sociale et de l'urbanisme, dans un partenariat avec les collectivités territoriales reposant souvent sur une base contractuelle.

Notions

A La géographie prioritaire de la politique de la ville

La géographie prioritaire, en d'autres termes l'identification et la délimitation des quartiers les plus fragiles, est le pivot de la politique de la ville.

a Les zones urbaines sensibles (ZUS)

Les ZUS sont des territoires infra-urbains définis par les pouvoirs publics pour être la cible prioritaire de la politique de la ville, en fonction des considérations locales liées aux difficultés que connaissent les habitants de ces territoires. Il s'agit de zones caractérisées par la présence de grands ensembles (habitation à loyer modéré [HLM]), de quartiers d'habitat dégradé, avec un déséquilibre accentué entre habitat et emploi (cités-dortoirs).

b Les zones de redynamisation urbaine (ZRU)

Les ZRU correspondent à certains quartiers dans les ZUS, qui sont confrontés à des difficultés particulières en fonction de leur localisation économique et sociale, et dans des communes éligibles à la dotation de solidarité urbaine. La liste de ces zones est fixée par décret.

c Les zones franches urbaines (ZFU)

Les ZFU sont des quartiers de plus de 10000 habitants, situés dans des ZRU. Elles ont été définies à partir des critères suivants : taux de chômage, proportion de personnes sorties du système scolaire sans diplôme, proportion de jeunes, potentiel fiscal par habitant. Leur liste est fixée par décret. Les entreprises implantées ou devant s'implanter dans ces quartiers bénéficient d'un dispositif complet d'exonérations de charges fiscales et sociales durant cinq ans.

d Les nouveaux quartiers prioritaires

En 2017, les nouveaux quartiers prioritaires sont au nombre de 1514 (1296 en France métropolitaine et 218 en outre-mer) et sont situés dans leur grande majorité dans de grands pôles urbains. La moitié d'entre eux sont localisés dans d'anciennes ZUS et pour un tiers d'entre eux dans d'anciens quartiers contrats urbains de cohésion sociale (CUCS).

B Les principaux dispositifs et lois de la politique de la ville

a La loi solidarité et renouvellement urbain (dite « loi SRU », de décembre 2000)

Cette loi vise notamment à inciter les communes à construire des logements sociaux afin de favoriser la mixité sociale. Elle introduit un seuil de 20 % de logements sociaux sur une commune.

b La loi d'orientation et de programmation pour la ville et la rénovation urbaine (août 2003)

La loi d'orientation et de programmation pour la ville et la rénovation urbaine va fixer pour cinq ans les objectifs, les moyens et les outils d'une politique globale en faveur des quartiers. Elle vise quatre objectifs :

- rétablir l'équité sociale et territoriale en mobilisant les politiques publiques ;
- rénover durablement l'habitat et le cadre de vie, notamment par le développement de l'offre de logement ;
- soutenir le développement d'activités économiques et la création d'emplois dans les ZUS ;
- lutter contre la marginalisation des ménages.

Par ailleurs, cette loi crée l'Observatoire national des zones urbaines sensibles (ONZUS) et l'Agence nationale pour la rénovation urbaine (ANRU).

c Création des contrats urbains de cohésion sociale (2007)

En 2007, les contrats urbains de cohésion sociale succèdent aux anciens contrats de ville. Ils deviennent le cadre du projet de territoire développé au bénéfice des quartiers en difficulté.

Ils sont signés pour trois ans et sont renouvelables après évaluation. Ils ont pour vocation d'articuler et de coordonner l'ensemble des dispositifs de la politique de la ville. Cinq priorités d'intervention sont identifiées :

- l'accès à l'emploi et le développement économique ;
- l'amélioration du cadre de vie ;
- la réussite éducative ;
- la citoyenneté et la prévention de la délinquance ;
- la santé.

d La loi de programmation pour la ville et la cohésion urbaine (février 2013)

Cette loi définit quatre axes que sont l'instauration d'un contrat de ville unique, la refonte de la géographie prioritaire, le nouveau programme de renouvellement urbain et la participation des habitants.

Conclu à l'échelle intercommunale pour six ans, le contrat de ville repose sur trois axes d'action :

- la cohésion sociale (par des mesures de soutien aux équipements sociaux, culturels, sportifs et aux associations) ;
- le cadre de vie et le renouvellement urbain (par un programme de création d'équipements et de développement de la mobilité) ;
- le développement économique et l'emploi (par la présence de Pôle emploi et des missions locales dans chacun des territoires prioritaires).

La refonte de la géographie prioritaire vise à simplifier et renforcer les moyens en direction des quartiers prioritaires. Pour cela, la loi prévoit notamment de substituer les « quartiers prioritaires de la politique de la ville » aux « zones urbaines sensibles », dans un but de concentration des moyens vers les territoires les plus en difficulté.

Enfin, la loi instaure les conseils citoyens dont l'objectif est d'impliquer les citoyens et la société civile dans la politique de la ville.

Rôle de l'ASS

Dans des actions de prévention spécialisée, de développement social local (RSL), de lutte contre l'exclusion, de réinsertion, etc., l'ASS est souvent amené à travailler dans des zones concernées par la géographie prioritaire de la politique de la ville. Pour son dialogue avec les élus, il est important de connaître les leviers d'action prévus par la politique de la ville en termes de ressources mobilisables et de priorités.

SECTION 15

Réseaux, partenariats et territoire

Karolina Mrozik-Demont,
Guillaume Demont

73 Établir une relation professionnelle avec les partenaires

Définitions

A Le partenaire

Aujourd'hui le terme « partenariat » est galvaudé dans le monde du travail social. On en vient à nommer ainsi toute relation de l'institution avec son extérieur. Pour pouvoir associer ce concept à des pratiques du travailleur social ainsi qu'à des compétences plus précises, il convient dans un premier temps de redéfinir ce terme. En 2002, le ministère de l'Emploi et de la Solidarité en propose cette définition :

> Coopération entre des personnes ou des institutions généralement différentes par leur nature et leurs activités. L'apport de contributions mutuelles différentes (financement, personnel, etc.) permet de réaliser un projet commun[113].

B Le prestataire

Parmi les relations de l'établissement à son extérieur, il n'y a pas que des relations partenariales. Parfois il peut y avoir des contributions mutuelles (par exemple, le supermarché me fournit en produits alimentaires, en échange je lui donne de l'argent) mais il n'y a pas de projet commun. On parle alors d'un prestataire et non d'un partenaire.

C Le prescripteur

On parle aussi parfois de « donneur d'ordre » ou de « financeur ». Ce terme décrit la relation de l'établissement avec des instances avec qui il peut y avoir un projet commun mais il n'y a pas de coopération, seulement un lien de subordination : il peut s'agir du conseil départemental, du conseil régional, de l'agence régionale de santé (ARS), de la commune...

113 Commission de terminologie et de néologie du domaine social. Bulletin officiel. Solidarité-Santé. Vocabulaire du domaine social. Ministère de l'Emploi et de la Solidarité, n° 2002/1 bis. Fascicule spécial.

Par exemple, un foyer de vie a un projet commun avec le conseil départemental : l'accompagnement de qualité des personnes en situation de handicap. Il y a bien contribution mutuelle : l'établissement accueille des personnes pour qui le département recherche une place et en échange il reçoit un financement. Mais il n'y a pas de coopération si la relation est à sens unique, si l'établissement est financé, agréé et contrôlé par le conseil mais ne participe à aucune sollicitation du département, à aucune commission ou groupe de travail, s'il n'est pas force de proposition...

Notions

La relation partenariale

Le lien avec un prestataire peut n'être qu'un lien marchand ou évoluer vers une relation partenariale si un projet commun émerge. De même, le lien avec un prescripteur peut aussi évoluer vers un lien de partenaire quand la coopération se développe.

Pour qu'on puisse parler d'une relation partenariale, il y a les trois éléments de la définition du partenariat à inclure dans cette relation :

- l'existence d'un projet commun ;
- la coopération (on travaille ensemble et non l'un aux ordres de l'autre) ;
- la mutualité (on apporte chacun sa part dans le projet).

Mais ces trois éléments ne sont pas tout à fait suffisants. Parfois, il y a des partenariats vivants et de qualité et, d'autre fois, des partenariats pénibles, poussifs, non fructueux. Pour créer une relation partenariale de qualité, il y a quatre conditions à réunir (figure 73.1) :

- qu'au-delà d'un intérêt commun, il y ait un croisement dans les projets des deux partenaires ;
- que les domaines de compétences et de responsabilités de chacun soient définis et formalisés ;
- que les interlocuteurs des deux parties soient bien identifiés ;
- qu'une certaine bienveillance rende les liens plus chaleureux (cartes de bonne année, invitation aux portes ouvertes).

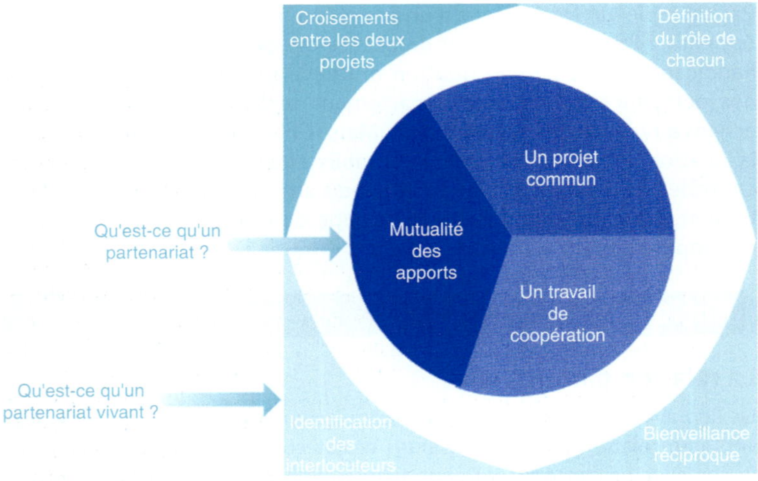

Figure 73.1. La relation partenariale.

Rôle de l'ASS

Le travailleur social est un travailleur du social, tisser des relations avec des partenaires est une nécessité pour permettre à la personne accompagnée de développer sa sociabilité et sortir de l'institution.

Pour cela il faut qu'il s'implique dans des relations de qualité avec les différentes institutions avec lesquelles il coopère, qu'il crée des liens chaleureux avec ses interlocuteurs identifiés dans ces lieux.

Il convient aussi qu'il apprenne à se décentrer pour comprendre le projet de l'autre. La situation ci-dessous illustre bien que si l'ASS ne voit que par le prisme de son projet, le partenariat ne peut pas prendre, alors qu'en ouvrant les yeux sur la réalité de l'autre, le partenariat peut s'engager et le projet en être considérablement enrichi.

Situation

Monique est une personne qui alterne entre des périodes à la rue et d'autres en centre d'hébergement et de réinsertion sociale (CHRS) ou hébergement d'urgence. L'équipe a découvert son don pour le dessin et la peinture et souhaite lui permettre de faire vivre ce don pour qu'elle retrouve une estime de soi et une reconnaissance par l'extérieur de ses compétences.

Pierre, assistant de service social en formation, porte ce projet. Il prend rendez-vous avec la bibliothèque la plus proche et leur présente cette idée : organiser une exposition des œuvres d'Yvelines pour l'aider dans son projet de réinsertion sociale. Le directeur est très compréhensif, mais il explique à Pierre qu'il ne peut accéder à sa demande, que ce n'est pas la mission d'une bibliothèque. Mais que si cette exposition avait lieu dans les murs du CHRS, il relaierait l'information en placardant des affiches et laissant un espace pour les flyers. Pierre est très énervé contre ce directeur qui n'aurait même pas laissé une chance à Yvelines. Il fait un compte rendu de son entretien avec sa tutrice Sadia. Celle-ci lui montre l'erreur qu'il a faite : il est allé voir un partenaire en lui présentant le projet du CHRS sans se soucier du projet propre de ce partenaire.

Elle lui demande s'il a une autre idée de partenariat pour ce projet. Il pense alors à la maison de quartier. Il se renseigne sur la mission d'une maison de quartier : faire se rencontrer les habitants du quartier, notamment les plus isolés et les gens qui n'ont pas l'habitude de se côtoyer. Il prépare soigneusement son argumentaire : organiser une exposition des œuvres d'une personne accueillie au CHRS ou vivant à la rue dans le quartier avec un événement au début de l'exposition (le vernissage) et à la clôture, ainsi que des permanences de l'artiste ou d'autres personnes qui veulent bien porter ce projet avec elle. Cette exposition permettra de favoriser la mise en relation d'Yvelines et des personnes de la rue ou du CHRS qui la soutiennent dans ce projet avec les habitants du quartier, dans un contexte qui atténue la peur que peut générer ce type de rencontre et sans aucun appel à la générosité, pas de charité, juste de la rencontre.

Les professionnels de la maison de quartier sont emballés par ce projet. Un animateur y est nommé référent de ce projet. Un travail est fait avec Yvelines, cet animateur et Pierre. Rapidement, la présence de Pierre n'est plus indispensable, Yvelines peut très bien s'organiser seule avec la maison de quartier.

L'exposition a été une réussite. Peu de personnes sont venues au vernissage, Yvelines était déçue, mais elle s'est accrochée et a maintenu des temps de permanences quotidiens chaque jour entre 15 et 18 heures, en se relayant avec trois autres personnes qui étaient motivées pour la soutenir. De plus en plus d'habitants du quartier s'arrêtaient pour regarder les tableaux et pour discuter avec ceux qui assuraient la permanence. Pour le pot de clôture de l'exposition, beaucoup d'habitants du quartier étaient présents.
À la suite de cette exposition, le directeur de la maison de quartier a demandé à avoir une réunion avec Pierre et un représentant du CHRS pour faire le bilan de ce partenariat et envisager d'autres actions communes.

74 Le travail en/de réseau

Définitions

A Le réseau

Le réseau est un mot qui parle de notre époque, il est valorisé dans tous les domaines, du « réseau social » au « réseau d'influence » en passant par les « réseaux d'échanges réciproques des savoirs »... Ce concept est également présent dans le travail social, entrant même dans le titre du quatrième domaine de formation : « Dynamiques interinstitutionnelles, partenariats et réseaux. »

Le terme « réseau » vient d'un mot de vieux français *resel* qui désigne un petit filet servant à la capture du petit gibier ou pour la pêche. Quand la France s'est dotée d'un système efficace pour collecter l'impôt, s'appuyant sur l'envoi de fonctionnaires répartis uniformément sur l'ensemble du territoire, on a alors utilisé l'image de ce filet pour définir ce système de collecte : le « réseau de fonctionnaires », désignant par là un maillage suffisamment fin pour qu'aucun fraudeur ne passe au travers.

À partir de là, le mot a servi à désigner tout maillage et à perdre son sens original de filet.

B Réseau primaire et réseau secondaire

Au commencement de sa vie, l'individu va trouver dans son environnement des relations lui permettant de trouver des réponses à la diversité de ses besoins (physiologiques, de sécurité, d'appartenance et affectifs, de reconnaissance et d'accomplissement de soi). C'est ce qu'on appelle le *réseau primaire*, l'ensemble des relations, familiales, amicales, professionnelles et communautaires, qui peuvent apporter des réponses à la diversité des besoins d'un individu.

Dans une société traditionnelle, ce réseau est suffisant : on se nourrit de ce qui est produit localement, on est éduqué et instruit par la communauté, on trouve un travail par le biais de sa famille ou de ses amis, on est soigné à ses propres frais ou bénévolement par ses proches...

La complexification de la vie moderne fait que ce réseau primaire n'est plus suffisant pour une grande majorité de personnes, le recours à l'institution pour répondre à certains des besoins de chacun devient une nécessité : l'éducation nationale pour l'instruction des enfants, l'assurance maladie pour le financement des soins, le Pôle emploi pour trouver un emploi et avoir des moyens de subsistance pendant la période de chômage, la justice pour régler les différends interindividuels, le CHRS pour des personnes sans solution de logement... Le *réseau secondaire*, c'est l'ensemble de ces institutions qui apporte des réponses aux besoins de la personne.

Notions

Le réseau de professionnels peut prendre diverses formes pour le travailleur social.

A Le réseau de coordination

Quand plusieurs acteurs interviennent sur le même territoire pour le même domaine, il peut être nécessaire de se coordonner pour éviter les doublons, les gênes éventuelles, les zones non couvertes... Par exemple, quand plusieurs associations d'une même ville font des maraudes, il est utile de se coordonner pour s'assurer d'un bon maillage de la ville et pour déterminer les endroits où la présence de bénévoles est une bonne chose et ceux où le type de public rend nécessaire la présence de professionnels (travailleurs sociaux psychologues...).

Le réseau de coordination a une logique de long terme, il cherche à trouver une organisation pérenne, régulièrement réévaluée et adaptée mais fondamentalement stable.

B Le réseau de projet

Il existe des projets que le travailleur social peut mener avec les seules ressources de son établissement ou service, et d'autres qui nécessitent de se mettre à plusieurs associations, établissements ou services. L'organisation d'un colloque, d'un événement festif ou d'une manifestation portée conjointement par plusieurs associations œuvrant dans le même domaine peut être un exemple d'un réseau de projet.

Ce type de réseau est limité dans le temps, il a un début et une fin.

C Le réseau de ressources

Le travailleur social ne peut répondre à toutes les sollicitations, ses connaissances, son territoire d'action et sa compétence sont limités. En revanche, il doit être capable de savoir où trouver les connaissances qui lui manquent et à qui s'adresser pour transmettre la sollicitation qui lui est faite. L'organisation de l'aide sociale est complexe, les usagers peuvent facilement s'y perdre. Il est alors insupportable de ne pas savoir où aller mais aussi d'aller de travailleur social en travailleur social qui chaque fois vous renvoie vers un de leur confrère sans jamais répondre. C'est ainsi que de nombreuses personnes renoncent à faire valoir leur droit ou à solliciter de l'aide.

Il est donc essentiel pour le travailleur social de disposer d'un réseau de ressources qui lui permette de contacter directement le bon interlocuteur et de lui adresser la personne en étant sûr qu'il n'y aura pas de renvoi vers un tiers.

D Le réseau d'usagers

Les personnes vivant une expérience de handicap, d'exclusion, de parentalité difficile, etc., peuvent aussi développer des réseaux de pairs avec des personnes qui partagent cette même expérience, sans la médiation d'un travailleur social ou d'une institution. On parle alors de « réseau d'usagers ».

Il existe de nombreux exemples de ce type de réseaux : les réseaux d'échanges réciproques des savoirs (deux personnes s'enseignent mutuellement quelque chose, par exemple, contre des cours de français un immigré peut donner des cours de mécanique, de dessin ou de cuisine, selon ses compétences) ; les groupes d'entraide mutuelle (des personnes partageant le même handicap ou une même maladie gèrent elles-mêmes un lieu de rencontre et de convivialité où se retrouver) ; les groupes et associations de parents (on peut penser au réseau Foi et Lumière pour les parents de personnes déficientes intellectuelles, au Réseau-Lucioles pour les personnes polyhandicapées, à Autisme France pour les parents de personnes atteintes de trouble du spectre de l'autisme [TSA]...) ; etc.

Rôle de l'ASS

Le travail *en* réseau/le travail *de* réseau

John Cultiaux[114] distingue le « travail en réseau » du « travail de réseau ». Le travail en réseau est le maillage qui se tisse entre institutions. Ce travail est indispensable pour améliorer le pouvoir d'agir de l'institution, mais en

114 Cultiaux J. Travail social et réseau. Pourquoi ? Comment ? Lyon : Chronique sociale ; 2018.

contrepartie, il faut avoir conscience qu'il renforce le réseau secondaire de la personne accompagnée et réduit son pouvoir d'agir personnel en augmentant la charge institutionnelle autour de lui.
Le travail de réseau est une action spécifique de l'assistant social pour aider la personne à développer son réseau primaire. Ce travail va viser à retrouver des liens familiaux, développer la participation à la vie locale, participer à des réseaux d'usagers... Ce travail contribue à émanciper la personne de l'institution, ce qui est le sens de toute action d'accompagnement : accompagner la personne pour qu'elle n'ait plus besoin de nous.
Le travail en réseau est indispensable, pour de la coordination, de la ressource et pour construire des projets. Mais l'ASS doit avoir en tête que plus il inscrit son action dans un travail en réseau, plus il doit également l'inscrire dans un travail de réseau pour ne pas rendre la personne prisonnière de ce réseau (*resel*) tissé tout autour d'elle.

75 Travail social et territoire

Définitions

A Espace perçu, conçu, vécu

Il est courant de distinguer l'espace objectif (« c'est un appartement de 80 m^2 ») de l'espace subjectif (« c'est un grand appartement »). Mais cette distinction n'est pas suffisante pour aborder la question du territoire. Le philosophe Henri Lefebvre nous aide à penser autrement l'espace en distinguant trois niveaux : le perçu, le conçu et le vécu[115].

a L'espace perçu

Nos sens nous renseignent sur l'espace qui nous entoure. On en perçoit des surfaces, des couleurs, du bruit... Si on prend l'exemple d'une maison, l'espace perçu, c'est ce qui est visible : un hall d'entrée avec du parquet et du papier peint à fleurs, un escalier sur la droite, le bruit de la route...

b L'espace conçu

Il est possible de conceptualiser l'espace, de le rationaliser, de le mesurer et de le représenter. Si nous restons sur l'exemple de la maison, l'espace conçu, ce sera le plan de la maison, la fonction des différentes pièces... Ce ne sont plus les sens qui nous renseignent sur l'espace, c'est notre raison qui en prend possession.

c L'espace vécu

Enfin, il y a un troisième niveau d'appréhension de l'espace, c'est celui de l'expérience. Dans la maison qui nous sert d'exemple, on peut aussi avoir un ressenti, s'y sentir bien ou mal, on peut avoir des souvenirs associés aux différentes pièces...

B Le local

Ce qu'on nomme le « local » est en fait à l'intersection des espaces perçu et conçu. Ce qui est local est ce que je perçois proche de moi. Cependant, notre définition de ce qui est proche va être variable selon notre expérience de vie : une personne qui vit, travaille et a l'essentiel de sa vie

115 Lefebvre H. La production de l'espace. Paris : Anthropos ; 1974.

sociale dans un village ne se représentera pas de la même façon le local qu'une personne habitant dans une zone pavillonnaire, travaillant et faisant ses courses à une demi-heure de son domicile, et ce sera à nouveau une autre représentation du local pour quelqu'un qui habite dans un quartier d'une grosse ville où le local sera défini aussi en prenant en compte la ligne de bus ou de métro qui traverse ce quartier.
Ainsi, même si le terme est souvent utilisé, on s'aperçoit que le concept de « local » n'est pas opératoire pour penser l'action sociale. C'est pourquoi on lui préfère de plus en plus celui de « territoire ».

C Le territoire

Ce terme « territoire » est lui aussi problématique pour définir des politiques publiques et/ou une action territorialisée pour le travailleur social. Ceci vient du fait que ce mot a deux sens en concurrence.

a Le territoire en tant qu'espace vécu

En biologie, la majorité des espèces animales ou végétales dispose d'un territoire, c'est-à-dire d'un espace d'interaction avec leur environnement. L'être humain n'est pas original pour cela, lui aussi dispose d'un espace où il interagit avec son environnement humain (la famille, les voisins, les amis et les collègues...), naturel, urbain, matériel... Cet espace lui est familier et sécurisant.
On peut diviser cet espace en trois zones :

- le territoire, à proprement parler : la portion d'espace que je partage avec d'autres personnes comme un espace commun, où je me sens en sécurité, un peu chez moi ou, plus exactement, chez nous ;
- mon intérieur, la portion d'espace où je me sens chez moi. D'autres personnes partagent cet intérieur avec moi, celles qui me sont les plus proches (la famille ou les colocataires), les personnes extérieures peuvent être admises sous condition de respecter un protocole ou un rituel (être invité, frapper ou sonner avant d'entrer...) ;
- mon intimité, étymologiquement « ce qui est le plus à l'intérieur », cet espace peut également être partagé avec des membres de ma famille ou autres relations intimes, mais les personnes extérieures n'y sont d'ordinaire pas admises.

b Le territoire en tant qu'espace conçu

Ce territoire a aussi un sens géographique : il définit la zone de compétences d'une autorité administrative. Il va donc pouvoir désigner la com-

mune, l'intercommunalité, le département, le canton, la région, la France, l'Europe...
Ainsi, toute personne se retrouve au carrefour de nombreux territoires, c'est ce qu'on appelle le « mille-feuille territorial » (figure 75.1).

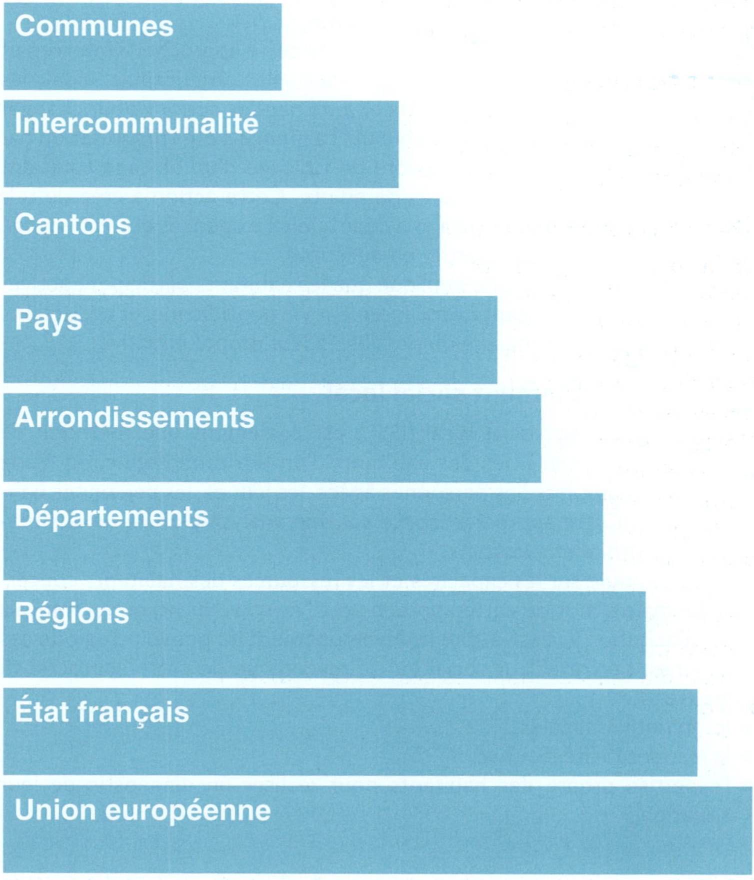

Figure 75.1. **Le mille-feuille territorial.**

Notions

A Le travail social communautaire

Le travail social communautaire est une méthodologie née dans les pays anglo-saxons. Le point central de cette approche est la résolution des problèmes d'une communauté (les habitants d'un quartier, d'un village, une minorité…) selon un processus piloté par les travailleurs sociaux ou/et autogéré par la communauté elle-même.

Saül Alinsky est la figure la plus saillante de cette approche, il intervenait dans des quartiers défavorisés de grandes villes américaines, aidait les habitants à s'organiser en collectifs et à mener des actions pour changer leur situation (l'action la plus célèbre qu'il a menée a été l'organisation par les habitants d'un quartier insalubre de Chicago d'un blocage total des W-C de l'aéroport sur les heures de pointe. Cette action a créé de tels troubles que le maire de Chicago a cédé à leurs exigences et s'est engagé dans une rénovation du quartier en question).

L'approche communautaire implique que les habitants participent activement à toute action visant à améliorer leur vie quotidienne, et ces actions sont initiées, dans la mesure du possible, à leur propre initiative.

B Le développement social local

Le développement social local (DSL) est également une méthode de traitement des problèmes des habitants d'un territoire donné, ou d'une catégorie d'habitants (les personnes âgées, les jeunes, les personnes handicapées…). Cette approche repose sur une analyse globale de la situation du territoire en question.

Le DSL s'appuie sur les capacités et les ressources des habitants concernés. Le maître mot de cette approche est l'*empowerment*, ou en français « la capacitation », c'est-à-dire le développement du pouvoir d'agir de ces personnes. Le travailleur social qui se revendique de cette approche va s'appuyer sur :

- les initiatives locales ;
- la responsabilité de chacun ;
- l'expertise propre des habitants pour réaliser un diagnostic de leur situation.

Rôle de l'ASS

Mise en œuvre d'un projet collectif territorialisé

Que l'ASS se situe dans une approche de type DSL ou communautaire, il sera amené à s'investir dans un projet collectif territorialisé, c'est-à-dire dans des actions de résolution des problèmes des habitants d'un territoire donné. La méthodologie de ce type de projet se compose avec les étapes suivantes :

- La phase de présence :

Le travailleur social ne peut prétendre arriver avec des solutions toutes faites dans un territoire où le problème a pu s'enraciner depuis plusieurs décennies. Il doit d'abord accepter une phase d'improductivité, une phase où il est simplement présent sur le territoire. Il accueille tous ceux qui viennent à lui, sans condition, il les écoute, sans chercher à orienter leur parole.

- La phase de diagnostic :

À partir de cette écoute, le travailleur social pourra retransmettre aux habitants concernés non des préconisations, mais ce qu'il a compris du problème. Son rôle est alors de faciliter la parole pour permettre aux habitants d'aboutir à une formulation commune du problème à résoudre et de ce qui est à l'origine de ce problème.

- La phase de définition des objectifs :

Le problème étant perçu d'une manière partagée, il faut encore se mettre d'accord sur ce qu'on veut changer. Si on passe tout de suite aux solutions sans prendre le temps de cet accord au sein du collectif, le projet ne pourra aboutir, des résistances viendront le stopper.

- La phase d'actions :

Maintenant, on peut chercher ensemble les actions à mettre en œuvre pour atteindre les objectifs définis en commun. Il faut définir : les ressources nécessaires, les recherches de financement si besoin, le rôle de chacun, les échéances, les instances de travail en commun (les réunions, l'utilisation des réseaux sociaux pour communiquer)...

Toutes ces étapes sont un véritable exercice de démocratie participative locale.

Après avoir défini les actions, il faut encore les mettre en œuvre.

- L'évaluation :

Ensemble, il convient de faire un retour sur plusieurs points pour améliorer l'action du collectif :

- le réalisme et la faisabilité des objectifs ;
- la pertinence et l'efficacité des moyens définis ;
- le respect de l'échéancier ;
- la justesse des prévisions de ressources ;
- le fonctionnement démocratique et efficace du collectif ;
- les forces et faiblesses du projet ;
- les éléments de réussite et d'échec.

Cette étape de l'évaluation est aussi l'occasion de célébrer ce qui a été fait. Tout collectif a besoin de fête pour se souder.

La figure 75.2 ci-dessous récapitule les étapes du projet collectif territorialisé :

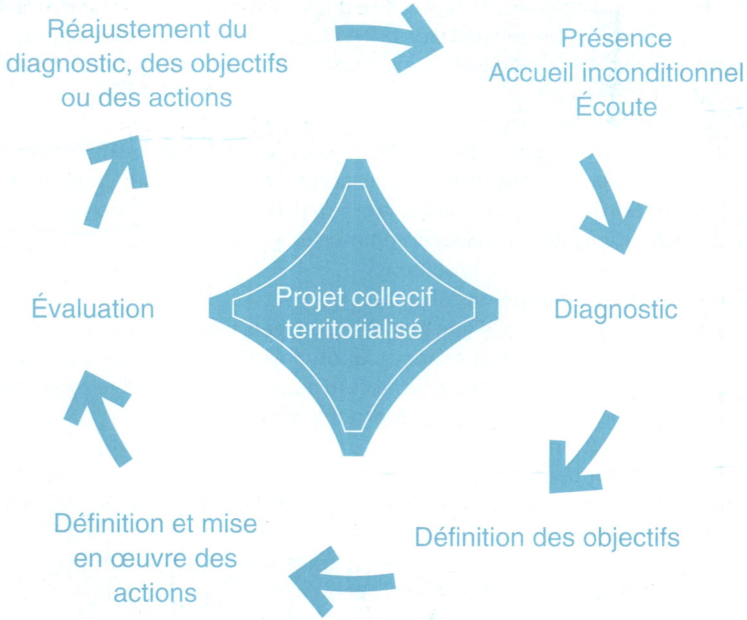

Figure 75.2. **Les étapes du projet collectif territorialisé.**

PARTIE 5

Unité transversale d'initiation à la démarche et méthodologie de recherche en travail social – socle commun ES, ASS, EJE

SECTION 16

Comprendre la démarche de recherche en formation initiale en travail social : son importance, son rôle, le contexte historique et ses définitions

Vincent Chaudet

76 Introduction : importance et rôle de l'initiation à la méthodologie de recherche pour la formation professionnelle en travail social

La réforme des cinq diplômes du Code de l'action sociale et des familles (CASF) adossés au grade licence, mise en œuvre en septembre 2018, concerne les diplômes d'assistant de service social, d'éducateur spécialisé, d'éducateur de jeunes enfants, d'éducateur technique spécialisé et de conseiller en économie sociale et familiale.

La question se pose de savoir en quoi la recherche est importante pour la formation des futurs professionnels du travail social et de l'éducation et de savoir en quoi elle est susceptible d'équiper l'étudiant ou l'apprenti assistant de service social qui reçoit une formation pratique et théorique, s'entraîne à différentes techniques (entretiens cliniques, observation, animation de réunion, etc.) et s'exerce à la pratique lors de ses stages sur le terrain.

La méthodologie de recherche va l'aider à renforcer l'acquisition de ses principaux outils de travail que sont sa parole et sa plume (ou son clavier), en appui sur une réflexion construite en référence à des concepts et des théories qui ont fait leurs preuves. La mobilisation appropriée de ces outils dépendra étroitement de sa réflexion, de son esprit de synthèse, de sa capacité à travailler avec les autres afin de produire de la cohérence et de mettre en lien les multiples facteurs qui déterminent chaque situation d'accompagnement : projet de la personne, attentes de l'environnement, ressources disponibles ou problèmes à envisager…

L'initiation à la recherche oblige à porter une attention particulière aux écrits professionnels et de formation, car ceux-ci concernent à un moment donné les situations de personnes accompagnées. Or, ces écrits relèvent d'une construction sur mesure, d'une compréhension de ce qui constitue, fabrique, ou encore déconstruit la trajectoire d'une personne humaine. Il vaut donc mieux ne pas se tromper en la matière. La qualité des écrits produits par les professionnels et la communication professionnelle en général sont fondamentales, car elles touchent à la formation du sujet, à la construction ou restructuration de sa personnalité, à son identité personnelle et sociale.

De la patience et de la rigueur sont donc nécessaires pour parvenir à pratiquer de manière fluide et équilibrée et finalement appréhender les problématiques liées au développement, à la socialisation et à l'inclusion. De même, pour se former aux processus de résolution de problèmes existentiels et à l'appréhension d'« énigmes » qui ne manquent pas d'apparaître dès lors que l'on est confronté aux vécus humains. Or, en travail social et en éducation, le savoir et la connaissance ne sont pas toujours disponibles d'avance.

Dans un tel contexte professionnel, la démarche de recherche jouera par conséquent un rôle cohésif pour l'ensemble de ces aspects de l'ordre de la complexité caractéristique des situations humaines.

L'initiation à la méthodologie permet de faire émerger et d'organiser chez l'apprenant un type de réflexion pouvant être qualifiée de *pensée problématique* ou *problématisante*, de *pensée critique*, *constructive* et *socialisante* (car partageable) ou de *pensée réflexive* et *dialectique*.

Pour parvenir à comprendre simplement, sans pour autant les simplifier, les ressorts de situations problèmes, situations singulières, limites ou invalidantes, la méthodologie de recherche fournira un équipement et des instruments de précision. Pour peu qu'ils soient correctement maniés et utilisés à bon escient, ils éclairciront les problèmes rencontrés et apporteront du discernement au professionnel pour instruire et orienter son action.

obj du mémoire / des lectures : compréhension des situations observées

les mots-clefs ci-dessus doivent apparaître ds le mémoire !

77 De la recherche en travail social, pour faire quoi ?

Pour l'assistant de service social et l'éducateur, la recherche de sens est un aspect important et incontournable de sa professionnalité. La fonction de la recherche est la plus à même de permettre aux professionnels du travail social de s'ajuster à des contextes changeants, complexes et d'adapter leur activité à un monde devenu problématique (Fabre, 2011) et traversé de paradoxes (Gouraud, 2011, p. 71–76).

Dans notre environnement changeant et bousculé, la recherche dote les professionnels d'une capacité méthodologique et réflexive. Elle fournit aux praticiens de l'éducation un équipement pour affronter leurs pratiques multiples et penser en retour ce qu'ils font.

D'où la connexion logique entre formation à la recherche et analyse des pratiques professionnelles, partant de connaissances et de pratiques situées et référencées à des auteurs. De plus, l'attitude de recherche induit chez le praticien une attitude d'ouverture à l'expérience et de questionnement quant à ce qu'il ne connaît pas. Sa curiosité est tenue en éveil, attitude adaptée à une approche clinique des relations humaines et sociales où l'intervenant ne maîtrise pas *a priori* toutes les situations, ni la compréhension de celles-ci. Le savoir arrive après, pour peu que l'on fasse l'effort de vouloir en savoir quelque chose, pour soi, avec ses collègues et avec les personnes accompagnées.

La recherche en éducation et en formation nous apprend que le savoir est une construction et que les savoirs sont situés. C'est-à-dire que, selon les secteurs de l'activité humaine, il y a différentes manières de penser, de concevoir, de construire et de se représenter les problèmes pratiques et théoriques. Le même objet de recherche, par exemple la croissance de l'enfant entre 5 et 7 ans, ne sera pas traité de la même manière suivant une approche biomédicale, neurologique ou en sciences sociales. À terme, la recherche permet au professionnel de s'engager dans la réalité pour mieux *savoir s'y prendre* (Brichaux, 2001, p. 75-88) et de construire par soi-même, avec ses collègues, les encadrants et en contexte professionnel, de nouvelles ingéniosités à mettre en valeur auprès des partenaires, des politiques et de la société civile.

78 Tour d'horizon et débats contemporains sur la recherche en travail social : la conférence de consensus et ses conclusions

La recherche en travail social en France se compte désormais en quatre dizaines d'années pour ce qui est d'événements organisés et institutionnels qui ont permis de la structurer et de la mettre en valeur. Le rôle de la recherche dans la formation des professionnels des secteurs socio-éducatif et médico-social, tant en formation initiale qu'en formation continue, est appelé à se développer dans les prochaines années pour peu que l'on s'en saisisse et que l'on s'y implique. En ce sens, la réforme des cinq diplômes adossés au grade licence depuis 2018 est une opportunité à saisir.

La tenue en France de la conférence de consensus « La recherche en/dans/sur le travail social » les 15 et 16 novembre 2012 (CNAM/UNAFORIS) témoigne de l'intérêt du travail social pour la recherche. Le principal intérêt de cette conférence et de ses journées préparatoires a été d'articuler ensemble des préoccupations issues des pratiques avec de la pensée provenant de la réflexion scientifique.

En quelques décennies, la société française, mais aussi l'Europe sont parvenues à accorder un haut degré d'importance à la place de la recherche en travail social, avec une insistance particulière ces dix dernières années. En témoigne, en 2014, la définition internationale du travail social en tant que « pratique professionnelle et discipline » et, en 2017, celle du Haut Conseil en travail social (HCTS) considérant le travail social comme un « champ pluridisciplinaire et interdisciplinaire ». La recherche est également mise en exergue, en 2015, par le « Plan d'action interministériel en faveur du travail social et du développement social » qui reconnaît l'intervention sociale « comme un objet de recherche ». Moment politique important, puisqu'il faut remonter à 1982, à la circulaire Questiaux, pour trouver une « adresse » de ce niveau aux travailleurs sociaux[116].

La conférence de consensus du 22 juin 2013 fut un événement de portée historique, aboutissement d'une trentaine d'années où la recherche en travail social en France a progressé. L'avis rendu par le « jury » de cette conférence (consultable sur le site de la DGCS) est éloquent. Il estime :

- « [Qu']il importe de créer des lieux de réalisation et de diffusion de ce type de recherches (laboratoires, revues, associations de chercheurs...) et développer les compétences des travailleurs sociaux en matière de recherche par une formation spécifique en formation initiale et en formation continue. »
- Que l'émancipation du travail social « vis-à-vis d'une dépendance à des sciences sociales constituées formellement comme des disciplines » peut s'inscrire comme un champ spécifique à dimension interdisciplinaire, mais que cela « demande une assise institutionnelle en ce qu'elle est définie par ses propres objets d'étude et des méthodes garantissant la rigueur scientifique des démarches de recherche ».

Ces objets d'étude doivent, par conséquent, être déterminés à partir de discussions internes aux établissements de formation, notamment, afin de définir des axes de recherche. Le jury rappelle que les contours et spécificités de ces objets sont liés conjointement à des champs professionnels du travail social ainsi qu'à des conceptions et à des pratiques pédagogiques de formation. Aspects qui vont dans le sens d'une alternance intégrative, s'agissant de rapprocher les terrains professionnels des terrains de formation, mais aussi de rapprocher les formateurs en travail social d'eux-mêmes, en se forgeant une identité de formateurs chercheurs.

Ce texte constate que « partout dans le monde il existe des doctorats en travail social sous des modalités diverses, des revues scientifiques, des fonds de recherche dédiés, des instituts thématiques, des colloques spécialisés », sauf en France ! Que, pourtant, ces dispositions faciliteraient l'inscription du travail social français dans le processus de Bologne du LMD (licence-master-doctorat). Les instituts de formation auraient un rôle actif (et non subi) dans cette construction.

Il est essentiel, poursuit le jury, que « les Français puissent y être présents et qu'ils soient intégrés dans le processus qui se développe à l'échelle

116 L'adresse de Nicole Questiaux aux travailleurs sociaux 30 ans après. Vie sociale 2012 ; 3, Érès.

internationale ». Du chemin reste donc encore à parcourir pour le modèle français afin de rattraper son retard.

Finalement, le jury soutient l'idée (p. 5) :

- « D'interactions permanentes entre les apports de la formation des travailleurs sociaux et le développement de la recherche [et pour ce faire] il est indispensable de reconnaître la nécessité de fournir une formation à la recherche aux futurs travailleurs sociaux, en tenant compte de leurs cursus. »

Cette formation se situe à deux niveaux d'appropriation que sont l'acquisition de connaissances indispensables pour réaliser des recherches et l'appropriation des résultats transmis par des chercheurs. Dans les deux cas, souligne le texte, « l'apprentissage de la démarche de recherche favorise l'émergence de valeurs scientifiques (la rationalité, l'objectivation, la distanciation…), c'est-à-dire une rupture épistémologique avec le sens commun ».

Ce dernier aspect rejoint la conception de la construction d'un sujet-acteur du travail social capable de penser le monde par lui-même, de façon critique, à la fois impliqué et distancié, apte à concevoir des problématiques et d'en redonner une praticabilité, au bénéfice des personnes qu'il accompagne.

De la sorte (p. 7), le jury de la conférence s'est prononcé pour :

1. la reconnaissance du travail social comme un champ disciplinaire spécifique dont les fondements s'appuient sur des recherches qui émanent des questionnements de la pratique et répondent simultanément aux exigences de scientificité ;
2. la création de dispositifs permettant la réalisation et la diffusion de ce type de recherches ;
3. le développement des compétences des travailleurs sociaux en matière de recherche par une formation qui vise l'acquisition de connaissances pour réaliser des recherches contribuant à l'exercice professionnel et à la pensée de la pratique, et l'acquisition de connaissances pour s'approprier les apports des chercheurs.

Vers une science du travail social, première étape

Selon Ferreira et Rullac (2018, p. 9), un mouvement actuel tend à faire reconnaître le travail social comme « un champ académique de formation et de recherche. Après avoir connu un processus de professionnalisation, lors du xxe siècle, ce champ connaît aujourd'hui celui de scientifisation ».

Avec la réforme de 2018, en conventionnement avec des universités, le DEASS s'inscrit dans le champ académique dont la norme européenne et mondiale est le LMD.

Désormais, l'adossement à l'université ouvre la possibilité à des poursuites d'études de la licence vers des masters, avec la question de penser l'articulation entre la recherche en sciences humaines en général et le champ professionnel en particulier du travail social.

79 Associations de recherches, acteurs, revues et formations

Un champ de recherche se caractérise par des chercheurs, des disciplines, des méthodologies, des institutions et des publications (revues, ouvrages, collections), indique Stéphane Rullac (2014). Différentes associations de chercheurs, revues et dispositifs témoignent en France d'une activité scientifique en travail social.

Associations, groupements et dispositifs de recherche en travail social

AFFUTS : Association française pour la promotion de la recherche en travail social.

ACOFIS : Association des chercheurs des organismes de la formation et de l'intervention sociales.

AFRIS-France : Association pour la formation, la recherche et l'intervention sociale.

AIFRIS : Association internationale pour la formation, la recherche et l'intervention sociale.

CERTS : Centre européen de ressources pour la recherche en travail social.

CNAM : Conservatoire national des arts et métiers, chaire de travail social et d'intervention sociale.

RUFS : Réseau universitaire des formations du social. Ce réseau regroupe plus d'une vingtaine d'universités et contribue notamment à la diffusion de la recherche en action et intervention sociale.

THESIS : plateforme de ressources sur la recherche en travail social.

UNAFORIS : Union nationale des associations de formation et de recherche en intervention sociale.

PREFAS : Pôles régionaux de recherche et d'étude pour la formation et l'action sociale. Ils sont issus de la circulaire du 6 mars 2008 incitant les centres de formation à devenir producteurs de connaissances et à s'organiser sur le plan régional. Leurs activités s'inscrivent « dans trois registres d'actions : l'animation de réseaux partenariaux, la production de recherches, la valorisation de la recherche (pour) renforcer la qualité des formations en travail social grâce à une meilleure articulation de la formation, de la recherche et de l'intervention sociale » (UNAFORIS)[117].

HEPAS : Hautes Écoles professionnelles pour l'action sociale. Un document de l'UNAFORIS du 6 juillet 2010 actant la création des HEPAS indique que les hautes écoles « comprennent notamment une activité de recherche, d'expertise, et d'animation du territoire ; une ouverture internationale ; la mise en œuvre des processus européens [...] ». L'UNAFORIS a finalement renoncé à porter le projet d'HEPAS.

GIS : Groupements d'intérêt scientifique. Apparus suite à l'impulsion du plan d'action interministériel en faveur du travail social, d'octobre 2015, ces groupements, réseaux et collectifs de recherche sont positionnés dans le champ du travail social. Nous trouvons notamment le *GIS Hybrida-IS* (intervention sociale), créé en 2016, dont l'orientation de recherche concerne les « métiers en actes/actes de métier et dynamiques de professionnalisation ». Le *GIS CRITIS*, créé en 2017, entend contribuer à une pensée critique sur les pratiques d'intervention sociale, sur une échelle allant du local à l'international. Le *GIS-Métis* (méthodes, études et techniques en intervention sociale), créé en 2017 par l'IRTS Parmentier. Le GIS-REACTIFS (recherche, action inclusion, formations sociales) rattaché à l'ESEIS (école supérieure européenne de l'interventions sociale) créée en 2017. Le collectif *Soif de connaissances*, mobilisé par des visées formatives qui valorisent les savoirs d'expérience, permet le croisement d'acteurs professionnels de la formation et de la recherche, ainsi que des personnes accompagnées.

Acteurs de la recherche en travail social

Des travailleurs sociaux de métier ayant exercé des responsabilités d'encadrement et d'enseignement ont occupé et occupent toujours des postes éminents. Par exemple, Michel Chauvière, directeur de recherche au CNRS ; Brigitte Bouquet, professeure émérite, première titulaire, en 2001, de la chaire de travail social et d'intervention sociale au Conservatoire national des arts et métiers (CNAM) ; Marcel Jaeger, professeur titulaire de la chaire de travail social et d'intervention sociale au CNAM, depuis 2003, président d'Affuts.

[117] En ligne : www.unaforis.eu/sites/default/files/public/fichiers/telechargements/liste_prefas.pdf (dernière consultation : octobre 2020).

En appui sur différentes disciplines (histoire, économie, sociologie, etc.), ces chercheurs produisent une littérature abondante, critique et ciblée sur l'action sociale et l'éducation spécialisée. La lecture de leurs ouvrages ainsi que l'écoute de leurs interventions à différentes occasions (colloques, congrès, journées d'études) sont d'un grand intérêt pour les travailleurs sociaux eu égard à leur connaissance approfondie des contextes généraux et particuliers du travail social.
Des acteurs institutionnels, issus du travail social et habilités à diriger des recherches (HDR), participent du rayonnement de la recherche en travail social et médico-social : Manuel Boucher, docteur en sociologie, membre associé au Centre d'analyse et d'intervention sociologiques (CADIS), directeur scientifique du Laboratoire d'études et de recherches sociales (LERS), de l'Institut du développement social (IDS), président de l'ACOFIS ; Emmanuel Jovelin, professeur des universités en sociologie, université de Lorraine, ex-président d'Affuts ; Philippe Lyet, docteur en sociologie, ex-responsable du centre de recherche de l'Ecole supérieure en travail social (ESTS), directeur adjoint du GIS Hybrida ; Christophe Niewiadomski, docteur en sciences de l'éducation, professeur des universités à Lille 3 ; Stéphane Rullac, docteur en anthropologie, professeur en innovation sociale à la Haute École de travail social et de la santé (Lausanne, Suisse occidentale), président du conseil scientifique de la revue *Le Sociographe*.

Revues et diffusion de la recherche en travail social

- *Forum* est une revue ouverte aux recherches des intervenants et travailleurs sociaux, des formateurs et enseignants et des chercheurs universitaires.
- *Le Sociographe* publie sa revue quatre fois par an depuis 2012 (Champ social éditions). La revue associe des centres de formation pour chaque numéro, ainsi que des partenaires internationaux.
- *Vie sociale* est l'appellation actuelle d'une revue du CEDIAS-Musée social qui existe depuis une centaine d'années... La revue traite « des problèmes sociaux aussi bien sous l'angle de la réflexion et de la recherche que sur le plan de l'aide à la décision et de l'action sociale de terrain »[118].

118 En ligne : www.cairn.info/revue-vie-sociale.html (dernière consultation : novembre 2020).

- *VST* est une revue du champ social et de la santé mentale qui s'adresse aux équipes et personnes concernées par les problèmes de santé mentale, aux éducateurs et professionnels.
- *EMPAN* regroupe des praticiens de l'éducation, du social et de la santé considérant la centralité de l'écriture pour témoigner des pratiques présentes et pour les éclairer en fonction de l'histoire et de différentes approches.
- *Cairn* est un portail internet fondé en 2005 par Belin, De Boeck, La Découverte et Érès, rejoints par la BNF. La revue édite des catalogues de plus d'une centaine d'éditeurs (PUF, EHESS, Dalloz, Le Seuil, Presses de Sciences Po, Vrin, etc.) et magazines spécialisés (*Sciences humaines*, *Alternatives économiques*, etc.). De nombreux articles sont consultables en ligne.
- *Lien social*, Le Media social (ex TSA), *ASH* (Actualités sociales hebdomadaires) et *Média Social* proposent des articles en lien avec la recherche, l'actualité des travailleurs sociaux, l'actualité juridique et des témoignages vivants. Ces revues sont un facteur de lien et de socialisation professionnelle pour les travailleurs sociaux.

Formations en travail social incluant la démarche de recherche

Le *diplôme d'État d'ingénierie sociale* (DEIS) a succédé en 2006 au DSTS (diplôme supérieur en travail social), créé en 1978. Le DEIS, de niveau master, est fondé sur trois activités : l'expertise-conseil, la conception et développement (en contexte complexe) et l'évaluation. Le *diplôme universitaire des hautes études en pratique sociale* (DUHEPS), créé en 1980, forme par la recherche-action et est axé sur la construction-production de savoirs des personnes en formation. Il permet de développer la capacité à conceptualiser des situations concrètes de travail en articulant pratique et théorie.

80 Forum aux questions

Qu'est-ce que la recherche ?

Le but de toute recherche est de produire des savoirs. Dans toute activité de recherche scientifique, le savoir produit se rapporte au critère de vérité, donc aux conditions mêmes à partir desquelles les savoirs sont produits : procédés utilisés, simples ou complexes, quantitatifs ou qualitatifs et leurs contextes. La méthodologie employée et une réflexion sur celle-ci font partie intégrante de la démarche de recherche. Les instruments utilisés pour la recherche sont aussi un sujet de réflexion continue. La démarche critique et réflexive est de rigueur pour mener des observations, conduire des entretiens ou pour se référer à des auteurs et théories. La position des savoirs est fonction des situations étudiées. Les études de cas et les situations doivent être décrites factuellement.

La recherche est-elle neutre en travail social ?

Non. Le rapport à la vérité scientifique en travail social et éducation spécialisée soulève des questions éthiques :

- protection de données issues de la vie privée ;
- destination et utilisation de connaissances spécifiques produites sur des aspects sensibles et en milieu sensible ;
- respect des professionnels qui ne doivent pas se sentir trahis ni « pompés » dans leurs habiletés et dans leurs ruses par les chercheurs.

Comme la recherche dans ce secteur est porteuse de valeurs concernant l'humanité de l'homme, la mise à disposition des produits de la recherche doit aller dans le sens du bien commun.

Produit-on les savoirs de la même manière dans toutes les disciplines des sciences humaines (sociologie, psychologie, histoire, éducation, etc.) ?

Non. Des manières différentes de produire des connaissances existent, regroupées par « familles » scientifiques, appelées « disciplines ». Elles sont construites historiquement et possèdent des traditions propres.

Toutefois, pour ne pas être séparées les unes des autres, des champs inter- et trans-disciplinaires ainsi que des points de rencontre et des convergences sont mis en œuvre. Faire preuve d'ouverture et de connaissance de l'histoire d'autres disciplines est complémentaire à l'engagement particulier dans une discipline. Cela évite le dogmatisme, les querelles de chapelles et permet une richesse d'échanges. Un même phénomène ou objet de recherche peut en effet être perçu, observé, interprété, analysé et restitué de différentes manières sans pour autant en épuiser la vérité. La richesse d'un phénomène se caractérisant aussi par la diversité des interprétations que l'on peut en faire. De plus, la collecte et la mise en commun de savoirs issus de domaines différents constituent une caractéristique de la recherche scientifique.

Recherche-t-on seul ou en groupe ?

Les deux ! La recherche est une démarche à la fois individuelle et collective. C'est pour cela que l'on parle de chercheurs et de communauté scientifique.

À quoi sert la recherche ?

L'investissement humain dans la recherche traduit un intérêt, conscient ou non, pour les questions humaines et sociales, les problèmes rencontrés et leurs résolutions. En sciences de l'éducation, l'art de poser les problèmes à partir de terrains professionnels est une approche pragmatique (Fabre, 2011) qui consiste en un *trépied* : comprendre-élucider-proposer (Bollut, 2010, p. 27). Il s'agit de produire des savoirs utiles et utilisables, construits sur pièces, proches des terrains professionnels et où interagissent *logiques d'action* et *registre scientifique* (épistémologie, méthodologie scientifique).

Devient-on chercheur à force de chercher ?

Certainement ! Mais ce n'est pas une condition suffisante. La démarche de recherche est rigoureuse. Elle nécessite d'être initiée, accompagnée et renforcée. Les savoirs produits par la recherche impliquent la transformation cognitive de ceux qui cherchent, tout autant que l'action des professionnels transforme le monde et les acteurs qui y agissent. En apprenant, les étudiants aussi se transforment. La recherche est une action à part entière, soumise à des règles, comme le travailleur social peut l'être sur son propre terrain d'exercice (règles juridiques, projets d'établissements, déontologie). Changer des situations, inciter au progrès et à l'autonomie, favoriser la participation des personnes tout comme faire avancer les savoirs et bouger les représentations supposent de bousculer les habitudes, de modifier les regards, de faire évoluer des connaissances en posant des questions nouvelles et en proposant d'agencer autrement les problèmes rencontrés. Des remaniements subtils ou plus visibles sont ainsi mis en mouvement.

Peut-on parler de recherche appliquée en travail social ?

Dans l'opinion, la recherche appliquée est souvent opposée à la recherche fondamentale. En matière de recherche fondamentale, l'application n'est pas en effet une préoccupation première, mais les découvertes réalisées sont en général dérivées vers un certain nombre d'applications (en physique des matériaux, par exemple). Quand le chercheur est concentré sur le processus scientifique, il doit inhiber les autres registres habituels de l'action et de l'efficacité, car l'efficacité scientifique obéit aux règles qui la structurent, ce qui ne veut pas dire qu'elle soit dépourvue d'utilité sociale. L'histoire des sciences et des découvertes montre que les trouvailles se réalisent aussi par *sérendipité*, c'est-à-dire que des résultats arrivent de surcroît, à des moments où l'on ne s'y attend pas, mais il aura tout de même fallu créer préalablement les conditions de cette possibilité.
Dans les sciences humaines et sociales où une grande partie des problèmes abordés ne se fonde pas de prime abord sur des spéculations théoriques, mais sur des questionnements issus de pratiques et d'observations directes, l'on apprend à construire son objet de recherche et à le problématiser à partir de constats concrets. Il devient alors possible, dans ces conditions, de faire exister une recherche appliquée en travail social, comme il existe des universités d'application en travail social (en Allemagne par exemple). Il faut juste s'entendre sur le fait qu'« appliquée » ne signifie pas que des professionnels appliqueraient des découvertes que des chercheurs auraient faites par ailleurs, ce qui ne semble ni possible ni souhaitable. La recherche appliquée dans le champ du travail social et

de l'éducation, conçue en tant que science pratique (Chaudet, 2017-B), ne peut être, comme pour la formation par alternance, qu'intégrative, c'est-à-dire nécessitant des collaborations transversales entre acteurs multiples et différenciés : chercheurs professionnels, chercheurs intervenants, professionnels du travail social, bénéficiaires, formateurs d'instituts, élus, etc.

La recherche est-elle facile ?

La recherche demande un effort soutenu et une ascèse mentale. Mais aussi du désir et de la curiosité. La réflexion ne s'enclenche pas automatiquement. C'est précisément au cœur des automatismes, de ce qui est inconscient et dans nos habitudes de pensée que des limitations font jour. C'est à propos d'elles que l'action demeure impuissante, reste sans prise concernant certains problèmes rencontrés, que l'on songe à la bonne manière de faire face à la violence, d'aider un groupe à se fédérer, de comprendre un enfant autiste, d'établir une relation authentique avec des parents, etc. Une fois les bases et les entraînements acquis pour faire de la recherche, l'on apprend à domestiquer la pensée et la réflexion. Le fait de devoir rester concentré n'exclut pas au demeurant de prendre plaisir à faire de la recherche. L'envie d'apprendre reste le moteur de cette activité et de l'effort qui va avec.

SECTION 17

La recherche dans les nouveaux référentiels de formation ASS

Vincent Chaudet

81 Présentation de l'unité transversale d'initiation à la démarche et méthodologie de recherche

De manière commune et transversale pour les ES, ASS et EJE, trois arrêtés du 22 août 2018 (et leurs annexes 1 et 2) instituent :

1. un socle commun concernant la thématique de formation « Initiation à la démarche de recherche ». Le texte prévoit des « connaissances communes » pour acquérir des « compétences partagées » ;
2. une unité transversale d'« initiation à la méthode de recherche » qui traverse et relie les quatre domaines de compétences, soit :

- des étapes de la démarche de recherche, comprenant : question de départ, problématique, hypothèses de recherche, choix du terrain et de la méthodologie, retranscription des matériaux et analyse de contenu ;
- une dimension d'enquête de terrain et de techniques de recueil des données : entretiens, observations, questionnaires... ;
- des techniques de recherches bibliographiques ;
- l'analyse des situations, en s'appuyant sur un cadre théorique et des concepts ;
  - la réflexivité sur la démarche de recherche et une autoanalyse de sa pratique et de sa place de professionnel.

L'une des caractéristiques de cette réforme est la mise en avant de l'initiation à la démarche et à la méthodologie de recherche commune aux diplômes. Dans le référentiel de certification (*voir* tableau 81.1), la dimension de la recherche n'apparaît cependant pas explicitement.

Tableau 81.1. Référentiel de certification, arrêté du 22 août 2018.

ASS
Domaine de certification 1
Intervention professionnelle en travail social 1. Présentation d'une intervention sociale individuelle ou collective en période de formation pratique de 2e année (ISIC) 2. Présentation d'une intervention sociale individuelle ou collective en période de formation pratique de 3e année (ISIC)
Domaine de certification 2
Analyse des questions sociales et de l'intervention professionnelle en travail social 1. Présentation d'un diagnostic social territorial 2. Mémoire de pratique professionnelle
Domaine de certification 3
Communication professionnelle en travail social 1. Élaboration d'une communication professionnelle 2. Étude de situation
Domaine de certification 4
Dynamiques interinstitutionnelles, partenariats et réseaux 1. Analyse d'une situation partenariale 2. Contrôle de connaissances sur les politiques sociales

Comment sera évaluée l'acquisition de l'unité transversale dans la certification ?

Dans le cadre des certifications, la question se pose de savoir comment les équipes de formation vont évaluer le niveau d'acquisition des étudiants concernant la méthodologie de recherche, sa compréhension et son appropriation. À partir de quels travaux ? Il est possible de faire des suggestions et d'apporter des points de repère sur la base de ce premier document, mais il sera essentiel pour l'étudiant de se référer aux documents de cadrage fournis par les responsables pédagogiques de filière.

La question de savoir à partir de quelles épreuves il est possible de mesurer des retombées de ce que l'initiation à la recherche est censée – ou supposée – engendrer chez l'étudiant à ce niveau de formation renvoie à la formation des formateurs et des jurys dans ce domaine, mais aussi à la participation d'universitaires aux jurys, aux conseils de perfectionnement et aux commissions pédagogiques. Étant donné que les conceptions de l'initiation à la recherche et leurs applications formatives varient d'une discipline à une autre, chaque établissement de formation devra avoir défini ce qu'il en est de sa conception de la recherche en travail social, non constituée (pour le moment) en tant que discipline.

Pour pallier l'absence d'attendus formulés dans les textes portant sur les épreuves de certification concernant la recherche, nous repérerons néanmoins parmi les différents travaux soumis à certification (*voir* tableau 81.1) ceux susceptibles de dire quelque chose d'une première expérience de la recherche.

Nous relevons ainsi :

- le « mémoire de pratique professionnelle », épreuve commune aux trois diplômes (ES, ASS et EJE) portant sur des domaines de compétences différents ;
- les deux interventions sociales, l'une individuelle et l'autre d'intérêt collectif, pour les ASS (DC1) ;
- le diagnostic social territorial pour les ASS (DC2) ;
- l'étude de situation ASS (DC3).

Deux questions se posent en premier examen : qu'est-ce que ces types de production recèlent en rapport avec l'un ou l'autre aspect de la recherche ? Et en quoi, dans ces différents cas, la recherche est-elle en lien avec la démarche de professionnalisation ? Seconde question qui soulève le problème de l'articulation entre *initiation (académique) à la recherche* et *formation professionnalisante*. Ce qui revient à se demander en quoi la recherche est-elle un support à la professionnalisation ? Car il ne s'agit bien évidemment pas, en définitive, de former de futurs chercheurs, mais des professionnels du travail social. Un lien entre ces deux aspects est cependant envisageable, si l'on admet la possibilité d'une science pratique tout en considérant la recherche au service d'une démarche d'initiation scientifique en sciences humaines.

Partant des travaux retenus pour la certification, quelques critères peuvent être précisés pour évaluer le premier maniement par l'étudiant d'outils liés à, ou issus de, la recherche et dont les indices sont à retrouver dans les productions de mémoires, études, analyses et dossiers. Par exemple, à travers la capacité, dans les écrits, à :

- mobiliser des observations pertinentes, réalisées par soi-même, dans des conditions contrôlées et décrites ;
- appuyer sa réflexion sur des entretiens ou interviews, dont les conditions sont contrôlées, dans un cadre éthique, et restituées dans leurs conditions principales de déroulement ;
- problématiser une question, un sujet, qu'il soit théorique ou d'action, c'est-à-dire être en capacité de faire la part entre une *pensée commune* et la construction d'une pensée où des tensions dialectiques sont posées, construire un problème, faire discuter des auteurs ;
- émettre des hypothèses d'action ou de théorisation ;
- actionner son esprit critique, son recul, par rapport à la pensée commune et aux informations immédiatement disponibles ;
- mobiliser des références théoriques et documentaires (auteurs, textes) et les articuler de façon cohérente ;
- construire des connaissances : recueillir des données pertinentes, les catégoriser et les analyser, organiser un corpus, établir des comparatifs ;
- montrer son niveau d'intégration des premières étapes de la recherche en rapport avec une ou des pratiques professionnelles ;
- construire un cas clinique ;
- être capable d'analyser des données récoltées.

82 Orientations de la Direction générale de la cohésion sociale

La Direction générale de la cohésion sociale (DGCS) dans un document du 21 septembre 2018 intitulé « Fiches synthétiques destinées aux acteurs de la mise en œuvre de la réingénierie » (42 p.), qui accompagne les textes juridiques de la réforme des cinq diplômes gradés licence, apporte des précisions à propos de l'évaluation-certification quant à un « effet » unité transversale.

Les extraits de la partie 5.3.3 de ce document « Principes généraux du mémoire de pratique professionnelle » (p. 36 à 38) concernant l'initiation à la recherche peuvent guider étudiants et professionnels de la formation. Le document indique que le mémoire de pratique professionnelle (MPP) doit : « Montrer l'appropriation des compétences à mettre en œuvre dans l'exercice du métier et la mobilisation de compétences méthodologiques et de connaissances en sciences humaines et sociales au service des pratiques professionnelles du travail et de l'intervention sociale » (p. 35).

Au sujet des compétences méthodologiques, contextualisées dans le champ des pratiques en intervention sociale et éducative, il y a :

- rendre compte du cheminement d'une pensée construite et en évolution ;
- être capable de faire le détour par la pensée d'autrui (auteurs, documents), sans l'altérer ;
- savoir inclure dans son raisonnement des aspects problématiques (au sens scientifique), sans les réduire, et montrer leur prise en compte à travers le repérage et l'énonciation de lignes de tensions, de contradictions ou de paradoxes ; ce que l'on appelle aussi la problématisation ou la construction du problème de recherche ;
- distinguer les enjeux liés aux situations rencontrées des enjeux liés aux pratiques d'écriture en formation, et au travail.

Ces compétences méthodologiques doivent être appréhendées au stade d'une première étape de leur maniement, les étudiants ne pouvant pas être attendus à ce niveau comme étant capables de mener des recherches comme le serait un apprenti chercheur en master 2 ou en doctorat. Ce point est essentiel. L'entrée dans une dimension scientifique de la recherche ne peut être que progressive, éprouvée et validée à travers un processus de plusieurs années de formation en second et troisième cycle, et à travers la participation à des activités de recherche dans le cadre d'un laboratoire.

Inversement, le résultat obtenu au mémoire de pratique professionnelle ne saurait présumer à lui seul de la capacité ou non future de l'étudiant à réaliser des recherches ou à devenir chercheur. Pour la bonne raison que la formation de l'esprit scientifique est un apprentissage qui se réalise dans la durée, avec des périodes d'assimilation parfois longues.

Ces remarques invitent à rester humble à l'égard de la démarche scientifique qui, certes, vise la construction de savoirs et de connaissances solides, mais se fonde d'abord sur une posture de curiosité et de questionnement face aux réalités. Une attitude inspirée par le doute socratique et traversée d'étonnement. Qualités que l'on souhaite voir développées demeurant par tout praticien du travail social ou de la recherche. L'ouverture à l'expérience (Rogers, 1968) et l'aptitude à la connaissance passent par le goût et l'envie de connaître, ce qui implique de reconnaître aussi ce que l'on ne sait pas encore.

83 Le mémoire de pratique professionnelle et ses attendus concernant l'unité transversale liée à la recherche

Évolutives et soumises aux orientations des établissements de formation en travail social, les fiches de la DGCS permettent d'approfondir les attendus concernant l'épreuve du mémoire professionnel pour l'unité transversale recherche. L'épreuve du mémoire, indique le document (p. 36), « est centrée sur l'identification des compétences visées », en référence au référentiel professionnel correspondant, étant donné que la méthode de recherche est commune à l'ensemble des domaines de compétences. Il s'agit en cela d'une compétence transversale, au service de l'acquisition de l'ensemble des autres compétences. Pour ainsi dire, une méthodologie de recherche mobilise et articule ensemble, pour elle seule, différents outils que l'étudiant doit aussi connaître et apprendre à manier séparément pour commencer.

De la sorte, prendre le temps d'expérimenter chaque outil constitutif d'une démarche de recherche est important. Cela concerne autant l'observation, les types d'observations, l'analyse documentaire, la discussion critique des sources, que l'entretien exploratoire ou d'enquête ou encore les analyses d'approche quantitative. Au final, ces pratiques opératoires doivent être reliées ensemble et retraduites par un raisonnement cohérent dans le cadre du mémoire professionnel. En plus de mobiliser des connaissances déduites et issues d'auteurs de référence.

Poser la somme de ce raisonnement ainsi que restituer la maturation d'une réflexion singulière, fût-elle à propos de dispositions professionnelles, nécessitent des compétences d'écriture qui sont loin d'être négligeables. Ce qui se pense clairement s'énonce clairement, dit l'adage. En l'occurrence, bien s'exprimer par écrit revient à penser clairement. Ce qui demande de la pratique. La contrainte de l'écriture, ses formats, ses attendus sont donc un passage obligé et nécessaire pour faire mûrir sa pensée. Les deux sont étroitement intriqués.

Le document de la DGCS (p. 36) apporte aux examinateurs et aux correcteurs du mémoire professionnel des axes d'attention. Ceux-ci devront vérifier « la capacité du candidat à :

(1) mettre en œuvre les étapes de la démarche de recherche ;
(2) argumenter les choix de l'enquête de terrain, les techniques de recueil de données et les choix bibliographiques/disciplinaires ;
(3) mobiliser des connaissances en sciences humaines, sociales et de l'éducation pour analyser des situations professionnelles ;
(4) analyser sa posture de chercheur dans une lecture professionnelle ;
(5) déconstruire ses représentations pour réfléchir son intervention dans la relation d'aide/éducative ».

Explications :

(1) Les étapes de la démarche de recherche, débutante, en travail social sont détaillées plus loin.
(2) Le choix d'une modalité de recueil de données et de se référencer à un corpus théorique nécessite d'avoir appréhendé et pratiqué préalablement un ensemble d'options méthodologiques pour que ce choix ne se fasse pas par défaut.
(3) La mobilisation des connaissances en vue de l'analyse s'appréhende par la constitution d'un cadre d'analyse en référence à un champ théorique ; puis à travers la construction d'une grille d'analyse avec des critères et des indicateurs d'analyse qui permettent d'interpréter le matériau recueilli suivant un sens et une orientation déterminés (lors du dépouillement d'un questionnaire et la transcription-analyse d'entretiens).
(4) Cet item renvoie à la capacité de reconnaître, en soi, des tensions qui peuvent surgir lors d'une démarche de recherche réalisée par des professionnels (trouver des solutions à des problèmes immédiats, manquer de recul dans une situation difficile...).
(5) Déconstruire est nécessaire pour « dénaturaliser » l'état du réel, ce qui occasionne éventuellement une certaine inquiétude pour le sujet apprenant en particulier. À savoir que la compréhension du monde n'est pas donnée d'avance, ni ne va de soi. Le monde est un construit qui résulte de forces et d'influences qui n'ont rien d'ineffables et qui s'analysent à travers des enchaînements d'intentions et de déterminations. Toutefois, la capacité de déconstruction, bien que nécessaire, n'est pas suffisante. Il importe également pour la personne en formation d'accéder à des représentations plus élevées, lui permettant en tant que professionnel de s'ajuster à de nouvelles problématiques.

Mémo

Les « Fiches synthétiques destinées aux acteurs de la mise en œuvre de la réingénierie » publiées par la DGCS (p. 22) précisent que les quatre domaines de formation des diplômes réformés sont traversés par l'unité de formation « Initiation à la méthode de recherche ». Cette unité de formation recouvre les contenus suivants :

- les étapes de la démarche de recherche : question de départ, problématique, hypothèses de recherche, choix du terrain et de la méthodologie, retranscription des matériaux, analyse de contenu ;
- l'enquête de terrain et les techniques de recueil des données : entretiens, observations, questionnaire, etc. ;
- les techniques de recherches bibliographiques ;
- l'analyse des situations, en s'appuyant sur un cadre théorique et des concepts ;
- la réflexivité sur la démarche de recherche et l'autoanalyse de sa pratique et de sa place de professionnel.

84 Objectifs communs et spécifiques de l'unité transversale par filière

De façon complémentaire, les fiches de la DGCS (p. 36-37) distinguent des « objectifs communs généraux » aux diplômes réformés, pour ce qui est :

- d'analyser une question sociale ou un questionnement professionnel en montrant l'articulation entre pratique et théorie ;
- de mener une démarche rigoureuse et cohérente « en s'appuyant sur une méthodologie de recherche ».

Les fiches mentionnent des « objectifs spécifiques » par filière (*voir* tableau 84.1) :

Tableau 84.1. Objectifs spécifiques.

Diplôme d'État d'assistant de service social	— Questionner, comprendre et analyser une question sociale à partir d'une intervention professionnelle de terrain. — Construire une posture réflexive sur sa pratique professionnelle. — Présenter et argumenter des perspectives et un positionnement professionnels.

Pour résumer

Il est recommandé de faire simple, avec méthode et de ne pas perdre de vue l'intérêt pour l'étudiant de se familiariser positivement avec une démarche et des outils de recherche, ainsi que d'accéder à un certain état d'esprit que la recherche permet d'acquérir et qui lui servira de fil conducteur dans sa pratique professionnelle.

Il s'agit pour l'étudiant d'accéder à une dimension de *sujet épistémique* (selon Piaget) capable, au terme de décentrations successives, de rendre intelligibles des problématiques rencontrées et de poser des hypothèses d'action socio-éducative, plutôt que d'entretenir l'idée, faussement pragmatique, qu'à chaque problème existerait une solution toute faite. Les recettes, si jamais elles existaient, devraient prendre en compte à chaque fois des contextes spécifiques et ne sauraient remplacer une présence pensante et compréhensive, capable d'affronter les incertitudes et imprévisibilités de l'existence.

D'autre part, il importe que l'étudiant reçoive et apprivoise sereinement les bases communes à toute démarche de recherche dans le champ des sciences humaines, en général. Ce qui le préparera, le cas échéant, à des démarches plus poussées de recherche si jamais il poursuivait en master. Soit une socialisation scientifique.

La recherche est une pratique de construction des connaissances. Toutefois, si les questions à soulever et les sujets à explorer sont nombreux, il n'est pas demandé à l'étudiant de réinventer des savoirs existants. Il importe qu'il s'approprie les savoirs déjà construits et les cheminements de connaissance déjà empruntés par d'autres pour les intégrer à sa propre maturation. D'où l'utilité et la pertinence de savoir constituer une revue de littérature pertinente, point abordé dans le chapitre suivant.

L'épreuve que constitue l'écriture du mémoire est un point d'attention de premier plan, car elle est traversée d'enjeux qui nécessitent d'être identifiés et démêlés chemin faisant, la démarche d'élucidation par la recherche étant étroitement liée à la capacité de verbalisation et de formulation écrite.

SECTION 18

Méthodologies de recherche et pratiques socio-éducatives

Vincent Chaudet

85 Mener une recherche

Dans le sens courant, mener une recherche est souvent synonyme d'enquête ou encore d'investigation nécessitant à la fois du flair et de l'attention aux détails et faisant intervenir un sens aigu de l'observation. C'est en partie vrai, mais insuffisant pour définir la démarche de recherche.
L'observation par exemple est une étape tardive dans une démarche de recherche, qui survient uniquement après avoir posé un cadre d'observation, lui-même constitué d'une grille d'analyse qui découle d'une conceptualisation, issue d'une problématisation...
Certes, une observation empirique s'intègre à une démarche de recherche, mais à un stade préliminaire uniquement (étape préparatoire), qui conduit au constat de départ à partir duquel l'on va élaborer un objet de recherche. La description de ce dernier conduira à un dispositif de recueil de données dont l'observation n'est qu'une modalité parmi d'autres (corpus théorique, questionnaire, interviews).
L'observation qui est le fait d'apprentissages spécifiques reste cependant cruciale pour tout travailleur social, à travers ce qui est attendu de lui de compétences diagnostiques. Pour reprendre les choses dans l'ordre et bien situer l'observation en tant que technique insérée dans un processus de recherche, abordons maintenant le déroulé typique d'une recherche du point de vue de la démarche scientifique.

Les étapes de la recherche

L'exemple est tiré de notre expérience et de nos enseignements en méthodologie de recherche pour la formation de cadres en travail social (CAFERUIS, DC2, « Expertise sociale »). Elle concerne les licences pour les quatre premières étapes et les master et doctorat pour l'ensemble du processus.

1. *Constat de départ.* L'étudiant en tant que personne en formation qui s'initie à la méthodologie de recherche fait un constat de départ qui découle d'un problème observé ou vécu dans la réalité. Cela correspond à ce que l'on appelle une situation-problème, dont le constat place l'étudiant dans une position de questionnement(s).
2. *Question de départ.* L'étudiant fait émerger de ses interrogations une question de départ ou question problématique qui témoigne d'un doute initial : ce devant quoi il se trouve placé suscite son étonnement.

Il s'interroge alors sur ce qu'il ne sait pas. Cette phase est particulièrement difficile à faire apparaître tant nous sommes habitués à penser et à agir en ayant des réponses à fournir, imprégnés de certitudes et d'idées préconçues, dans le déni ou encore dans un doute confus.

3. *Problématisation.* L'étudiant explore sa question en allant voir du côté des auteurs et des théories si son problème a déjà été traité ou non et de quelle manière. Cette phase dite de problématisation peut être relativement longue, car il s'agit de se documenter, de lire pour se constituer des références, de faire des inférences, de compléter ou de reformuler sa question de départ, laquelle va peu à peu évoluer vers une question de recherche.
4. *Conceptualisation*. Au fur et à mesure de son avancée dans la problématisation, l'étudiant produit de la connaissance sur son objet de recherche, qu'il va devoir décrire. Il va commenter des auteurs, les faire discuter ensemble et montrer comment il pense lui-même son problème à partir de concepts, dans le cadre d'une théorie existante et suivant quel angle. À travers ce processus, l'étudiant devient auteur à son tour, théorise son problème de façon spécifique et précise éventuellement une sensibilité disciplinaire (sociologie, psychologie, etc.), son rattachement à un ou plusieurs auteurs ou à une école de pensée, c'est-à-dire à une représentation partagée du problème étudié. À cette étape de réflexion, le questionnement devient épistémologique, c'est-à-dire qu'il concerne la discussion sur la manière de faire science, et compte tenu des particularités de l'objet étudié.
5. *Hypothèses.* L'étudiant parvenu à cette étape est en capacité de poser son problème en des termes scientifiques et en arrive à formuler des *hypothèses* qui le conduiront, par la suite, à chercher sur différents terrains, suivant divers procédés, des informations pour confirmer ou infirmer celles-ci.
6. *Méthodologie d'enquête.* L'étudiant se penche alors sur une méthodologie d'enquête ou d'expérimentation devant lui permettre de réaliser une collecte ou un recueil de données en rapport avec son problème (objet de recherche) tel qu'il l'a défini. Ce que l'on appelle l'observation, qu'elle soit directe, indirecte ou participante, avec ses différentes techniques, n'intervient réellement qu'à ce stade.
7. *Analyse de contenu.* De retour du terrain où il aura réalisé diverses observations et recueils de données, par questionnaires, interviews, monographie, récits de pratiques, étude documentaire et d'archives ou relevés, etc., l'étudiant procédera alors à l'analyse de contenu des

données collectées en fonction de la grille d'analyse qu'il aura préalablement construite. Cela, en lien avec son cadre d'analyse rapporté à son cadre conceptuel. Les analyses quantitatives et qualitatives pouvant se compléter.

8. *Interprétation des résultats.* Ce n'est qu'ensuite que l'étudiant pourra interpréter ses résultats et les classer afin de les présenter à ses lecteurs ou auditeurs. À cette occasion, il n'est pas exclu qu'il fasse des découvertes et souligne des observations venant compléter d'autres travaux. L'apprenti chercheur sera ainsi plus à même de se situer dans un champ plus vaste de connaissances, voire de mesurer la part éventuellement originale de sa propre contribution à travers ses conclusions.
9. *Soutenance, communication.* Une fois déposés sous la forme d'un mémoire, d'une thèse ou d'une publication scientifique, les travaux sont réceptionnés pour validation. Les conclusions, méthodes et champs théoriques sont mis à l'épreuve, questionnés, critiqués par la communauté scientifique. Ce sera au chercheur de soutenir, d'argumenter la cohérence et la pertinence de ses travaux et de son cheminement intellectuel et d'en reconnaître les limites.

À NOTER

Les constats, les exposés de faits et les observations qui portent sur des personnes sont confidentiels et doivent être compatibles avec le respect de la vie privée. Cela suppose de garantir l'anonymat des personnes en changeant leur nom et prénom.

À un certain stade de la démarche de recherche où un niveau d'objectivation est accessible, l'étudiant peut utiliser le « nous » pour désigner le pluriel correspondant à un groupe de recherche, soit le « nous » d'humilité, comme cela se pratique chez les chercheurs. Par exemple : « Au regard de cette étude sur la délinquance et de nos propres observations de terrain, nous estimons que... » Son usage signale que l'on ne cherche jamais seul, mais en s'appuyant sur une communauté de chercheurs et leurs travaux, en référence à un corpus théorique.

Le recours au « je » se justifie quant à lui lors de l'étape du constat de départ et de l'étonnement ou encore lors de la découverte d'un terrain professionnel, pour exprimer un sentiment personnel ou une observation directe. Son usage peut témoigner d'un positionnement subjectif dans le cadre d'une action passée et que l'on va retranscrire, ou bien pour relater des notes prises dans son carnet de recherche : « À cette étape de mon

> investigation, je me demandais si le problème qui retenait mon attention au départ était bien posé et formulé. »
> L'utilisation du « on » est en général comprise comme l'expression d'une opinion indéfinie, vague, voire d'un jugement de valeur. Périlleuse à manier, elle est donc à proscrire.

Pour résumer les premières étapes du processus de recherche, le *constat de départ* renvoie à la dimension d'étonnement, la *question de départ* à la définition de l'objet de recherche et la *problématisation* à la définition du problème étudié.
L'ensemble du processus de recherche se rapporte aux étapes de la démarche de recherche en sciences humaines identifiées par Quivy et Campenhoudt (2006 [1995]) (figure 85.1, ci-dessous).

PHASES		ÉTAPES
		1. question de départ
	↗	▽
RUPTURE	→	2. exploration (lectures, entretiens exploratoires)
	↘	▽
		3. problématique
CONSTRUCTION	↗	▽
	↘	4. construction du modèle d'analyse
		▽
		5. observation
	↗	▽
CONSTATATION	→	6. analyse des informations
	↘	▽
		7. conclusions

Figure 85.1. Étapes du processus de recherche.
Source : D'après Quivy R, Van Campenhoudt L. Manuel de recherche en sciences sociales. Paris © Dunod ; 2006 (1995). p. 16. Reproduction autorisée.

Commentaires

- **Phase de rupture.** Les étapes 1 et 2 sont en circularité, de même que les étapes 2 et 3. Le passage d'une étape à une autre n'est pas linéaire, mais spiralaire ou récursif. L'étape suivante (2 vers 1, et 3 vers 2) rétroagit sur la précédente, obligeant à la réajuster. Quivy et Van Campenhoudt considèrent ces trois premières étapes de la recherche comme une phase de « rupture » avec le sens commun, produisant de la perturbation et du déplacement cognitif (appelé aussi « pas de côté »). Ces trois étapes conduisent l'étudiant à modifier ses représentations, ce qui a pour effet de le bousculer. Des repères s'effritent (déconstruction), tandis que de nouveaux ne sont pas encore en place, ni stabilisés.
- **Phase de construction.** Les étapes 3 et 4 correspondent à une phase de « construction ».
- **Phase de constatation** (scientifique). Les étapes 5 et 6, et 4 et 6 sont également en circularité. L'analyse des informations (étape 6) influe en retour sur l'observation (étape 5) et oblige à se questionner sur les limites de l'observation menée, voire à la critiquer. L'analyse des informations (étape 6) et les premiers résultats analysés viennent interroger la pertinence du modèle d'analyse choisi pour le corriger ou le relativiser et en mesurer les limites (par exemple à propos de conditions d'observation d'une situation éducative). Ces étapes constituant la phase dite de « constatation » ne doivent pas être confondues au « constat de départ » à l'origine de la question de départ, au démarrage de toute recherche. Il s'agit d'une constatation au sens d'une réflexivité objective, lorsque l'on met ses hypothèses à l'épreuve grâce au dispositif de recherche. Par exemple : « Lorsque nous observons cette séquence de travail en faisant attention aux gestes du professionnel, "nous constatons que..." »

Dans cette présentation, l'observation arrive à l'étape 5, au moment d'enquêter sur un terrain pour y trouver de l'information. Ce processus de recherche en sciences humaines étant situé dans son ensemble, il est utile à présent de se pencher sur la constitution de la revue de littérature et la place qu'elle y occupe.

Revue de littérature, état de l'art et bibliographie

Les textes de la réforme et le démarrage récent de sa mise en œuvre ne permettent pas à eux seuls d'établir précisément ce qui constituerait une méthodologie qui ferait consensus pour la formation en travail social de niveau licence. C'est vrai pour le rôle important joué par l'apport documentaire dans les premières étapes de la démarche de recherche. L'expérience à venir permettra sans doute de mesurer dans ce domaine le degré d'attendus avec plus d'exactitude. Dans ce contexte, nous donnons des éléments de compréhension et d'approfondissement concernant la revue de littérature, autrement dénommée « état de l'art », et la constitution d'une bibliographie. Au fil du texte, nous apportons des conseils et recommandations pour guider l'étudiant.

A Les centres de ressources documentaires (CRD)

Les CRD intégrés aux établissements de formation en travail social apportent aux étudiants une expertise en méthodologie de recherche documentaire sous la forme d'un ou de plusieurs modules dispensés directement aux étudiants, en début de formation.

L'accompagnement des CRD participe au développement d'une culture générale et spécialisée, condition essentielle d'un futur exercice professionnel au carrefour des disciplines et des pratiques. En plus de fonds documentaires étendus et riches mis à disposition et régulièrement actualisés, les CRD facilitent l'accès à l'information à travers l'utilisation de technologies de l'information et de la communication (TIC).

B Revue de littérature, état de l'art

Le rôle d'une revue de littérature est de synthétiser l'état actuel de la recherche en lien avec une problématique. À travers cette démarche inhérente à la méthodologie de recherche, il s'agit de découvrir ce que les auteurs ont écrit, expérimenté et découvert sur le sujet qui intéresse l'étudiant. La démarche consiste à regrouper des recherches et productions existantes afin de se constituer des repères bibliographiques.

La revue de littérature doit permettre de situer l'apport d'une recherche dans un corpus constitué, en rapport avec des auteurs, afin de montrer aussi l'intérêt de la (modeste) contribution de l'étudiant, l'originalité éventuelle de son approche et son intérêt pour les pratiques et la réflexion sur celles-ci.

L'ÉTAT DE L'ART

L'état de l'art est l'appellation récente pour désigner la revue de littérature, considéré comme une étape préliminaire de la démarche de recherche qui « doit permettre au chercheur de dresser un panorama des savoirs actuels sur son thème de recherche. Percevoir les questionnements qui l'ont structuré, les disciplines qui l'ont étudié, les principaux résultats et/ou ceux qui font défaut, c'est autant de questions auxquelles cette étape devra répondre » (Martineau et Plard, 2016, p. 2[119]). La réalisation de l'état de l'art selon ces auteurs « doit permettre d'approfondir et de clarifier les connaissances actuelles concernant un objet. Les résultats facilitent ensuite la structuration du projet de recherche et son positionnement dans le champ scientifique vis-à-vis de la littérature existante » (*ibid.*).

Si la découverte d'un corpus peut donner le vertige à l'étudiant, il ne s'agit pas au final d'aboutir à une liste interminable et illisible d'articles et d'ouvrages. L'étudiant doit parvenir à repérer et à articuler ensemble, dans la somme d'informations à sa disposition (qu'il doit aller chercher), des familles de pensée qui traitent le problème qui l'intéresse. Cela suppose d'avoir préalablement défini « son » problème. Plus ce problème sera resserré, plus les textes s'y référant seront précis, sans risquer la dispersion.

L'étudiant étant amené à faire évoluer et à resserrer sa problématique, il est conseillé de garder la trace des principales étapes de la construction de sa pensée au cours de la démarche de recherche et de l'évolution du problème qu'il étudie. Ainsi, il montrera les bifurcations et choix opérés dans sa réflexion et expliquera pourquoi telle orientation aura été abandonnée au profit d'une autre. Ce cheminement intellectuel fait d'ajustements et de révision de son jugement traduit une pensée en maturation, suivant une dimension réflexive, laquelle pourra être restituée synthétiquement à l'accompagnateur du mémoire et à l'examinateur, le moment venu.

Dans le mémoire, dans la partie réservée à la problématisation, une technique consiste à faire discuter les auteurs clefs retenus dans la revue de littérature suivant un procédé qui « met en scène » des auteurs, leur donne la parole et les fait discuter entre eux autour du sujet retenu. Cela

119 Notice méthodologique pour réaliser un état de l'art en sciences humaines et sociales. Document en ligne : https://hal.archives-ouvertes.fr/hal-01404173/document (dernière consultation : octobre 2020), 17 p.

crée un débat où les arguments viennent se frotter les uns aux autres. Cela montre aussi que l'étudiant a lu des auteurs importants pour traiter l'objet qui l'intéresse.

Sauf exception, l'étudiant ne peut pas avoir tout lu, ni tout connaître d'un domaine donné, dans la mesure où celui-ci peut être vaste. Il faut donc circonscrire cet espace et repérer les auteurs « pivots » à partir desquels l'étudiant construit son argumentation. Ces auteurs doivent être connus de lui, ce qui nécessite d'avoir lu sérieusement (et en son entier) au minimum une des contributions significatives de chaque auteur dans le domaine concerné (ouvrage, article, communication).

L'étudiant en formation doit se montrer capable, au cours de la revue de littérature, de repérer des écoles de pensée (courants philosophiques), leurs disciplines dominantes (psychologie, neurosciences, sociologie...) et de s'y rattacher ou de s'en démarquer, tout en s'en expliquant. C'est aussi une manière de se constituer une culture générale des auteurs et de leurs productions.

L'immersion dans un corpus est parfois étourdissante et demande du courage à l'étudiant, l'invitant à réaliser différentes opérations logiques. Entre les ouvrages de portée scientifique, les thèses, les mémoires et autre littérature grise, les ouvrages de vulgarisation, les essais, les revues grand public, les revues spécialisées, classées..., l'étudiant devra se construire des points de repère, élaborer des critères pour trier et classer la somme d'informations qu'il va récolter. En plus de former l'étudiant à la recherche, la constitution de la revue de littérature servira à l'outiller intellectuellement et équipera son lecteur à propos du problème soulevé.

Une dernière remarque sur ce sujet, l'objectif premier pour l'étudiant est de décrocher son diplôme et non pas de publier son mémoire... S'initier à la recherche ne signifie donc pas que l'on deviendra chercheur, mais permettra d'en apprécier la portée dans la fabrication des connaissances ainsi que de remettre dans leur contexte certaines techniques du travail social dérivées de la recherche (enquête, observation, évaluation).

C De la revue de littérature à la bibliographie

Il est important de préciser ses sources et d'avoir recours à des sources fiables, ce que les équipes des CRD savent faire en répondant à des règles bibliographiques, techniques et autres contraintes d'indexation. Il importe de respecter les normes de retranscription bibliographique en usage pour la certification, quand celles-ci sont connues, sachant qu'il en existe plusieurs : Association française de normalisation (AFNOR), American Psychological Association (APA), Organisation internationale de normalisation (ISO)... Elles concernent les références bibliographiques et les citations d'auteurs. Leur application régulière est une source de lisibilité et de confort pour le lecteur.

D Recommandations générales et particulières et conseil pour les lectures

De manière générale, il est conseillé au cours de sa formation d'avoir lu des ouvrages considérés comme des références ou des « classiques » réputés incontournables. Ils constituent une base de culture « générale » qui permet de se socialiser dans le milieu.

Mais il faut aussi mesurer ses forces de lecture et s'organiser pour ne pas se laisser piéger dans des programmes de lecture impossibles à tenir ! Le mieux en la matière est de prendre un rythme d'étude qui permette de lire régulièrement, de le faire avec intérêt et de ne pas concentrer trop de lecture d'ouvrages difficiles à assimiler.

Au final, ce n'est pas tant la quantité d'ouvrages lus qui compte que la mobilisation pertinente des données qui auront été assimilées et agglomérées au service de la construction de l'objet de recherche, suivant la problématique définie. Il faudra, pour y parvenir, avoir pris le temps de lire des ouvrages pour lesquels il est toujours difficile de prédire s'ils serviront tous et à quel niveau de l'avancée du processus de recherche.

Il faudra donc en avoir lu quelques-uns entièrement tandis que pour d'autres, cibler des chapitres pertinents suivant une orientation thématique et sous-thématique sera suffisant. À ce propos, ne pas hésiter à se créer des arborescences, schémas et cartes mentales conceptuelles et thématiques. Cela stimulera l'inventivité, l'intuition et permettra de cartographier les ouvrages à sélectionner.

Privilégier des auteurs récents qui réinterprètent des travaux connus en fonction de l'ensemble d'une œuvre apportera une vue panoramique. L'exhaustivité sur un sujet est difficile à acquérir seul.

Organiser entre étudiants motivés des « séminaires » de partage de lectures est une expérience fructueuse. Chaque présentateur prend quinze minutes pour exposer la lecture qu'il a faite d'un ouvrage, sur la base d'un guide convenu à l'avance (synthèse de l'ouvrage, thèse de l'auteur, théories et disciplines mobilisées, contribution pratique ou théorique, analyse de l'ensemble, etc.). La séquence d'exposés est suivie d'un échange dans

le groupe pour en approfondir la compréhension. Ce dispositif vous habituera à prendre la parole de façon construite et les échanges, en plus d'être stimulants, sont une très bonne façon d'apprendre !
Des ouvrages ou parties d'ouvrages sont difficiles d'accès pour les novices, car ils s'adressent en réalité à des chercheurs expérimentés. Un haut niveau d'érudition nécessite des détours par la lecture d'autres ouvrages et de longues réflexions. C'est pourquoi, comme son temps est compté, l'étudiant doit savoir dans quel but il lit ce qu'il lit.
Une règle de lecture, à propos d'un sujet ou d'une thématique, est aussi de préférer partir du plus général en allant vers le plus particulier, de l'ensemble vers le détail et de ne faire un focus qu'après avoir saisi des configurations globales. C'est une façon de se doter de la carte d'un territoire, dans lequel on choisira d'investiguer deux ou trois localités, tout au plus.
Pour rédiger une bibliographie claire et lisible : renoncer à tout citer en se livrant à une hiérarchisation. Des auteurs passionnants n'auront pas de place dans votre bibliographie, non pas parce qu'ils ne sont pas intéressants, mais simplement parce que leur propos sera sans rapport direct avec le problème abordé...
Rester centré est une ascèse, ce n'est pas pour rien que l'on parle de « discipline » à propos de la recherche. La réalisation de la démarche oblige à agir sur son propre tempérament.
Pour optimiser son temps de lecture, et si les ouvrages vous appartiennent, utiliser le surligneur et écrire dans les marges peuvent s'avérer efficaces. Les notes de synthèse et fiches de lecture restent d'actualité et dotées d'efficacité.

Mémo

Au cours des lectures, il s'agira de dégager de chaque ouvrage :

- *les théories principales mobilisées ;*
- *les « courants » de pensées d'appartenance, les filiations intellectuelles ;*
- *les méthodologies utilisées ;*
- *le type de données et de modèles d'analyse employés.*

Des éditions grand public en sciences humaines, sociologie, psychologie et philosophie proposent des compilations sous forme de numéros spéciaux ou encore des « lexiques » ou « dictionnaires ». Autant d'ouvrages-outils qui sont de véritables assistants méthodologiques. Ils permettent de mieux approcher un ouvrage à partir d'une classification ou d'un corpus thématique. Parcourir des notes de lecture publiées dans des revues ou présentées sur des blogs sérieux (Cairn, OpenEdition, HAL-SHS, Persée, etc.) peut s'avérer utile également.

Prudence de ne pas se limiter à une envie immédiate de lecture, mais à rapprocher l'intérêt d'une lecture avec le motif de la démarche de recherche en se posant la question de savoir « en quoi l'ouvrage répond à ma question ? » ou bien permet de la penser. Pour autant, si l'étudiant est doté d'un goût irrépressible pour la lecture, se ménager des moments de lecture d'ouvrages sans aucun rapport avec sa formation, juste par plaisir et pour se détendre, cela a aussi des vertus.

Pour exemple et pour aller plus loin, consulter les documents en ligne du centre d'aide à la rédaction des travaux universitaires d'Ottawa (2016)[120].

Mémo

Pour résumer, la revue de littérature :

- n'est pas une accumulation de références, mais une compilation originale de travaux antérieurs et actuels ;
- sert à faire le point de réponses déjà connues sur la question posée et à montrer le cas échéant comment des auteurs y ont répondu ;
- montre les apports, complémentarités et limites éventuelles des différents travaux existants ;
- doit exclure ce qui n'a pas de lien avec la question de recherche ;
- mentionne des références qui sont des alliées ou bien des auteurs à qui « s'opposer » ;
- doit permettre de justifier le choix du cadre théorique retenu ;
- permet de déduire des hypothèses.

La démarche de recherche, un certain état d'esprit

Exercer son esprit « critique » n'est pas comparable à un jugement de valeur ou à l'expression spontanée d'une opinion. L'esprit critique ou *conscience critique* concerne, pour les apprenants, le développement d'habiletés réflexives. Par exemple, le fait de ne pas prendre pour argent comptant tout contenu présenté ou dispensé, aussi intéressant soit-il.

120 En ligne : https://sass.uottawa.ca/sites/sass.uottawa.ca/files/outils_de_redaction.pdf ; et https://biblio.uottawa.ca/fr/aide-recherche/biblioexpert (dernière consultation : octobre 2020).

Du grec *kriticos*, capable de discernement, l'esprit ou la conscience *critique* provient d'un examen attentif, raisonné et objectif qui s'attache à relever, dans la composition d'un phénomène, autant les qualités que les défauts. Ceci afin de produire un jugement circonstancié et circonscrit, ce que l'approche scientifique et la méthodologie de recherche visent à fournir à travers des connaissances situées et des éclairages sur les conditions mêmes de la fabrication des savoirs.

Développer son sens critique et exercer son esprit critique c'est faire en sorte de n'accepter aucune assertion sans l'interroger, dans un libre examen, pour en dégager les limites et en appui sur un questionnement philosophique qui interroge le présent.

L'APPROCHE CRITIQUE

Dans le cadre de la recherche en histoire, l'approche « critique » s'est constituée en « méthodologie critique » qui consiste à faire la part entre les différents documents servant de source pour établir des faits historiques.

En sociologie, l'esprit critique se réfère à Socrate pour qui apprendre à construire et à contrôler des connaissances ne revient pas pour autant à maîtriser la réalité. La connaissance débute par la reconnaissance d'un non-savoir, c'est-à-dire d'un doute fondateur permettant de faire émerger la curiosité.

En pédagogie, Paulo Freire (1921-1997) a fondé *la pédagogie critique* qui vise à l'émancipation et à la transformation sociale à travers la lutte contre les injustices sociales et en appui sur l'expérience sociale de chacun. Elle favorise le dialogue, développe « la conscience sociale critique » et les capacités d'agir[121].

La formation à la recherche, à son origine, soutient le projet d'une science qui vise à développer le sens critique. C'est aussi le projet des pédagogies actives à visée émancipatrice. La notion de sens étant rapportée à la recherche de la vérité et à sa diffusion afin de lutter contre l'ignorance ou le prêt-à-penser.

---

121 En ligne : www.youtube.com/watch?v=PjiLRLnjX6c&list=PL5zElcnYIhjiSvZcAO2b3JLoR_rt_NRCb (dernière consultation : octobre 2020).

86 Conduire une observation

De quelle observation parle-t-on ?

Selon Kohn et Nègre (2003, p. 28), le terme « observer » apporte cinq occurrences de sens (à partir du *Robert*), renvoyant à des significations différentes, nuancées et qui peuvent se trouver transposées de manière ambiguë dans l'observation :

- se conformer ;
- considérer avec attention ;
- examiner en contrôlant ;
- épier ;
- constater.

Ces sens sont sensiblement différents et font chacun appel à une ou plusieurs autres significations :

- *se conformer* : s'accorder, se régler, s'accommoder, suivre, se modeler, s'assujettir, se plier, obéir.
- *considérer avec attention* : a) envisager par un examen attentif, critique, prendre garde à, peser, examiner, étudier, apprécier ; b) regarder attentivement, toiser, contempler ; c) faire cas de, estimer, révérer, vénérer.
- *examiner en contrôlant* : a) regarder très attentivement, explorer, scruter, dévisager, visiter, regarder ; b) inspecter, rechercher, apprécier, critiquer, estimer, évaluer, juger, supputer, éprouver, expérimenter, délibérer, débattre, analyser, dépouiller ; c) faire subir un examen, interroger, soumettre à une épreuve.
- *épier* : a) observer attentivement et secrètement, espionner, filer, pister ; b) essayer de découvrir, guetter.
- *Constater* : a) consigner ce qu'on a constaté ; b) se rendre compte, enregistrer, apercevoir, noter, reconnaître, remarquer, sentir, voir, découvrir.

Pour s'y retrouver, le chercheur en travail social doit notamment se référer à une éthique de l'observation.

Une éthique de l'observation

Le fait de recueillir ou de « prendre » de l'information sur un terrain, que ce soit par l'observation ou par un autre procédé (entretiens, sondages, questionnaires, films), est assimilable à une captation.

Dans toute recherche, en particulier en sciences humaines et *a fortiori* en travail social ou en éducation spécialisée où des personnes accompagnées sont en position de vulnérabilité, la question de l'éthique se pose. En travail social, l'éthique de la recherche se redouble du secret professionnel relatif au respect et à la protection de la vie privée. Dans un cadre d'observation, il est important de prendre des précautions et de veiller à plusieurs aspects, selon les cas :

- recueillir le consentement des personnes observées ou de leur représentant légal (pour les mineurs et personnes protégées sous tutelle) ;
- obtenir les autorisations officielles ;
- respecter le cadre légal RGPD (règlement général sur la protection des données) ;
- changer les identités des personnes visées par l'observation ;
- assurer le cadrage théorique et existentiel de l'observation, laquelle ne doit pas induire d'angoisses ni fragiliser les personnes ;
- restituer les résultats, prendre en compte les remarques des personnes concernées.

Quelques aspects concernant l'observation en général et l'observation participante en particulier sont intéressants à connaître pour l'étudiant du fait de leur pertinence pour la formation en travail social et les pratiques socio-éducatives.

Connaître l'effet que l'on produit sur autrui : le contre-transfert de l'observateur

À travers le contre-transfert, il est possible de prendre conscience, progressivement, de l'effet que l'on produit sur autrui et comment, avec l'appui d'intervenants extérieurs et qualifiés (par exemple, lors de séances d'analyse de pratiques), il devient possible de créer les conditions favorables pour « entendre parler de soi » par d'autres collègues. Dans le registre de la vie courante, il n'est jamais évident de savoir vraiment comment les autres nous perçoivent. Dans le feu de l'action, ce « retour » des autres nous arrive soit de façon critique, caricaturale ou abrupte, donc malaisée à recevoir (et plus encore à assimiler), soit de façon complaisante, à cause de phénomènes de séduction ou de crainte. La connaissance du contre-transfert résulte donc d'un travail sur soi, avec les autres ou avec un support individuel (psychologue, psychanalyste).

Rapportée à l'observation, cette connaissance de soi procède d'un travail certes relationnel, mais aussi d'une introspection. Dans la situation d'observation, l'analyse du contre-transfert consiste à repérer l'effet que l'on produit sur la situation d'observation et sur les personnes observées. Ce, pour considérer l'effet de biais possible de l'observateur et pour construire autant que faire se peut des procédés d'observation où les personnes observées ne sont pas réduites à de simples objets. Nous retrouvons là un principe éthique lié à la situation d'observation.

Dans toute situation d'observation, en effet, il n'est pas dit *a priori* que l'observateur ne représente pas pour autrui, ou pour la situation observée, quelqu'un de déjà connu ou rappelant une autre situation vécue auparavant et de différentes manières : positivement, négativement ou de façon neutre. L'observateur peut ainsi induire des attitudes qui n'auraient pas eu lieu en dehors de la situation d'observation. Il influe directement ou indirectement sur la situation observée. Il avait été constaté, par exemple, lors d'enquêtes menées pour le rapport Kinsey (1953) sur la sexualité aux États-Unis, que les jeunes enquêteurs masculins obtenaient davantage de réponses aux questionnaires adressés à la gente féminine...

Connaître l'effet que l'on peut induire, s'intéresser au contre-transfert, c'est donc s'efforcer de réduire l'effet de biais ou tout au moins le reconnaître pour le contrôler et en limiter sa potentielle influence sur ce qui est observé.

Les conditions de l'observation et l'observation participante

Mialaret (2004, p. 61-64), l'un des fondateurs des sciences de l'éducation en France, indique à propos des conditions générales de l'observation que « l'on n'observe pas sans une perspective préalable. Les observations dites "anecdotiques", "anarchiques" ou "sauvages", poursuit-il, ne conduisent pas à la constitution d'un savoir ou ne permettent pas de répondre aux questions que se pose l'étudiant ». Selon lui, toute observation est positionnée dans une situation où plusieurs facteurs doivent être considérés. Le premier facteur concerne le « sujet ou le fait observé » où la présence de l'observateur produit une influence dans la situation d'observation (contre-transfert).

Le deuxième facteur concerne « la situation dans laquelle se déroule l'observation ». Sachant que les réactions observées ne peuvent jamais être à l'identique d'une situation normale où l'on n'observe pas. De plus,

« le lieu, le moment, les sexes en présence sont aussi des facteurs qu'il faut prendre en considération au moment de l'interprétation des observations » (*ibid*.).

Le troisième facteur touche à « l'observateur lui-même » qui, malgré son effort d'objectivité et d'impartialité, est pris dans des rapports subjectifs avec la réalité et dans l'usage de notions pratiques utilisées dans la vie courante. C'est ainsi, poursuit-il « qu'il est très difficile d'observer l'enfant sans lui prêter quelque chose de nos sentiments ou de nos intentions. Ainsi nous enregistrons la signification d'un mouvement et d'un geste en oubliant de le décrire » (*ibid*.). De ce fait, Mialaret recommande de prendre l'habitude de « noter immédiatement, aussi minutieusement que possible, les observations faites ; le bon chercheur ne se fie pas à sa mémoire » (*ibid*.), d'où l'importance de considérer la prise de notes pour affermir ses observations.

Le quatrième et dernier facteur se rapporte à « l'atmosphère psychologique, pédagogique [éducative et sociale], politique, religieuse... dans laquelle se fait l'observation [et qui en constitue] l'effet de champ », souligne Mialaret (*op. cit.*). La variation des contextes apporte des possibilités de significations très différentes. Il en découle qu'il faut éviter les généralisations hâtives ou de trop vouloir rapporter une situation éducative ou sociale à une autre pour expliquer la réalité.

L'auteur conseille finalement de distinguer trois postures au sein de la situation d'observation :

- assister, en personne, à la situation observée ;
- assister à la situation, tout en restant invisible des observés ;
- participer à la situation en tant qu'acteur.

La troisième de ces postures est qualifiée d'observation participante. L'observation est alors le fait d'un acteur impliqué dans des actions. C'est à ce titre que le travailleur social en formation, en stage, est amené à faire de l'observation participante, pour recueillir des matériaux et faire retour et réflexion sur une expérience. L'observation participante postule que sans l'immersion et la participation à la situation, certaines informations resteraient inaccessibles à l'observateur. La réalité partagée apporte aussi des opportunités d'échanges inédites : confidences de collègues, paroles spontanées d'enfants, témoignages, jeux d'influences, etc.

Différents auteurs et chercheurs ont théorisé la pratique de l'observation participante à l'occasion d'enquêtes qui inspirent l'intervention sociale (Chauchat, 1985 ; Kohn et Nègre, 2003 ; Roosens, 1979). Pour ces démarches, « il s'agit d'observation participante, d'observation par immersion, de la tenue d'un journal de recherche, de la dimension de l'implication du chercheur et de sa présence à des endroits "où ça cause", c'est-à-dire dans des lieux vivants où les gens se parlent avec spontanéité » (Chaudet, 2013, p. 161)[122].

De façon pratique, il faut considérer que l'on ne peut pas tout observer d'une situation, d'où l'idée de préparer, pour des situations définies, « des "grilles d'observation" qui vont aider l'observateur à focaliser son attention sur des aspects répondant aux besoins de la recherche » (Mialaret, 2004, p. 66). Cette recherche n'est pas nécessairement à vocation scientifique, elle peut avoir, comme dans le cas du travailleur social, une visée formative et professionnalisante, tournée vers l'action et la théorisation de l'action.

Mialaret (2004, p. 72-73) indique également différentes formes d'observation :

- *l'observation continue*, où il s'agit par exemple de suivre la situation d'un enfant au long de sa croissance et de son développement (pendant une période de placement en internat éducatif), pour « recueillir et organiser le maximum de données sur les différents moments de sa personnalité en fonction des circonstances qui en sont le contexte » ;
- *l'observation en milieu ouvert*, qui consiste en « une méthode de sujets maintenus dans leur milieu naturel de vie », qui peut concerner des suivis éducatifs à domicile, de la prévention spécialisée, du soutien familial. Cette technique « met en œuvre des observations discontinues ; elle fait appel à des observations indirectes réalisées par des adultes en contact avec le sujet [et] s'adresse à tout le milieu dans lequel il évolue » (*ibid.*). Si la valeur scientifique de cette connaissance « n'est pas toujours assurée », remarque Mialaret, elle n'en demeure pas moins une technique employée couramment sur les terrains professionnels ;
- *l'observation des groupes*. Mialaret renvoie alors à des catégories établies par Altet (1994) où il s'agit de répondre aux questions : Qui parle à qui ? Qui s'adresse à qui ? Quelles sont les modalités de l'échange ? Suivant quels temporalité et déroulement de la séance d'observation ?

122 Thèse en ligne : http://archive.bu.univ-nantes.fr/pollux/show.action?id=9f65aaf1-da00-4304-b05f-c97ec9ac6b48 (dernière consultation : octobre 2020).

87 Conduire un entretien de recherche

Différents types d'entretiens

Le *Dictionnaire critique d'action sociale* définit l'entretien comme « une entrevue entre deux ou plusieurs personnes [et suppose] une organisation stratégique de la rencontre et la mise en œuvre de techniques appropriées pour rendre l'échange productif et efficace en fonction du but visé » (Barreyre et Bouquet, 1995, p. 152). L'entretien ne relève pas d'une simple conversation, il n'est pas non plus un interrogatoire, ni comparable à une réunion. L'entretien se caractérise par son aspect technique, suivant un cadre défini et intentionnellement orienté. L'entretien permet de « recueillir des informations, de résoudre un problème ou d'échanger sur une situation » (*ibid.*).

L'interviewer doit prendre en compte l'environnement où se déroule l'entretien, sa propre motivation ainsi que les buts poursuivis. De la sorte, il existe différents types d'entretiens : de diagnostic, d'enquête, de conseil, d'aide thérapeutique, d'investigation. L'entretien d'enquête (autre que judiciaire, administrative ou journalistique) caractérise la situation de recherche ; on parle alors d'interview.

Il faut distinguer la structuration de l'entretien en fonction des techniques utilisées. Un entretien peut être en pratique non directif, semi-directif, directif, centré sur l'interviewé ou bien sur une thématique et des séries de questions. Il importe donc pour l'interviewer de toujours savoir où il se situe, dans quel cadre l'entretien est positionné, et de le faire savoir aux interviewés.

La frontière entre le recueil d'informations, l'expression d'une opinion ou l'émergence d'une émotion en rapport avec un vécu subjectif est souvent ténue. La situation d'entretien peut basculer rapidement de l'énoncé d'une opinion à des considérations d'ordre psychologique touchant à l'intimité, ou bien faire émerger des prises de conscience pour la personne interviewée.

Pour éviter d'éventuelles déstabilisations, des auteurs préconisent de distinguer le registre clinique de certains entretiens. Par exemple, Alain Blanchet, cité par Revault d'Allonnes (1989, p. 88), définit l'enquête sociale comme « une activité de recherche et de production d'informations ; l'entretien de recherche est un outil de l'enquête : c'est un dispositif par lequel une personne A favorise la production d'un discours d'une personne B pour obtenir des informations inscrites dans la biographie de B ». Tandis que l'entretien clinique répond à un cadre où il s'agit de faire élaborer par la personne elle-même (le patient, la plupart du temps) l'information à laquelle elle accède grâce à l'interviewer (le thérapeute, en l'occurrence).

L'entretien de recherche, bien que centré sur le recueil d'informations liées à son objet de recherche, est donc susceptible de mobiliser des affects, en lien : soit avec l'histoire de vie de la personne interviewée, soit avec un récit d'expérience professionnelle, autrement dénommé « récit de pratiques », d'après Galasso-Chaudet (2013, p. 187–211)[123]. Cette différence ne concerne pas l'apparence des échanges, continue Revault d'Allonnes (1989, p. 89) « mais bien des processus d'interactions d'ordres différents, dès lors qu'un cadre donné ou contrat de communication (Ghiglione, 1986) situe l'entretien soit dans l'enquête, soit dans la clinique ».

Cette distinction est valable à propos de la pratique de l'entretien dans le cadre professionnel de l'intervention sociale, où il ne s'agit pas de faire fonction de thérapeute pour autrui.

L'entretien de recherche

L'entretien de recherche se classe parmi les méthodes qualitatives et se définit comme « un procédé d'investigation scientifique utilisant un processus de communication verbale pour recueillir des informations en relation avec un but précédemment et rigoureusement fixé » (Lapostolle et Mabilon-Bonfils, 2018, p. 71).

Pour Chauchat (1985, p. 143), l'entretien en psychosociologie se définit comme une « méthode d'investigation dans des buts très divers. L'on distingue ainsi l'entretien d'enquête ou de recherche, l'entretien d'orientation, l'entretien de sélection ou d'embauche, l'entretien d'investigation clinique et l'entretien thérapeutique ». L'entretien de recherche est utilisé quant à lui pour collecter des données. Il constitue alors « une méthode

123 Thèse en ligne : http://archive.bu.univ-nantes.fr/pollux/show.action?id=2213c8bf-fa53-44a8-b590-ec17d18fe051 (dernière consultation : octobre 2020). L'auteure y réalise un exposé clair sur le dispositif de recueil de données par la méthodologie des récits de pratiques.

d'observation qu'il vaut mieux désigner par le terme général d'entretien de recherche plutôt que par celui d'entretien d'enquête, car il ne sert pas exclusivement dans les recherches par enquête mais aussi dans les recherches expérimentales » (*ibid.*).

À RETENIR

L'entretien de recherche intervient à différents moments de la démarche de recherche, suivant des objectifs différents. Il peut s'agir, selon Lapostolle et Mabilon-Bonfils (2018) d'entretiens :

- *exploratoires* « destinés à baliser le terrain, à obtenir un maximum d'informations susceptibles d'aider à poser les bonnes questions » (*op. cit.*) ;
- *de contrôle* « dont le but est de vérifier la pertinence d'un savoir précédemment construit » (*op. cit.*) ;
- *de vérification* des hypothèses, correspondant à l'étape 5 de la recherche (définie plus haut dans « Les étapes de la recherche ») ;
- *d'approfondissement* « s'il est question d'ouvrir des perspectives dépassant le cadre de la recherche initiale » (*op. cit.*).

Dans tous les cas, ces entretiens dépendent de la technique qui consiste à interroger l'enquêté – une ou plusieurs personnes – à partir d'un guide d'entretien, articulé à des consignes respectant l'anonymat des interviewés, en garantissant la confidentialité des réponses et en mettant l'interlocuteur en confiance. Le degré de directivité de l'interviewer module la relation entre enquêteur et enquêté, l'on distingue ainsi habituellement trois sortes d'entretiens :

- *l'entretien directif*, proche de l'enquête par questionnaire, avec des questions fermées ou à choix restreints ;
- *l'entretien non directif ou ouvert*, basé sur la dynamique de l'échange et de la rencontre, avec un haut niveau d'implication de l'interviewer ;
- *l'entretien semi-directif*, le plus fréquemment utilisé.

Techniques d'entretiens de recherche et recommandations

Pour mener techniquement les entretiens de recherche et d'exploration, c'est-à-dire pour les animer dans un but d'enquête, les trois orientations : *directive*, *non directive* ou *semi-directive* font appel à des habiletés d'animation en situation d'interaction et à des postures de l'ordre du *savoir-être en relation* qui s'acquièrent par l'expérience et des analyses réflexives sur cette pratique. La supervision par un praticien plus expérimenté, un enseignant ou un formateur est vivement conseillée.

L'entretien directif est le type d'entretien le plus structuré des trois. Comparable au questionnaire, il comporte une liste de questions. Chacune rattachée à une thématique qui fera l'objet d'une analyse ultérieure. Ces questions sont la plupart du temps fermées ou orientées. Le sens doit être concret et sans équivoque. Le but est d'obtenir des réponses précises. Aussi, les questions seront courtes et simples à comprendre. La façon d'animer répond à un protocole posé à l'avance et standardisé.

L'entretien non directif ou « ouvert » est une technique d'entretien dérivée notamment de l'attitude « non directive » théorisée et pratiquée par Carl Rogers (1968) dans un cadre thérapeutique. Sa transposition en contexte de recherche présente des avantages non négligeables, mais nécessite de s'y être formé, ainsi que de l'avoir pratiqué sous le contrôle d'un superviseur. Son maniement est délicat.

L'approche requiert une grande capacité d'écoute et d'empathie. C'est-à-dire que dans ce cadre d'entretien « l'interviewer doit essayer d'entendre ce que dit l'interviewé en comprenant le point de vue de ce dernier » (Chauchat, 1985, p. 158). Il doit pouvoir se mettre à la place de l'interviewé, sentir à travers ses émotions et penser à travers ses idées. Cette aptitude fait l'objet d'apprentissages spécifiques de techniques de communication : synchronisation, écoute active, reformulation, ainsi que de saisir certains enjeux, conscients et inconscients, inhérents aux situations relationnelles. Soit une formation d'orientation clinique ou analytique.

Pour mener l'entretien, l'interviewer favorise l'expression libre de l'interviewé à partir du thème exposé en début d'entretien. Ensuite, il évite d'intervenir, ne pose plus de questions, ni ne débat sur les idées. Le rôle de l'interviewer est de favoriser l'énonciation de l'interviewé, au besoin en le relançant un peu et de lui laisser dérouler son propos, associer ses idées.

L'entretien semi-directif. Ce type d'entretien permet à la personne interviewée de s'exprimer librement à partir d'une question posée afin d'apporter son témoignage, son vécu, sa pratique, ses opinions, analyses et/ou ses sentiments, ainsi que de développer ses idées de manière la plus spontanée possible.

Avant l'entretien, le chercheur prépare un guide d'entretien en cohérence avec sa recherche et met en évidence une ou deux questions maîtresses. Voici un exemple tiré d'un mémoire réalisé dans le cadre d'un master recherche.

Situation

- L'étudiant-chercheur effectue une recherche sur « l'autorité légitime du maître » dans sa classe. Son guide d'entretien est articulé autour de questions essentielles qu'il souhaite éclaircir : a) le sens que l'enseignant donne au mot « autorité » ; b) le lien entre la « philosophie » de l'enseignant et la réalité du terrain ; c) les problèmes rencontrés par les enseignants ; d) le rôle de l'institution par rapport à la formation des enseignants.
- À partir du guide d'entretien, deux questions principales sont posées à l'enseignant interviewé : 1) Quelle est ta conception de l'autorité dans une classe ? 2) Comment as-tu élaboré ta conception de l'autorité ?
- Ces questions portent sur la représentation et le vécu de l'autorité, en lien avec le problème soulevé de l'exercice de l'autorité du maître dans la classe, très variable d'un enseignant à un autre : excès ou absence d'autorité, imprévisibilité, autorité « naturelle » ou acquise...
- Au fur et à mesure de l'entretien, l'étudiant-chercheur se montre attentif à pratiquer : une écoute attentive, empathique et parfois silencieuse. Il est bienvenu, à certains moments, de reformuler ce que l'interviewé a dit, pour vérifier la bonne compréhension de ses propos et aussi pour le soutenir dans son déroulé. À des moments de silence ou de difficulté à s'exprimer, le chercheur peut relancer ou encourager la prise de parole en émettant un grommellement (« mmh »), un acquiescement de la tête, une validation orale (« oui »), un regard approbateur ou encore une reformulation, une question ou une demande de précisions. L'attention portée au témoignage de l'interviewé et à sa personne est perçue par lui comme un encouragement à poursuivre.
- L'interviewer a la responsabilité de faire de cette situation un moment intéressant où l'interviewé se sent en confiance.

En règle générale, en début de tout entretien, l'interviewer note l'identité de la personne, sa classe d'âge, son sexe, sa situation sociale ou tout autre élément se rapportant à une catégorie définie et significative pour l'interprétation finale des résultats de la recherche (milieu urbain ou rural, interventions auprès d'un public jeune, âgé, en internat, milieu ouvert, etc.). Ces aspects renseignent globalement sur le panel à partir duquel est fondé le recueil d'informations et donne un aperçu de l'étendue de sa représentativité ou singularité.

Il est déconseillé de faire connaître à la personne interviewée l'objet précis de la recherche ou de lui faire savoir les hypothèses et les attendus du chercheur. Sinon, elle serait induite à répondre aux questions dans un sens supposé être « ce qui doit être découvert » et ainsi véhiculer des présupposés. À supposer qu'elle ait des réponses qui coïncident avec la conceptualisation de la problématique...

Pour neutraliser cet effet de biais, l'interviewé n'est pas mis en position de répondre dans les mêmes termes que ceux utilisés pour conceptualiser le problème de recherche. D'où l'utilité de ne retenir que des questions ouvertes et peu orientées comme c'est le cas dans l'approche semi-directive. L'interviewé, dans le cadre de l'entretien, ne doit donc pas connaître les détails du processus de recherche, mais être juste guidé par une consigne claire. Il sera toujours possible, une fois la recherche terminée, d'organiser auprès des personnes interviewées une restitution afin de partager les résultats obtenus et de les renseigner sur les procédés utilisés.

L'étudiant doit donc donner un « alibi » pour motiver sa démarche de recherche auprès des interviewés recrutés. Généralement, le fait de participer à une recherche sur un thème donné suffit à mobiliser des personnes volontaires. L'utilisation de l'alibi permet de ne pas fausser le jeu de l'expression directe en situation d'entretien et de limiter l'influence de l'interviewer dans ce contexte d'interaction.

Autre aspect important : si la recherche porte sur des thématiques sensibles (violence, maltraitance, abus), propres à induire des formes de responsabilités professionnelles ou morales (culpabilité), la personne interviewée éprouvera des difficultés à apporter des réponses si elle est questionnée de façon directe. Elle ne voudra pas se mettre en défaut par rapport à son travail ou à divers engagements, ce qui se comprend. Inversement, des personnes pourront être tentées de « déballer » des informations embarrassantes dont l'interviewer pourrait ne pas savoir quoi faire, sans jamais pouvoir non plus vérifier leur degré d'authenticité dans l'ensemble des propos apportés.

C'est pourquoi l'utilisation du guide d'entretien doit permettre de cerner ce que l'on veut savoir à partir de thèmes et de questions directes ou indirectes. Il est un support au déroulement de l'entretien, qui doit favoriser l'énonciation de la personne interviewée et permettre à l'interviewer de procéder de façon semblable à chaque séquence d'interview et de mesurer, le cas échéant, d'éventuelles variations d'un entretien à un autre et d'en expliquer les adaptations.
Détail important, en plus d'une prise de notes éventuelle lors de l'entretien, l'interviewer utilise un appareil enregistreur (dictaphone, téléphone portable), voire filme l'entretien, en ayant pris soin d'en demander l'accord préalable à la personne interviewée. L'enregistrement permet de citer facilement et fidèlement des propos des personnes interviewées lors de l'analyse des résultats et pour leur rédaction dans un document ou mémoire de recherche. La patiente retranscription du support audio d'un entretien est aussi une bonne façon de réentendre, avec du recul, ce que l'interviewé a pu dire.

88 Les recherches de terrain et la recherche-action

La formation des assistants de service social comprend des initiations et des approfondissements à propos de disciplines scientifiques (psychologie, sociologie, sciences sociales, etc.) ou de disciplines mères (droit, histoire, philosophie, économie). La formation s'enrichit aussi de contributions de la recherche récente dans différents domaines et sujets qui, dans le cadre des cursus de formation en écoles de travail social, font l'objet de thèmes de journées d'études, de conférences dédiées ou de colloques auxquels sont fortement conviés les étudiants en travail social. Toutefois, pour diverses raisons, la recherche mise au profit de la formation des travailleurs sociaux peut, en France, se trouver encore relativement faible. Le fait est que la démarche de recherche n'est pas toujours mobilisée en tant que *processus* de formation (formation par la recherche), même s'il est vrai que la recherche et ses outils sont déjà enseignés en tant que méthodes et techniques au service des pratiques éducatives (entretiens, enquêtes, relevés, observations, etc.).

Pour le mémoire des travailleurs sociaux, Cadière (2013, p. 33) estime que « le travail de recherche se doit d'être inscrit dans le champ professionnel de l'auteur [et que] cette posture de recherche au regard de l'action se situe alors dans la recherche-action ». L'appellation « recherche-action » a été introduite par Kurt Lewin dans les années 1940 et a été consolidée en tant que méthodologie scientifique, selon Cadière (*ibid.*), par plusieurs auteurs : René Barbier (1977, 1999), Michel Liu (1997, 2006), Pierre-Marie Mesnier et Philippe Missotte (2004) et Marie-Anne Dujarier (2010).

Le principe de base de toute recherche-action selon Cadière (2013) est que « toute action peut être une source de connaissances susceptibles d'être réinvesties dans l'action [et] la recherche est effectuée par des praticiens à partir de leur propre pratique ».

Bibliographie indicative, unité transversale

Albarello L. Choisir l'étude de cas comme méthode de recherche. Belgique: De Boeck ; 2011.

Altet M. La Formation professionnelle des enseignants : analyse des pratiques et situations pédagogiques. France: PUF ; 1994.

Arborio A-M, Fournier P. L'Enquête et ses méthodes : l'observation directe. Paris: Nathan université ; 1999.
Barbier J-M. Sémantique de l'action et sémantique d'intelligibilité des actions. In: Maggi B, editor. Manières de penser, manières d'agir en éducation et en formation. Paris: PUF ; 2000.
Barbier R. La Recherche-action dans l'institution éducative. Paris: Gauthier-Villars ; 1977.
Barbier R. La Recherche-action. Paris: Economica ; 1999.
Bardin L. L'Analyse de contenu. Paris: PUF ; 1977.
Barreyre J-Y, Bouquet B, Chantreau A, Lassus P, editors. Dictionnaire critique d'action sociale. Montrouge: Bayard ; 1995.
Bouchard F. Le Mémoire professionnel des éducateurs spécialisés : de l'expérience personnelle à la mise en scène théorique . Actualité de la recherche en éducation et en Formation, Strasbourg, 2007. Article en ligne : http://aref2007.u-strasbg.fr/actes_pdf/AREF2007_Francois_BOUCHARD_224.pdf (dernière consultation : novembre 2020).
Bouchard Y. De la problématique au problème de recherche. In: Karsenti (dir.), La Recherche en éducation, étapes et approches. Montréal: ERPI ; 2011.
Cadière J. L'Apprentissage de la recherche en travail social. Rennes: Presses de l'EHESP ; 2013.
Capul M, Lemay M. De l'éducation spécialisée. Toulouse: Érès ; 1999 [1996].
Chauchat H. L'Enquête en psycho-sociologie. Paris: PUF ; 1985.
Chaudet V. Conséquences épistémologiques de la formation à la recherche sur la personne du chercheur et la posture de l'enseignant. Forum, hors-série ; 2017.
Chaudet V. Vers une éducation spécialisée scientifique, issue des sciences de l'éducation ? communication au colloque « Enjeux, débats et perspectives : 50 ans de sciences de l'éducation », Caen, novembre ; 2017.
Chaudet V. Admettre ou pas ? Les enjeux d'une activité groupale en éducation spécialisée. Université de Nantes 2013 ;379.
Devereux G. De l'angoisse à la méthode dans les sciences du comportement. Paris: Flammarion ; 1980.
Dortier J-F, (dir.), Une histoire des sciences humaines. Auxerre: Sciences humaines éditions ; 2006.
Dréano G. La recherche entre le dogme et l'empirisme : un professionnel de l'action sociale. Sauvegarde de l'enfance ; 1984. p. 210. cité par Capul, Lemay ; 1999. p. 365.

Dujarier M-A. Travailleurs sociaux en recherche-action. Paris: L'Harmattan ; 2010.

Fabre M. Qu'est-ce que problématiser ? L'apport de John Dewey. In: Situation de formation et problématisation. Belgique: De Boeck ; 2006.

Galasso-Chaudet N. Prise en compte des élèves à « besoins éducatifs particuliers » et pratiques enseignantes : les logiques en jeu en contexte d'« école inclusive », Thèse de doctorat, Université de Nantes ; 2013.

Kohn RC. Les positions enchevêtrées du praticien-qui-devient-chercheur. In: Mackiewicz M-P, editor. Praticien et chercheur, parcours dans le champ social. Paris: L'Harmattan ; 2001.

Kohn RC, Nègre P. Les Voies de l'observation. Repères pour les pratiques de recherche en sciences humaines. Paris: L'Harmattan ; 2003.

Lapostolle G, Mabilon-Bonfils B. Fiches de sciences de l'éducation. Paris: Ellipses ; 2008 [2010].

Leplay E, Duchamp M, Bouquet B, Drouard H. La Recherche en travail social. Paris: Centurion ; 1989.

Liu M. Fondements et pratiques de la recherche-action. Paris: L'Harmattan ; 1997.

Liu M. La recherche-action et les transformations sociales. Paris: L'Harmattan ; 2006.

Mackiewicz M-P. Praticien et chercheur. Parcours dans le champ social. Paris: L'Harmattan, coll. « Action & Savoir » ; 2001.

Mesnier P-M, Missotte P. La recherche-action. Paris: L'Harmattan ; 2004.

Mialaret G. Les Méthodes de recherche en sciences de l'éducation. Paris: PUF, coll ; 2004. « Que sais-je ? ».

Migne J. Les obstacles épistémologiques et la formation des concepts. Éducation permanente 1969 ; 1994. 2 et 119.

Plaza M. Le document : la trace, l'interprétation et la vérité. La stratégie du document et ses infléchissements. In: Revault d'Allonnes C, et al., editors. La Démarche clinique en sciences humaines. Paris: Dunod-Bordas ; 1989.

Postic M, De Ketele J-M. Observer les situations éducatives. Paris: PUF ; 1994 [1988].

Quivy R, Van Campenhoudt L. Manuel de recherche en sciences sociales. Paris: Dunod ; 2006 [1995].

Revault d'Allonnes C, et al. La Démarche clinique en sciences humaines. Paris: Dunod-Bordas ; 1989.

Roosens E. Des fous dans la ville ? Gheel et sa thérapie séculaire. Paris: PUF ; 1979.

Rullac S. Une science du travail social : quelles spécificités pour quelle finalité ? In: La Science du travail social. Hypothèses et perspectives. Paris: ESF ; 2012.
Sarazin I. Pierre Gauthier, sur l'avenir des formations : « Mettre en place des hautes écoles en travail social ». ASH 2010 ;2667.
Sarazin I. Formations sociales : le CSTS approuve les orientations 2011-2013. ASH 2011 ;2703.

Index

Elsevier Masson S.A.S.
65, rue Camille-Desmoulins,
92442 Issy-les-Moulineaux Cedex
Dépôt légal : Mars 2021

Composition : SPI

Imprimé en Pologne par Dimograf